検体測定室ハンドブック

開設から運用まで

編
岡﨑 光洋
スマートヘルスケア協会
代表理事

赤羽根 秀宜
弁護士

三浦 雅一
北陸大学薬学部長・教授

じほう

執筆者一覧

● **編　集**

岡﨑　光洋　薬剤師・博士（薬学）
　　一般社団法人 スマートヘルスケア協会　代表理事
　　北海道大学大学院保健科学研究院健康 イノベーションセンター　客員研究員
　　東京薬科大学 情報教育研究センター　客員研究員
　　多摩大学 医療・介護ソリューション研究所　シニアフェロー

赤羽根　秀宜　弁護士・薬剤師
　　一般社団法人 スマートヘルスケア協会　理事

三浦　雅一　医学博士
　　北陸大学 薬学部長／生命薬学講座臨床解析学分野　教授

● **執筆協力**

首藤　徹　　一般社団法人スマートヘルスケア協会　事務局長
遠山　琴美　一般社団法人スマートヘルスケア協会

● **制作協力**（五十音順）

アークレイ株式会社
アボット ジャパン株式会社
アリーア メディカル株式会社
協和メデックス株式会社
株式会社サカエ
株式会社三和化学研究所
テルモ株式会社
ニプロ株式会社
日本ベクトン・ディッキンソン株式会社
株式会社ライトニックス
ロシュ・ダイアグノスティックス株式会社

序　文

　"検体測定室"とは，日本再興戦略が閣議決定し，国民の「健康寿命の延伸」をめざして予防・健康管理の推進に関する新たな取り組みが期待された背景から誕生した，検体測定事業を実施する場所のことです．2014年4月に「検体測定室に関するガイドライン」が交付され，開設の届書の受付が始まり，2015年6月末時点での届出数は1,000件ほどです．

　この検体測定室の開設場所は9割以上が薬局となっており，検体測定室開設は決して薬局でなくてもよいのですが，本事業の運用に関わる運営責任者が，医師，薬剤師，看護師，臨床検査技師と定められていることから，すでにこれらの資格者が勤務し，地域の健康の窓口としてあった薬局が参画しやすい状況であったと考えられます．また，厚生労働省が2014年度予算で「健康情報拠点事業」として，全都道府県を対象としたモデル事業を実施したことから，多くの都道府県の地域薬剤師会を中心に検体測定事業が行われたことも関係していると思います．私自身，地域薬剤師会の事業やチェーンおよび個店の薬局での検体測定事業の実施に関わりながら，この検体測定事業の意義や目的，実施における安全運用と衛生管理の重要性を理解し，「検体測定室に関するガイドライン」に準じた運用に関わる資料作成やマニュアル作りを支援し，検体測定事業の実施に参加してきました．そのなかで，「検体測定室に関するガイドライン」を遵守して実施するために必要となる事前作業の繁雑さ，そして新しい事業の黎明期における提供者のモチベーションと生活者の認知度の向上の難しさを強く実感しています．

　検体測定事業とは，国民の健康意識の醸成や医療機関受診の動機付けを高める観点から，受検者が自ら検体を採取し，測定結果について受検者が判断することで健康管理の一助となるよう支援することを目的とした事業です．当然，検体測定事業を実施する事業者には，公衆衛生の確保や医療機関等との連携が求められます．本書は「検体測定室に関するガイドライン」を遵守して，検体測定事業を実施しようと考えている方々や検体測定室に興味をもっている方々に，検体測定室を知り，正しく運用していただくために作成しました．今後の法制度の改正などにも，本書の利用者が速やかに対応していけるよう，資料のアップデートや時事ニュースの配信などは，一般社団法人スマートヘルスケア協会と連携して行っていく予定です．本書はあくまでツールであり，理解を助けるものですが，多くの方々にご活用いただき，期待される社会貢献につながる事業創出に関わることを期待しています．

　末筆になりますが，本書発刊にあたりご意見やご指導を賜りました，厚生労働省医政局地域医療計画課医療関連サービス室，経済産業省経済産業政策局経済産業政策課ならびに商務情報政策局ヘルスケア産業課，日本薬剤師会，そして都道府県の担当窓口，地域保健所の皆さまに御礼申し上げます．そして本書作成にあたり，検体測定事業に関わる機会をいただきました地域薬剤師会，そして薬局の薬剤師ならびに関係者の皆さまに心から感謝いたします．さらに，ノウハウと資料の提供にご尽力いただいた一般社団法人スマートヘルスケア協会の理事ならびに事務局の皆さまに深謝いたします．

2015年7月　　　　　　　　　　　　　　　　　　　　　　　　　　編者代表　岡﨑　光洋

本書の読み方

　本書は，検体測定室に関するガイドライン等の理解を深め，検体測定室の適切な開設・運用を目指すために，制度やガイドライン，実際の開設準備から測定業務，書類等の整備まで，法規制・実務，ヒト・モノといった側面から解説しています。そのため，各章へのリンク，一部重複した内容が記載される箇所もありますが，本書の構成（関連する章・節の位置づけ）を理解しながら読み進めると理解が深まります。

　本書では，特に明記していない限り，主なガイドライン等の名称は下記のように省略しています。

名　　称	略　　称
検体測定室に関するガイドライン	検体測定室ガイドライン，GL
検体測定室に関するガイドラインに係る疑義解釈集（Q&A）	検体測定室ガイドラインQ&A，Q&A
検体測定室の自己点検について	自己点検
検体測定室の自己点検結果と今後のガイドラインの運用について	ガイドラインの運用について
医薬品，医療機器等の品質，有効性及び安全性の確保に関する法律	薬機法

● 検体測定室に関わるヒト，モノについて

　検体測定室ガイドラインに記載されている，さまざまな役割をもった従事者や，届出や準備すべき機器等や書類等を，イメージしやすいように下記の図のようにまとめます。本書を読み進めるうえでの参考にしてください。➡は本文中で使用される略称を示しています。

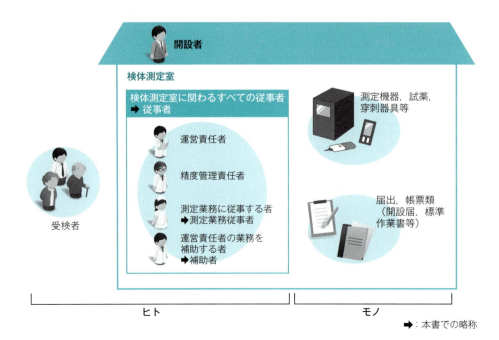

● 本書の構成内容について

　本書の内容は，前頁に示したように人とモノといった対象とするものに分けられるとともに，法律・規制，実際の業務に関わる解説の2つの内容に大きく分けられますので，各章が何を対象としたどのような内容なのかを理解することで，読み進めるうえで参考になります。

- ☐ ：第1章　総　論
- ☐ ：第2章　検体測定室を開設する前に知っておきたいこと
- ☐ ：第3章　精度管理の理解と対応
- ☐ ：第4章　検体測定室の開設
- ☐ ：第5章　検体測定室での測定業務
- ☐ ：第6章　検体測定室の運用に必要な書類・帳票類
- ☐ ：第7章　Q&Aでわかる検体測定事業のポイント

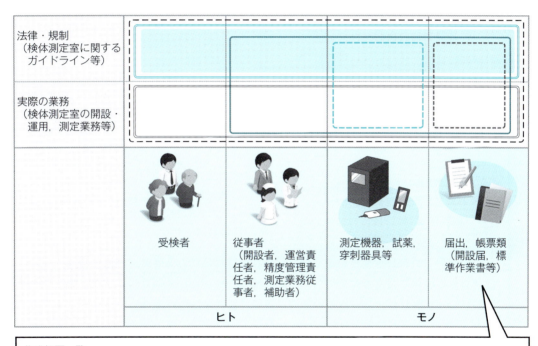

作成帳票一覧

【開設準備】
1. 検体測定室開設スケジュール表（常時開設用）
2. 検体測定室開設スケジュール表（臨時開設用）
3. 検体測定室　各種届書（開設，変更，休止・廃止・再開）
4. 検体測定室　平面図（測定室の場所を明らかにした図面）
5. 自己点検

【掲示物】
6. 検体測定室表示ポスター
7. 健診受診勧奨および連携医院，ディスポーザブル穿刺器具明示用ポスター
8. 測定に係る薬局従業員掲示ポスター（卓上台紙含む）
9. 受検者の体調急変時に対する救急通報体制の手順書（機器別）

【実測】
10. 検体測定サービス申込書兼承諾書および受検者控え※
　　（※受検者控えは任意）
11. 受検者用測定結果表（入力フォーム含む）
12. 自己採血による測定手順（機種別）

【管理台帳】
13. 検体測定結果管理台帳（薬局用）
14. 検体測定室内感染防止対策委員会設置要綱
15. 検体測定室感染対策マニュアル
16. 測定作業日誌および測定機器保守管理作業日誌
17. 測定受付および試薬台帳
18. 使用測定機器台帳
19. 精度管理台帳
20. 内部・外部研修履歴台帳
21. 備品チェック一覧表（感染性廃棄物対応業者連絡先）

【標準作業書】
22. 測定機器保守管理標準作業書（機器別）
23. 測定標準作業書（機器別）

検体測定室ガイドライン遵守点検表 チェックしてみよう！

重要　「検体測定室の自己点検結果と今後のガイドラインの運用について」（平成27年2月18日 医政地発0218第2号）では，以下のように結果が報告されています。

検体測定室の自己点検の結果について

自己点検チェックシートの発送件数	691件
1．検体測定室を運営中のもの	454件（65.7%）
ガイドラインが遵守されていたもの	386件〔15.0%〕
遵守していない事項があったもの	68件〔15.0%〕
（主なもの）	
・ディスポであるが，針とその周辺部分を交換する穿刺器具を使用している。	6件
・衝立がない，衝立が固定されていない等	36件
・検体測定室の中に商品棚がある	15件
・医療機関へ協力依頼を行っていない	7件
※ガイドラインを遵守していない検体測定室については，個別に指導し，すべて改善済み。	
2．検体測定室の運営を準備中のもの	125件（18.1%）
3．休廃止の手続きを実施したもの	111件（16.1%）
4．未提出	1件（0.1%）

　この結果，引き続き検体測定室の自己点検を進めることとされ，さらに今後，新たに開設する検体測定室を含めて自己点検を実施していない施設については，運営開始後1カ月の実績をもとに，速やかに自己点検［資料5：p.277参照］を実施のうえ，運営開始後40日以内に厚生労働省医政局地域医療計画課の専用メールアドレス（k-sokutei@mhlw.go.jp）宛てに報告することとされました［第4章 4-2　4．自己点検表の提出：p.79参照］。また自己点検の結果，改善が必要な場合や，当該結果を提出しない場合には，引き続き指導等を行うとされました。

　さらに，開設の届出をしても長期にわたり運営を開始しない事例があったとのことから，検体測定室を開設しようとする者は，運営開始の準備が整った後に開設を届け出ることとされました。そして，運営開始後3カ月を超えて業務を行わない場合は，休止ではなく廃止として取り扱うこととされ，検体測定室の廃止を届け出ることになりました［第4章 4-2　2．各種届書：p.77参照］。

検体測定室ガイドライン遵守点検表は，下記ガイドライン等をもとに確認すべき事項としてまとめました。

- 「検体測定室に関するガイドライン」（GL）［資料2：p.258］…○
- 「検体測定室に関するガイドラインに係る疑義解釈集（Q&A）」（Q&A）［資料3：p.267］…○
- 「検体測定室に関するガイドライン通知の遵守状況に関する自己点検等の実施について」（自己点検）［資料5：p.277］…◎

注：チェック項目の内容は，自己点検，GL，Q&Aをもとに作成していますが，必ずしも同じ文言ではなく，チェック用に一部表記を変更しています。

また点検表の各項目の引用元を，検体測定室ガイドラインまたはQ&Aに記載されていて遵守すべき項目は○，自己点検に記載のある項目は◎等と区別しました。そして，検体測定室ガイドラインおよびQ&Aの参照箇所を記し，本書で解説されている参照頁を示しましたので，詳細は各頁を参照してください。

これから検体測定室を開設する場合の現状確認や，すでに運用している場合の自己点検の実施・確認にお役立てください。これから開設を届け出る場合は，必ず準備を整えてから開設届を出すようにしてください。

検体測定室ガイドライン遵守点検表

●開設前準備

届書等	引用元	参照GL, Q&A	参照頁
□ 常時開設または臨時開設，どちらの運用ですか。	○	GL第1の2	72, 74, 233, 259
□ 開設日までのスケジュールを把握していますか。	○		
□ 開設にあたっての各種届書に不備はありませんか。	○	GL第1の2(3)	74, 77, 79, 260
□ 検体測定室の平面図等，測定室の場所を明らかにした図面はありますか。	○		
□ 薬局での構造変化があった場合には，保健所への届出を出していますか（詳細は各地域の保健所等へ問い合わせてください）。	―	GL第1の2(4)	79, 260
□ 測定の際に必要な穿刺器具の販売・授与が行われる場合に，都道府県知事に対し管理医療機器販売業の届出を行い，薬機法における規定を遵守していますか。	○	GL第2の24ク Q&A問1	46, 234, 235, 265
検体測定室の環境等			
□ 検体測定室の感染防止等衛生管理の観点から，測定を行うために十分な場所を確保していますか。 □ 飲食店等容器包装に密封されていない食品を取り扱う場所や公衆浴場を営業する施設の一角で行う場合には，検体測定室として専用場所を別室で設置していますか。	◎	GL第2の16	44, 237, 263
□ 検体測定室の感染防止等衛生管理の観点から，個室または固定された衝立等で，ほかの場所と明確に区別されていますか。	◎	GL第2の16 Q&A問17	44, 263, 271
□ 十分な照明の確保，防塵，防虫，換気・防臭，騒音防止等の措置を講じていますか。	◎	GL第2の16	45, 46, 263
□ 測定用機械器具等に影響がないよう，直射日光や雨水の遮蔽等について対処していますか。	◎		

検体測定室ガイドライン遵守点検表　チェックしてみよう！

項目	チェック	GL参照	ページ
☐ 従業員が感染予防のために行う標準予防策として，手洗いなどの手指衛生のための水道設備がありますか。		GL第2の6	42, 261
☐ 受検者が測定前に手指を洗浄するための水道設備がありますか。	○	Q&A問21	42, 272
☐ 穿刺器具や測定キット等は，廃棄物量にかかわらず，感染性廃棄物容器に適切に廃棄された後，短期間で処理できていますか。	◎	GL第2の6, 10	43, 261, 262
検体測定室の掲示・広告等			
☐ 他の施設と誤解されないよう検体測定室とわかる表示を行っていますか。 　　☐ 表示ポスター等	◎	GL第2の24ウ, カ	25, 208, 264, 265
☐ 診察，診断，治療，健診等の紛らわしい広告を行っていませんか。	◎	GL第2の5, 24ウ Q&A問12	25, 208, 241, 261, 264, 270
☐ 検体測定に関わる薬局従業員は明示されていますか。 　　☐ 薬局従業員掲示ポスターや名札等	○	GL第2の12	208, 262, 263
☐ 使用機器・器具類の説明はされていますか。 　　☐ ディスポーザブル穿刺器具明示用ポスター等	○	GL第2の9	208, 262
地域医療機関等との連携等			
☐ 地域医療機関との連携はされていますか。 　　☐ 健診受診勧奨および連携医院ポスター	◎	GL第2の4, 19 Q&A問20	26, 261, 263, 272
☐ 受検者の体調急変時に対する救急通報体制は整っていますか。 　　☐ 救急通報体制の手順書等	◎		
☐ 測定結果が基準の範囲内であるか否かにかかわらず，特定健康診査や健康診断の受診勧奨をしていますか。→測定結果の報告・受診勧奨の項も参照	◎	GL第2の4	26, 243, 261
☐ 受検者から測定結果による診断等に関する質問等があった場合，検体測定室の従事者が回答せずに，かかりつけ医への相談等をするよう助言していますか。→測定結果の報告・受診勧奨の項も参照	◎		
急変への対応等			
☐ 受検者の急変に対応できるよう，物品（飲料水，簡易なベッド等）を準備していますか。	◎	GL第2の19 Q&A問19	26, 263, 271
☐ 救急隊への通報体制について手順書を作成し，検体測定室内に掲示することおよび近隣の医療機関の把握等により医療機関との連携を図る体制を整備していますか。	◎	GL第2の19 Q&A問20	26, 243, 263, 272
☐ 施設の開設等にあたり，地域医療機関等に対して事前に協力依頼を行っていますか。→地域医療機関との連携等の項も参照	◎	GL第2の19	26, 263
開設者			
☐ 血液を取り扱うことのリスクを十分認識し，器具等の衛生管理や安全管理等について，従業者への教育・研修や自己採取者への測定に際しての説明・注意喚起を行い，血液に起因する感染症を防止する責任が伴うこと，また，穿刺器具等の不適切な取扱いを行った場合の健康影響への責任も伴うことを十分に踏まえて運営を行っていますか。	○	GLはじめに，第2の24ア	28, 259, 264
運営責任者			
☐ 運営責任者は，医師，薬剤師，看護師または臨床検査技師ですか。	○	GL第1の2(3)のア(イ)	29, 260
☐ 検体測定室ごとに，運営責任者が常勤していますか。	◎	GL第2の12 Q&A問3	29, 35, 144, 235, 236, 262, 268
☐ 測定に際しての説明および測定結果の受検者への報告については，運営責任者が行っていますか。	◎		
☐ 運営責任者は，受検者に対し，資格および氏名を明示していますか。	◎		
☐ 運営責任者は測定業務に従事する者等に検体測定室に関するガイドラインを遵守させていますか。	◎		35, 262

チェック項目	引用元	参照GL, Q&A	参照頁
□ 運営責任者は事業を実施する者として，自己研鑽のために，内部および外部研修を受講していますか。	○	GLはじめに	36，228，258
□ 運営責任者は業務に従事する者等に，内部および外部研修を受講させていますか。	◎	GL第2の17 Q&A問18	29，36，228，263，271
精度管理責任者 →精度管理の項も参照			
□ 精度管理責任者は，医師，薬剤師または臨床検査技師ですか。	◎	GL第1の2(3)のア(ウ)	29，260
□ 精度管理責任者は，内部および外部研修を受講していますか。	◎	GL第2の17 Q&A問18	36，263，271
測定業務に従事する者			
□ 測定業務に従事する者は，医師，薬剤師，看護師または臨床検査技師ですか。	◎	GL第2の14	30，263
□ 測定業務に従事する者は，内部および外部研修を受講していますか。	◎	GL第2の17 Q&A問18	36，263，271
□ 測定業務に従事する者等が受検者に対して採血，処置および診断を行った場合は，関係法令に抵触し，罰則の対象となる可能性があることを理解していますか。	○	GL第2の24イ	25，264
運営責任者の業務を補助する者			
□ 運営責任者のもとで実務研修の後に業務を従事させていますか。	◎	GL第2の15	30，263
□ 運営責任者の業務を補助する者は，受検者に対し，補助者であることおよび氏名を明示していますか。	◎		
□ 運営責任者の業務を補助する者は，内部および外部研修を受講していますか。	◎	GL第2の17 Q&A問18	36，263，271

●実測定に関する実務等

測定に際しての説明	引用元	参照GL, Q&A	参照頁
□ 測定にあたっては，運営責任者が受検者に対して，次のチェック事項①〜⑪のすべての事項を明示して口頭で説明し，説明内容の同意を得て承諾書を徴取していますか。 　□ 運営責任者が明示して口頭で説明していますか。 　□ 説明内容の同意を得るための承諾書を作成していますか。	◎	GL第2の1 Q&A問4	31，146，211，212，238，260，268
□ ①測定は，特定健康診査や健康診断等ではないこと（特定健康診査や健康診断の未受診者には受診勧奨をしていること）を説明していますか。	◎	GL第2の1① Q&A問6	31，147，212，260，269
□ ②検体の採取および採取前後の消毒・処置については，受検者が行うことを説明していますか。	◎	GL第2の1②	31，147，212，260
□ ③受検者の服用薬や既往歴によっては，止血困難となり，測定を行うサービスを受けられない場合があること（このため，運営責任者は受検者に抗血栓薬の服用の有無や出血性疾患の既往歴の有無をチェックリストで確認し，これらの事実が確認された場合は，サービスの提供を行わないこと），また，採血は受検者の責任において行うものであるため，出血・感染等のリスクは，基本的に受検者が負うものであることを説明していますか。 　□ 抗血栓薬（抗凝固薬，抗血小板薬，血栓溶解薬）服用の有無 　□ その他，運用内容にあわせた服用薬の有無 　□ 出血性疾患（血友病，壊血病，血小板無力症，血小板減少性紫斑病，単純性紫斑病，血小板機能異常症，血小板減少症，フォンウィルブランド病，血液凝固異常症など）の既往歴 　□ その他，運用内容にあわせた既往歴	◎	GL第2の1③ Q&A問7，問8	31，148，212，246，247，251，260，269

検体測定室ガイドライン遵守点検表　チェックしてみよう！

□ ④自己採血および自己処置ができない受検者はサービスを受けられないことを説明していますか。	◎	GL第2の1④	31, 147, 148, 261
□ ⑤採取方法（穿刺方法），採取量（採血量），測定項目および測定に要する時間を説明していますか。	◎	GL第2の1⑤	
□ ⑥体調，直前の食事時間等が測定結果に影響を及ぼすことがあることを説明していますか。	◎	GL第2の1⑥	
□ ⑦検体の測定結果については，受検者が判断するものであることを説明していますか。	◎	GL第2の1⑦	
□ ⑧検体測定室での測定は診療の用に供するものではないため，受検者が医療機関で受診する場合は，改めて当該医療機関の医師の指示による検査を受ける必要があることを説明していますか。	◎	GL第2の1⑧	
□ ⑨穿刺による疼痛や迷走神経反射が生じることがあることを説明していますか。	◎	GL第2の1⑨	
□ ⑩受検者が自己採血した検体については，受検者が希望した測定項目の測定以外には使用しないことを説明していますか。	◎	GL第2の1⑩	
□ ⑪受検者からの問い合わせ先（検体測定室の電話番号等）を明示し，対応できるようにしていますか。	◎	GL第2の1⑪	
測定項目			
□ 測定の項目については，特定健康診査および特定保健指導の実施に関する基準（平成19年厚生労働省令第157号）第1条第1項各号に掲げる項目の範囲内としていますか。 　　項目範囲：AST（GOT），ALT（GPT），γ-GT（γ-GTP），中性脂肪（TG），HDLコレステロール，LDLコレステロール，血糖，HbA1c	◎	GL第2の2 Q&A問10	24, 240, 261, 270
測定結果の報告・受診勧奨			
□ 測定結果の報告は，測定値と測定項目の基準値のみにとどめていますか。	◎	GL第2の3 Q&A問11	34, 240, 243, 261
□ 測定結果が基準の範囲内であるか否かにかかわらず，特定健康診査や健康診断の受診勧奨をしていますか。→地域医療機関等との連携等の項も参照	◎	GL第2の4	26, 243, 261
□ 受検者から測定結果による診断等に関する質問等があった場合，検体測定室の従事者が回答せずに，かかりつけ医への相談等をするよう助言していますか。→地域医療機関等との連携等の項も参照	◎		
感染防止・衛生管理・安全管理			
□ 「医療機関等における院内感染対策（平成23年6月17日医政指発0617第1号厚生労働省医政局指導課長通知）」に規定する「標準予防策」（すべての患者に対して感染予防策のために行う予防策のことを指し，手洗い，手袋やマスクの着用等が含まれる。）について，医療機関に準じた取り扱いとし，従業員は標準予防策，手指衛生，職業感染防止，環境整備，機器の洗浄・消毒・滅菌，感染性廃棄物の処理を適切に行うことを徹底していますか。	◎	GL第2の6，24ア，ウ Q&A 問13, 問23	41, 245, 261, 264, 270, 272
□ 感染防止対策委員会の設置や感染対策マニュアルの整備等を行い，運営責任者は感染防止に取り組んでいますか。また従業員がいる場合，従業員に感染防止について徹底した教育を行っていますか。	◎		
□ 穿刺器具の処理については，危険防止の観点から堅牢で耐貫通性のある容器に入れて排出していますか。	◎	GL第2の10, 24ウ Q&A 問23	47, 48, 262, 264, 272
□ 血液付着物の廃棄については，「廃棄物処理法に基づく感染性廃棄物処理マニュアル」（平成24年5月環境省作成）に基づき医療関係機関等から感染性廃棄物を排出する際に運搬容器に付けることとされているバイオハザードマークの付いた容器を原則利用していますか。	◎		

精度管理			
□ 測定機器の製造業者が示す保守・点検を定期的に実施していますか。	◎	GL第2の13 Q&A 問15, 問16	29, 30, 263
□ 複数人の検体を一度に測定していませんか。	◎		
□ 検体測定室ごとに，精度管理責任者を定めていますか。	○		
□ 精度管理責任者による定期的な内部精度管理を実施し，年1回以上，外部精度管理調査に参加していますか。	○		30, 239, 263, 271
穿刺に関連した物品・器具の管理や正しい理解			
□ 血液採取前後の消毒や絆創膏等の自己処置のための物品を常備していますか。	◎	GL第2の7	27, 262
□ 穿刺器具全体がディスポーザブルタイプ（単回使用のもの）のものを使用していますか。 ※ディスポ用の穿刺針を装着する穿刺器具は，検体測定室では使用できません。	◎	GL第2の9	43, 55, 208, 262
□ 受検者に対し，穿刺器具は器具全体がディスポーザブルタイプであることを明示していますか。	◎		
□ 穿刺器具による穿刺については，手指に行っていますか。	◎	GL第2の8	25, 262
□ 事業者（従業員）は，受検者が行う血液の採取を手伝っていませんか（消毒，穿刺，血液の揉みだし，容器への採取）。	◎	GL第2の1② Q&A 問9	25, 260, 269
検体の取り扱い			
□ 受検者が自己採取した検体について，受検者が希望した測定項目の測定以外には使用していませんか。	◎	GL第2の11	148, 262
個人情報保護			
□ 受検者の個人情報については，「個人情報の保護に関する法律」（平成15年法律第57号）および「医療・介護関係事業者における個人情報の適切な取扱いのためのガイドライン」（平成16年12月厚生労働省作成）により，適正に取り扱っていますか。	◎	GL第2の18, 24ウ Q&A 問23	13, 244, 263, 264, 272
□ 測定結果については，受検者の同意を得ずに，保管・利用していませんか。	◎		
急変への対応等			
□ 受検者の急変に対応できるよう，物品（飲料水，簡易なベッド等）を準備していますか。	◎	GL第2の19 Q&A 問19	26, 263, 271
□ 救急隊への通報体制について手順書を作成し，検体測定室内に掲示することおよび近隣の医療機関の把握等により医療機関との連携を図る体制を整備していますか。また従業員への研修などによる教育の徹底はできていますか。	◎	GL第2の19 Q&A 問20	26, 243, 263, 272

●日々の運用・管理

測定用機械器具等	引用元	参照GL, Q&A	参照頁
☐ 薬機法に基づき承認された測定器具及び測定試薬を使用していますか。また，関係法令を遵守し，適切に保管・管理をしていますか。	◎	GL第2の20 Q&A問23	45, 264, 272
標準作業書			
測定機器保守管理標準作業書に次の事項を掲載していますか。 ☐ ①常時行うべき保守点検の方法 ☐ ②定期的な保守点検に関する計画 ☐ ③測定中に故障が起こった場合の対応（検体の取扱いを含む。）に関する事項 ☐ ④作成および改定年月日	◎	GL別表	81, 265
測定標準作業書に次の事項を掲載していますか。 ☐ ①測定の実施方法 ☐ ②測定用機械器具の操作方法 ☐ ③測定にあたっての注意事項 ☐ ④作成および改定年月日	◎		99, 265
作業日誌			
標準作業書に従い，次の作業日誌を記録していますか。 ☐ 測定機器保守管理作業日誌 ☐ 測定作業日誌	◎	GL第2の22	152, 264
台　帳			
☐ 受検者の氏名，連絡先等の保存を行うための測定受付台帳を作成していますか。またそれを20年間適切に保管管理できるようにしていますか。	◎	GL第2の23 ア，イ，ウ，エ Q&A問22	151, 153, 221, 264, 272
☐ 測定用機械器具の名称，製造者，型番，設置日，修理および廃棄を記録するための使用測定機器台帳を作成していますか。またそれを20年間適切に保管管理できるようにしていますか。	◎		
☐ 試薬の購入等の記録や数量管理（残数管理）を行うための試薬台帳を作成していますか。またそれを20年間適切に保管管理できるようにしていますか。	◎		
☐ 内部・外部精度管理調査の結果の書類を整理した精度管理台帳を作成していますか。またそれを20年間適切に保管管理できるようにしていますか。	◎		
その他			
☐ 医療機関から検体の測定を受託していませんか。	◎	GL第2の24 エ	264
☐ 検体の測定は受検者から直接受託していますか。	◎	GL第2の24 オ	264
☐ 検体測定室では，測定結果をふまえた物品の購入（物品の販売等を行う特定の事業所への誘導を含む。）の勧奨は行っていませんか。 ☐ 検体測定室内において，測定結果をふまえOTC医薬品やサプリメントを勧める旨の掲示を行っていませんか。	◎	GL第2の24 キ	34, 265

スマートヘルスケア協会201507

目　次

検体測定室ガイドライン遵守点検表―チェックしてみよう！ ····· vi

第1章　総　論　　　　　　　　　　　　　　　　　　　1
1-1　検体測定室ガイドライン策定までの制度変化 ················ 2
1-2　検体測定室と自己採血検体を用いたサービスの違い ········ 9
1-3　個人情報保護法の理解と対応 ······························· 13

第2章　検体測定室を開設する前に知っておきたいこと　21
2-1　検体測定事業に関わるガイドライン等の要点と理解 ········ 22
2-2　衛生管理の要点と理解 ·· 37
2-3　測定機器と検体に関する特性の理解 ························· 50

第3章　精度管理の理解と対応　　　　　　　　　　　59
3-1　精度管理の考え方 ··· 60
3-2　測定機器，試薬，器具，検体等の注意点 ··················· 64
3-3　パニック値の理解と対応 ······································ 67

第4章　検体測定室の開設　　　　　　　　　　　　　71
4-1　検体測定室の開設スケジュール ······························ 72
4-2　検体測定室の開設に関わる準備と届出 ······················ 74
4-3　検体測定室の運用に必要な標準作業書 ······················ 81
4-4　関係団体との連携 ··· 140

第5章　検体測定室での測定業務　　　　　　　　　141
5-1　測定業務実施の流れ：フローチャート ······················ 142
5-2　測定業務における各工程のポイント ························ 144
5-3　自己採血による測定手順――機器別 ························ 155
5-4　健康フェアなどでの検体測定事業実施における準備と注意 ··· 200

第6章　検体測定室の運用に必要な書類・帳票類　205

 6-1 検体測定室の運用に必要な書類・帳票類 ･････････206

第7章　Q&Aでわかる検体測定事業のポイント　231

 届出   Q1～Q7 ･････････････････････････････233
 運用   Q8～Q32 ････････････････････････････236
 受検者対応 Q33，Q34 ･･･････････････････････････250
 知識・情報 Q35～Q37 ･･･････････････････････････251

参考資料　253

 資料1．一般社団法人スマートヘルスケア協会 ････････････254
 資料2．検体測定室に関するガイドラインについて ･･････････258
 資料3．検体測定室に関するガイドラインに係る
    疑義解釈集（Q&A）の送付について ･･････････････267
 資料4．検体測定室等において自己採血を行う際の
    感染防止衛生管理の徹底等に関する通知 ････････274
 資料5．検体測定室に関するガイドライン通知の
    遵守状況に関する自己点検等の実施について ･･････277
 資料6．検体測定室の自己点検結果と
    今後のガイドラインの運用について ･････････････284
 資料7．薬局・薬剤師のための
    検体測定室の適正な運用の手引き（暫定版） ･･･････287
 資料8．医療機関における院内感染対策について ･････････296
 資料9．FIP Statement of Policy
    Point of Care Testing in Pharmacies ･･････････303
 資料10．問い合わせ一覧 ･････････････････････････306

第1章 総論

1-1 検体測定室ガイドライン策定までの制度変化
1-2 検体測定室と自己採血検体を用いたサービスの違い
1-3 個人情報保護法の理解と対応

● 第1章の解説範囲

法律・規制 （検体測定室に関する ガイドライン等）				
実際の業務 （検体測定室の開設・ 運用，測定業務等）				
	受検者	従事者 （開設者，運営責任者，精度管理責任者，測定業務従事者，補助者）	測定機器，試薬，穿刺器具等	届出，帳票類 （開設届，標準作業書等）
	ヒト		モノ	

1-1 検体測定室ガイドライン策定までの制度変化

1. 臨床検査技師法に基づく厚生労働大臣告示の改正について

　平成24年に発足した第2次安倍内閣はわが国の国力を取り戻すために，アベノミクスでの金融緩和，財政出動，成長戦略を3本の矢として打ち出し，さまざまな経済政策を展開しています。長年のデフレから脱却し，日本再生を目指すために平成25年6月14日に閣議決定された「日本再興戦略」において，グローバル市場の成長が期待でき，一定の戦略分野が見込めるテーマの一つとして，「国民の『健康寿命（日常生活に制限のない期間）』の延伸」が明記されました[1]。

　「健康寿命の延伸」の項で，主要施策として自己管理を進める「セルフメディケーション」を実現するとあります（表1）。政府はこれに関する産業の創出に取り組むことの事業内容の一つとして，最近民間事業者により実施されている，受検者自らが採血した血液により血糖値や中性脂肪などの生化学的検査を行うサービス（厚生労働省医政局長より都道府県知事等に対する通知では，「簡易な検査」と表記されています）について，これらは診療の用に供する検体検査を伴わないことを前提に，「臨床検査技師等に関する法律」（昭和33年法律第76号，最終改正：平成26年6月25日法律第83号）第20条の3の第1項の規定にもとづく都道府県知事へ衛生検査所の登録（以下，登録衛生検査所）を不要とすることとし，そのための告示改正の通知を発出しました[2]。

表1　簡易な検査（測定について）

「日本再興戦略」（平成25年6月14日閣議決定）（抄） テーマ1：国民の「健康寿命の延伸」 （2）個別の社会像と実現に向けた取組 ①効果的な予防サービスや健康管理の充実により，健やかに生活し，老いることができる社会 Ⅱ）解決の方向性と戦略分野（市場・産業）及び当面の主要施策 　こうした現状を打開するため，個人・保険者・企業の意識・動機付けを高めることと健康寿命延伸産業の創出を両輪で取り組む。これにより，どこでも簡単にサービスを受けられる仕組みを作り，自己健康管理を進める「セルフメディケーション」等を実現する。 　すなわち，意識・動機付けにより潜在市場の拡大を図るとともに，規制・制度の改革・明確化を始めとして，最も効果的・効率的な政策手段を採用することで，健康増進・予防（医療機関からの指示を受けて運動・食事指導を行うサービス，簡易な検査を行うサービスなど）や生活支援（医療と連携した配食サービスを提供する仕組みづくり等）を担う市場・産業を戦略分野として創出・育成する。

2. 登録衛生検査所とは

　人体から排出され，または採取された検体の検査を業として行う場所は，「臨床検査技師等に関する法律」第20条の3の第1項により，病院，診療所または厚生労働大臣が定める施設内の場所を除き，都道府県知事等の登録を受けることとされています。

　<u>登録衛生検査所</u>[3]とは，病気の診断や健康診断のために採血された血液等の検体を医療機関から集めて検査する施設のことであり，コマーシャルラボや(検体)検査センターと呼ばれています（表2）。診療報酬体系上では，医薬品，医療材料，検体等の報酬は，「モノ代」とされています。すなわち，衛生検査所が事業として行っている検体検査（血液や尿等のような生体から採取した検体を検査すること）については，市場実勢価格を踏まえて診療報酬評価が進められており，受託する場合は競争入札の対象ともなっています。ただし，生体検査（エックス線撮影や心電図・脳波等のような生理学的に生体を直接検査すること）は衛生検査所で受託することはできません。

　登録衛生検査所が受託できる臨床検査項目は検体検査に限られており，検査の実施にあたっては臨床検査技師の資格は必ずしも必要ではありません。

　医療機関から衛生検査所に検体検査業務を任せるにあたって，検査結果が信頼できる精度であることを医療機関に保証するため，登録衛生検査所が行うべき事項が「衛生検査所指導要領」（「臨床検査技師，衛生検査技師等に関する法律施行規則の一部を改正す

表2　衛生検査所

医療機関から病気の診断や健康診断のために採取された血液等の検体を集めて検査する施設のこと。 　衛生検査所を開設する場合は都道府県知事等への届出の必要があり，「登録衛生検査所」ともいう。「臨床検査技師等に関する法律」で定義されている。 **第四章の二　衛生検査所** （登録） 第二十条の三　衛生検査所（人体から排出され，又は採取された検体について第二条に規定する検査を業として行う場所（病院，診療所又は厚生労働大臣が定める施設内の場所を除く。）をいう。以下同じ。）を開設しようとする者は，その衛生検査所について，厚生労働省令の定めるところにより，その衛生検査所の所在地の都道府県知事（その所在地が保健所を設置する市又は特別区の区域にある場合においては，市長又は区長。以下この章において同じ。）の登録を受けなければならない。 2　都道府県知事は，前項の登録（以下「登録」という。）の申請があった場合において，その申請に係る衛生検査所の構造設備，管理組織その他の事項が第二条に規定する検査の業務（以下「検査業務」という。）を適正に行うために必要な厚生労働省令で定める基準に適合しないと認めるとき，又はその申請者が第二十条の七の規定により登録を取り消され，取消しの日から二年を経過していないものであるときは，登録をしてはならない。 3　登録は，次の各号に掲げる事項について行うものとする。 　一　申請者の氏名及び住所（法人にあっては，その名称及び主たる事務所の所在地） 　二　衛生検査所の名称及び所在地 　三　検査業務の内容

る省令の施行について」(健政発第262号の別添，昭和61年4月15日)[4]に詳しく定められています。

定められた施設基準や検査体制を整え，遵守することで登録衛生検査所の申請・登録・開設が可能となり，営利企業でも検査事業を行うことができます。臨床検体検査受託は市場メカニズムが働く医療関連サービスに分類されますが，医療機関が安いところに検査を外注しているからといって患者側の支払う検査料金が安くなるわけではありません。医療機関が営利を目的に臨床検体を集荷し検体検査を業とすることはできませんので，登録衛生検査所は，営利性のない共同利用施設（医療機関）の場合と，上述したような営利を事業目的とする登録衛生検査所の場合があります。

3. 登録衛生検査所と国際規格（ISO）との関わり

人々が快適な社会生活を営むためには，何らかの共通の取り決めが必要で，組織体が町や村から大きな都市，国家規模となり，さらには経済のグローバル化，ボーダレス化が進む現代社会においては普遍的な共通の取り決めが必要不可欠となります。その一つが「標準化」であり，さまざまな規格が制定されています[5]。

登録衛生検査所（病院含む）については，公益財団法人日本適合性認定協会が日本では唯一の認定機関となって臨床検査室認定を行っています。また，臨床検査（一般検査，血液学的検査，生化学的検査，免疫学的検査，微生物学的検査，病理学的検査等）を実施する臨床検査室の技術能力を決定する手段の一つともなっています。国際規格「ISO 15189（臨床検査室-品質と能力に関する特定要求事項）」に基づき，臨床検査室の審査を行い，臨床検査を行う能力を有していることが評価されています。登録衛生検査所（病院含む）における臨床検査室は「精確な（accurate）結果」を提供する能力が問われるほか，検査室外のいかなる人も検査結果を変更することができない業務の独立性が要求されています。ISO 15189は，「品質マネジメントシステムの要求事項」と「臨床検査室が請け負う臨床検査の種類に応じた技術能力に関する要求事項」の2つから構成されています。

常に，臨床検査事業には，医療機関や国民の信頼を確保しつつ，健全な発展を図ることが社会責務として求められ，国民に正しい臨床検査を提供する使命をもって世界に通用する事業を行う必要があります。

4. 検体測定室ガイドライン策定の経緯

平成26年4月9日に「検体測定室に関するガイドライン」（医政発0409第4号）（以下，検体測定室ガイドライン）が策定されましたが，その前後の経緯を表3にまとめ，以下に概説します。

日本再興戦略に盛り込まれた施策を実行し，産業競争力を強化することを目的として，「産業競争力強化法」が平成25年12月4日に成立し，平成26年1月20日に施行され

表3　検体測定室ガイドライン策定の経緯

- これまで，人体から排出され，または採取された検体の検査を業として行う場所は，臨床検査技師等に関する法律第20条の3第1項により，病院，診療所又は厚生労働大臣が定める施設内の場所を除き，都道府県知事等の登録を受けることとされていた
- 平成19年以降，規定の場所以外で，自己採血を用いたセルフ健康チェックサービスの法的位置付けが不明確であったが，グレーゾーンとして扱われ実施されてきた
- 平成25年3月29日「産業競争力会議」では，『「ワンコイン健診」のような手軽で安価な健診手段の普及を図り，主婦やフリーター等の「健診弱者」救済を目指す』と提言
- 平成25年6月14日「日本再興戦略」閣議決定を受けて，平成25年12月4日「産業競争力強化法」が成立，平成26年1月20日に施行。「グレーゾーン解消制度」（※事業に対する規制の適用の有無を，事業者が照会することができる制度）が創設
- 平成26年1月24日「産業競争力の強化に関する実行計画」（産業競争力強化法関連施策）が閣議決定され，薬局等の店頭において自己採血による簡易な検査を実施することについて，平成25年度中にガイドラインを作成すると明記
- 平成26年2月26日「グレーゾーン解消制度」照会結果では，受検者が自己採血することは「医業」に該当しないこと，事業者が検査結果の事実を通知することに加え，より詳しい検診を受けるよう勧めること等も，「医業」に該当しないこと等が確認
- 平成26年3月31日，臨床検査技師等に関する法律に基づく告示改正が公布され，自己採血検査に関して衛生検査所の登録は不要であることが明確化
- 平成26年4月9日，厚生労働省医政局局長通知（医政発0409第4号）で「検体測定室に関するガイドライン」が都道府県に周知され，実施に係る手続き・留意点等が示された
- 平成26年6月18日，厚生労働省医政局指導課医療関連サービス室は検体測定室ガイドラインに係る疑義解釈「検体測定室に関するガイドラインに係る疑義解釈集（Q＆A）」を明示
- 平成26年10月28日，日本医師会総合政策研究機構が，日医ワーキングペーパー「薬局等でのセルフメディケーションの現状と課題について」を公表
- 平成26年10月21日，厚生労働省医政局地域医療計画課長通知（医政地発1021第4号）で，「検体測定室において自己採血を行う際の感染防止等衛生管理の徹底等について」が検体測定室運営責任者に周知され，検体測定室における衛生管理の徹底を求められるとともに，ガイドラインの遵守状況の自己点検等の実施と報告を依頼
- 平成26年10月21日，厚生労働省医政局地域医療計画課長通知（医政地発1021第5号）で，「利用者自らが採取した血液について民間事業者が血糖値や中性脂肪などの生化学的検査を行う事業において自己採血を行う際の感染防止等衛生管理の徹底等について」が日本薬剤師会，日本保険薬局協会，日本チェーンドラッグストア協会に周知され，検体測定事業に類似する薬局等において提供される検査サービスのなかに検査工程を衛生検査所において実施するものの場合にも，検体測定室ガイドラインに準じて，衛生管理の徹底を図るよう確認
- 平成26年12月17日，日本医師会と日本薬剤師会が薬局・薬剤師の業務に関して協議を行い，薬局での自己採血検査について検体測定室ガイドラインを遵守することなどについて合意
- 平成26年12月19日，厚生労働省医政局地域医療計画課長通知（医政地発1219第1号）で，「医療機関における院内感染対策に関する留意事項」を更新
- 平成27年2月18日，厚生労働省医政局地域医療計画課長通知（医政地発0218第2号）で，「検体測定室の自己点検結果と今後のガイドラインの運用について」が検体測定室運営責任者に公表され，衛生管理の徹底とガイドライン運用の取り扱いについて明示
- 平成27年4月30日，日本薬剤師会が「薬局・薬剤師のための検体測定室の適正な運用の手引き（暫定版）」を公表

ました。同法では規制改革の一環として，新規事業分野において規制の適用の有無を明確にするための制度，いわゆるグレーゾーン解消制度と企業実証特例制度が盛り込まれました。同法に基づき平成26年1月24日に閣議決定された「産業競争力の強化に関する実行計画」（産業競争力強化法関連施策）では，グレーゾーン解消制度の運用に関し，「薬局等の店頭において自己採血による簡易な検査を実施すること」について，「実施可能であることを明確化することも含め，典型的な事例を類型化して，平成25年度中にガイドラインを作成する」と明記され，グレーゾーン解消のために厚生労働省は経済産業省と連携して健康寿命延伸産業分野における新事業活動のガイドラインを作成しました（図1）[6]。

　一方，事業実施に際しての留意事項等を示すために，厚生労働省〔内閣府の指示で厚生労働省医政局指導課医療関連サービス室（現 医政局地域医療計画課医療関連サービス室）が対応〕は告示改正により位置付けられた「人体から採取された検体（受検者自らが採取したものに限る。）について生化学的検査を行う施設」を「検体測定室」とし，「検体測定室に関するガイドライン」を策定することとなりました。ガイドライン策定にあたっては，日本医師会，日本看護協会，日本薬剤師会，日本臨床衛生検査技師会，臨床検査振興協議会などの各団体と厚生労働省との間で協議が行われ，「検体測定室」では血液を扱うというリスクなどがあることを考慮し，その運営に関しては厳格な対応を規定すべきであるとし，この施設の管理者や従事者の資格制限，研修の義務化なども含めて，下記①〜⑩の事項をガイドラインに明示するよう要望が提出され，これらが検体測定室ガイドラインに反映されました[7]。

　①検体測定室における感染防止対策に係る規定を設けること
　②穿刺時の飛沫感染等の感染予防の観点から検体測定室は個室等とし，かつ十分な広さを確保すること
　③穿刺器具の処理にあたっては「廃棄物処理法に基づく感染性廃棄物処理マニュアル」に基づくバイオハザードマークの付いた容器の利用を原則とすること
　④測定項目は限定的とすること
　⑤検体採取および前後の消毒・処置は受検者本人が行うこと
　⑥自己採血や自己処置ができない受検者は測定できないこと
　⑦抗血栓薬の服用や出血性疾患の既往歴がある受検者は測定できないこと
　⑧これら内容を必ず測定前に受検者に説明し，同意を得る（承諾書を徴収する）こと
　⑨測定結果による診断等に関する質問等に対して，検体測定室の従事者は医学的判断を行わないこと
　⑩診断等の質問に対しては，かかりつけ医へ相談するよう助言すること

　このような経緯を経て，平成26年3月31日付けで厚生労働省医政局長より「臨床検査技師等に関する法律第20条の3第1項の規定に基づき厚生労働大臣が定める施設の一部改正する件」が公布され，平成26年4月1日より施行されました。従来の医療機関や健診施設，また，これらから委託された登録衛生検査所で行われている「臨床検査」と

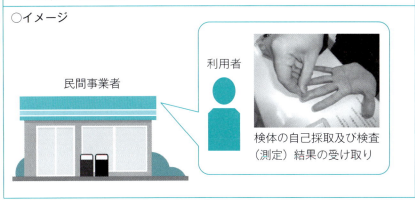

図1 健康寿命延伸産業分野における新事業活動のガイドライン（概要の抜粋）
［経済産業省：健康寿命延伸産業分野における新事業活動のガイドライン（概要）より］

別の，薬局，コンビニエンスストアや飲食店，公衆浴場等における「検体測定室」においても，自己採血による検体測定を行うことを定めた法改正が行われました。検体測定室は，登録衛生検査所とは，検体の測定が診療に用いられるものではないこと，検体採取の環境，測定の方法や精度管理等の点で大きく異なります[8]。

　受検者自らが採取した検体について，民間事業者が血糖値や中性脂肪等の生化学的検査を行う生化学的検査の事業（検体測定事業）については，医師の診断を伴わない検体測定事業の測定結果のみをもって，受検者が健康であると誤解するといった事態を生じかねないため，受検者への健康診断の定期受診の勧奨を求めるとともに，血液に起因する感染症を防止する観点から，適切な衛生管理や精度管理のあり方等の検体測定事業の実施に係わる手続き，留意点などを示した「検体測定室に関するガイドライン」が平成26年4月9日に厚生労働省医政局長より通知されました[9]。また，同日付にて厚生労働省医薬食品局審査管理課医療機器審査室長名で「薬事法の一部を改定する法律等の施行に伴う医療機器の販売業及び賃貸業の取り扱いについて」の一部改正についても通知されています。

今後の課題

　今後の課題として,「検体測定室に関するガイドライン」は国会承認を得た法律ではないということがあげられます。このため,国(厚生労働省や経済産業省)の施策を進めるなかで容易に変更もあり得るということを理解しておくことも必要です。診療の用に供さない検体検査を行う「検体測定室」には,正しい知識と技術等も必要であろうと思われます。

■参考文献

1) 閣議決定:産業競争力の強化に関する実行計画,平成26年1月24日.
2) 厚生労働省医政局長:臨床検査技師等に関する法律第二十条の三第一項の規定に基づき厚生労働大臣が定める施設の一部を改正する件の施行について,医政発0331第60号,平成26年3月31日.
3) 一般社団法人日本衛生検査所協会:http://www.jrcla.or.jp/
4) 衛生検査所指導要領〔「臨床検査技師,衛生検査技師等に関する法律施行規則の一部を改正する省令の施行について」(健政発第262号,昭和61年4月15日)の別添(医政発0223第2号,平成23年2月23日最終改正)〕
5) 公益財団法人日本適合性認定協会:http://www.jab.or.jp/
6) 経済産業省:健康寿命延伸産業分野における新規事業活動のガイドライン.
   http://www.meti.go.jp/press/2013/03/20140331008/20140331008.html,平成26年3月31日.
7) 厚生労働省医政局長:検体測定室に関するガイドラインについて,医政発0409第4号,平成26年4月9日.
8) 日本臨床衛生検査技師会:「検体測定室」をどのように活用するか,JAMT,20(7),平成26年4月15日号.
9) 日本医師会:検体測定室に関するガイドライン等について,地Ⅲ27,平成26年4月21日.

1-2 検体測定室と自己採血検体を用いたサービスの違い

　血液を検体として検査や特定の項目に関して測定をするサービスは，受検者が自ら採取した血液検体を用いるか（Ⅰ），医療従事者（医師や看護師）の採血による採取によるものか（Ⅱ），で大きく分けられます（図1）。

　まず，自己採血検体を用い，自ら測定する例は血糖自己測定（SMBG）（図1①）です。糖尿病の治療をしている人は血糖コントロールを適切に行うために，血糖の動きをモニターし，きちんとコントロールできているかどうかチェックする必要があります。特にインスリン療法を受けている人は，血糖の状態によってインスリンや食事の調整が必要なため，きめ細かい血糖のチェックが必要です。血糖自己測定は，日常の生活でもそのチェックができるようにしたものです。

　なお，セルフメディケーションとして自身で体調をチェックする一般用検査薬というカテゴリーがあり，薬局店頭で買える検査薬があります。しかしながら，薬局で購入できる一般用検査薬は，1991年に販売が開始された尿糖，尿蛋白，そして1992年に発売

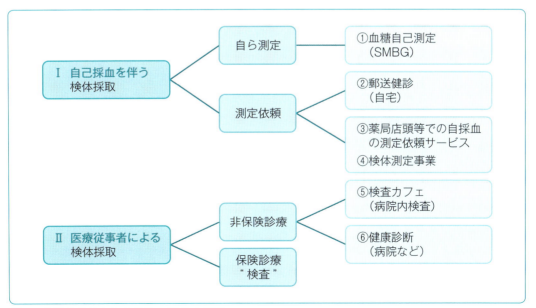

図1　血液を検体とした検査・測定の分類

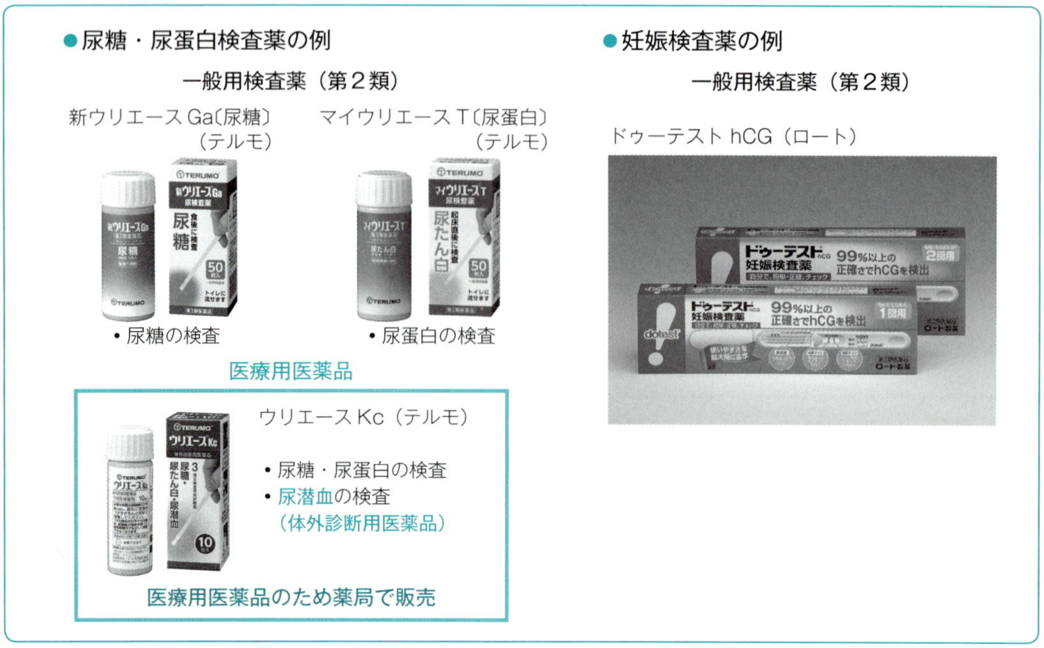

図2　薬局で販売される検査薬

　が開始された妊娠検査薬の3種類に限られています（図2）。現在，規制緩和の流れで，検査薬の種類が増える予定はありますが，自分で採取した血液を用いた一般用検査薬は，自己判断で適切な治療を受診する機会を失う可能性がある等として，許可される予定はありません。

　次に，自己採血で得られた血液検体を，検査会社に送るか（図1②），薬局の店頭等に設置された検体測定室において，即時で測定する検体測定事業サービス（図1④）などに分けられます。図1の②は一般に，郵送健診と総称されるサービスです。郵送健診は，採血用器具等の入ったキットなどの商品を通販や薬局，ドラッグストアの店頭で購入し，自宅において自ら採取した検体を指示された方法でパッケージし，検査会社等へ送るとその結果が返送されてくるサービスです。図3に示すように，これらの検査サービスに用いられる検体としては，血液から便などさまざまで，がんや糖尿病などのリスク判定に関わるものから，最近は遺伝子検査まで測定対象は広がっています。なお，これらのサービスは，その場で生化学検査を行うわけではなく，検体測定室に該当するものではありません。一方，郵送健診の商品であるものを薬局の店頭で開封して自己採血を行うものの，当該薬局では店頭で測定はせず，郵送で検査センター（衛生検査所）に送り，検査するサービスがあります（図1③）。こうしたサービスを提供する場所は，検体測定室ではないと考えられてきましたが，「利用者自らが採取した血液について民間事業者が血糖値や中性脂肪などの生化学的検査を行う事業において自己採血を行う際の感染防止等衛生管理の徹底等について」（平成26年10月21日　医政地発1021第5号）において，次のように明記され，血液を用いることの安全性確保と衛生管理のために，ガイドラインへの準拠が求められています。

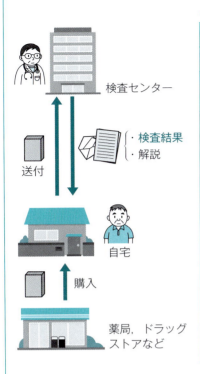

図3 郵送検診

> 利用者が自ら採取した血液について民間事業者が血糖値や中性脂肪などの生化学的検査を行う事業に類似する事業として，薬局等において提供される検査サービスの中には，検査の工程を衛生検査所において実施するものがあります。この場合，薬局等の施設内において検体の測定を行わないため，検体測定事業には該当しないが，血液に起因する感染等を防止するために，適切な衛生管理等を実施する上での留意点を定めた，「検体測定室に関するガイドラインについて」に準じて取り扱われることが重要であります。

なお，「検体測定室に関するガイドラインについて」（以下，検体測定室ガイドライン）では，検体測定室内で，自己採血検体を，測定機器にて即時測定するサービスを検体測定事業（図1④）としています。

図1Ⅱの医療従事者による検体採取に基づくサービス（医療）は，保険診療における検査や定期健康診断等を指し，普段われわれが疾患や体調不良の原因を明らかにするために検査し，検査結果を診療に用いるための検査です。なお最近では，病院によっては，検査室が生活者の要望で検査だけを実施するサービスを提供するケースもあります（図1⑤）。

以上から，これらの血液検体を用いた測定・検査サービスを図4のように整理し，サービスの主な提供場所や，検査・測定場所等の違いを比較することができるようまとめました。特に，個人が自宅で行う郵送健診以外，つまり病院やクリニック等における医療従事者による採血，および検体測定事業で行われる自己採血に関しては，血液によ

サービス名称	郵送健診	プロフェッショナルサービス		
		薬局店頭等での自採血の測定依頼サービス	検体測定事業	・定期健康診断 ・保険診療
サービス内容	測定 （健康診断）	測定 （検体測定※注1）	測定 （検体測定）	・定期健康診断 ・診療のための検査
販売内容	商品販売	サービス提供 ※注1	サービス提供	サービス提供
提供者資格	―	医師・看護師・薬剤師・臨床検査技師※注1	＜運営責任者＞医師・看護師・薬剤師・臨床検査技師	医師，他
主な提供場所	自宅等	薬局店頭等 ※注1	薬局等 ※届出場所	病院・医院等
利用する試料	自採血	自採血 ※注1	自採血 （指採血）	医療者による採血
検査・測定場所	衛生検査所 外部依頼	衛生検査所 外部依頼	検体測定室	病院・医院 ※外部委託あり
提供元の測定場所の管理義務	衛生管理義務無	衛生管理義務等有※注1	衛生管理義務等有	衛生管理義務等有
法・ガイドライン	※検査結果の医療機関による判定がある場合もある	検体検査室に関するガイドライン※注1	検体検査室に関するガイドライン	・臨床検査技師等に関する法律 ・医師法（診断に関して）

注1：検体測定室に関するガイドラインに準拠

図4　血液検体を用いた測定・検査サービスの違い

　　る感染を防ぐような対策を，「医療機関における院内感染対策について」（医政地発1219第1号，平成26年12月19日付）にもとづいて徹底することとなっています。検体測定室ガイドラインでは，本通知のなかで規定される「標準予防策」について医療機関に準じた取り扱いとなり，現場の対応と関係者への教育を徹底するよう明記されています。

　　過去，薬局の店頭において血液を採取し，そこで生化学検査をするようなサービスは制度上実施されてきませんでしたが，今後は薬局等での店頭で実施されるサービスから，検体測定事業，そして医療における検査等は，すべて安全性と衛生管理を徹底することを背景に，プロフェッショナルが関わるサービスであると位置付けることができます。なお，検体測定事業の提供者は，検体測定室ガイドライン［第2章 2-1：p.22，資料2：p.258などを参照］を理解し，遵守して実施することはもちろん，衛生管理［第2章 2-2：p.37参照］を徹底することは義務です。

　　ここでは，「薬局店頭等での自採血の検査依頼サービス」も施設内で血液を扱うことによる感染等の防止を目的として，検体測定室ガイドラインに準拠する必要があるとの観点から，検体測定事業に準ずるものとして整理しています。

1-3 個人情報保護法の理解と対応

1. 個人情報保護法成立の経緯

　近年はIT化の影響もあり，情報化社会等といわれるようになりました。このような情報化社会では，大量の個人情報が簡単にやり取りされるため，自分の知らないところで勝手に個人情報を取得され，利用されてしまうおそれがあります。そこで，プライバシー権保護の観点からルールを定める必要性が求められ，まずは，世界的に，OECD（経済協力開発機構）が個人情報保護に関するガイドラインを示しました。これを「OECD 8原則」とよび，これを反映したかたちで日本でも「個人情報の保護に関する法律」（平成15年法律第57号）（以下，個人情報保護法）が成立し，2005年に全面施行されました。

　検体測定室においては，個人情報を取り扱いますが，その情報は，単なる氏名・連絡先などに限らず，測定結果等も取り扱う場合もあり得るため，より慎重な取り扱いが求められます。また，「検体測定室に関するガイドライン」（平成26年4月9日 医政発0409第4号）（以下，検体測定室ガイドライン）においても，「「個人情報の保護に関する法律」および「医療・介護関係事業者における個人情報の適切な取扱いのためのガイドライン」により，適正に取り扱うものとする。」としており，個人情報の取り扱いには十分配慮しておく必要があります。

2. OECD 8原則

　上記のとおり，日本の個人情報保護法は，「OECD 8原則」（表1）をもとに作成されていますので，この原則を理解しておき，これにあった運用をしていくことが重要です。

3. 個人情報保護法とプライバシー権の関係

　個人情報保護法は，プライバシー権を保護するため「OECD 8原則」をもとにできたルールですが，プライバシー権を侵害してしまった場合には，個人情報保護法によって，個人に対する損害賠償等の責任を負うわけではありません。プライバシー権の侵害があれば，別途，不法行為（民法第709条）によって民事責任を負うことになります。そのため，個人情報保護法はあくまでプライバシー権を保護するためのルールであっ

表1 「OECD 8原則」

①	収集制限の原則	：個人データの収集は，適法・公正な方法によらなければならない。また，個人に通知または同意を得て収集されるべきである。
②	データ内容の原則	：収集するデータは，利用目的に沿ったものでなければならない。また，正確・完全・最新のものにしておかなければならない。
③	目的明確化の原則	：収集目的を明確にし，データ利用は収集目的に合致しなければならない。
④	利用制限の原則	：収集したデータを目的以外に利用してはならない。ただし，同意がある場合や法律の規定による場合は除かれる。
⑤	安全保護の原則	：データは，紛失，破壊，不当アクセスなどに対して，安全保護措置により保護されなければならない。
⑥	公開の原則	：データの運用方法や方針などについては公開しなければならない。
⑦	個人参加の原則	：個人は，データに関して，自己のデータの所在および内容を確認でき，確認できない場合や内容が異なる場合には異議申立等をする権利を有する。
⑧	責任の原則	：データの管理者は①～⑦までの原則を実施するための責任がある。

て，これを遵守したからといって必ずしもプライバシー権の侵害がないと保障されるわけではないことに注意が必要です。ほとんどの場合は，個人情報保護法を遵守していればプライバシー権の侵害にならないと考えられますが，個人情報保護法を遵守するだけでなく，「医療・介護関係事業者における個人情報の適切な取扱いのためのガイドライン」（厚生労働省：平成16年12月24日通知，平成18年4月21日改正，平成22年9月17日改正）（以下，個人情報ガイドライン）を参考にする等，受検者のプライバシー権を侵害してはいけないという意識で運用していくことが重要になります。

4. プライバシー権とは

では，プライバシー権とはどのような権利なのでしょうか。

以前は，プライバシー権とは，「私生活をみだりに公開されない権利」（宴のあと事件・東京地判昭和39年9月28日）と考えられていました。しかし，近年の情報化社会においては，プライバシー権をこのように考えていたのでは，十分に対応できないとされ，現在では，「自己に関する情報の流れをコントロールする権利」（以下，自己情報コントロール権）と考えるようになってきました。個人情報保護法においても，この「自己情報コントロール権」という考え方を導入しているといわれています。したがって，この「自己情報コントロール権」を侵害しないという意識をもっておくとよいでしょう。

5. 検体測定室での留意点

以上を前提に，検体測定室における個人情報の取り扱いの留意点について具体的に解説していきます。

個人情報とは，「生存する個人に関する情報であって，当該情報に含まれる氏名，生

年月日その他の記述等により特定の個人を識別することができるもの（他の情報と容易に照合することができ，それにより特定の個人を識別することができることとなるものを含む。）」（個人情報保護法第2条第1項）と定義されますが，検体測定室での受検者の情報は，すべて個人情報にあたると考えて扱うことが適切でしょう。

なお，扱っている情報の個人の数が5,000件以下の事業者には個人情報保護法の適用はありません。しかし，個人情報ガイドラインにおいては，個人情報保護法の適用のない施設に対しても，「本ガイドラインを遵守する努力を求めるものである。」と記載があります。また，適用がない事業者においても，プライバシー権の侵害は許されず，万が一，侵害してしまえば受検者等から責任を問われますので，個人情報保護法や個人情報ガイドラインに従った運用をしていく必要があります。

（1）個人情報の取得にあたって

①利用目的の特定および公表

個人情報保護法においては，事業者に対し，個人情報の利用目的をできるだけ特定し（個人情報保護法第15条第1項），この特定された利用目的の達成に必要な範囲を超えた取り扱いを原則禁じています（個人情報保護法第16条第1項）。この取り扱いには，個人情報の取得，利用，保存，提供，破棄等一切の行為を含みます。また，利用目的については，原則，個人情報を取得するにあたってあらかじめ公表しておくか，個人情報を取得した場合，速やかに，通知または公表する必要があります（個人情報保護法第18条第1項）。

検体測定室において，受検者から個人情報を取得する場合，検体測定室のサービス提供のためだけに利用することは受検者にとって明らかであり，公表をしなくてもよいと考えられますが（個人情報保護法第18条第4項第4号），測定結果や既往歴等の保存や，情報をその他に利用をする場合には，利用目的の公表をする必要があります。実際には，検体測定室内への掲示やホームページ等で行うことになるでしょう。

また，個人情報は偽りや不正の手段によっては取得できないことについても留意をしておく必要があります（個人情報保護法第17条）。

個人情報保護法

（利用目的の特定）
第十五条 個人情報取扱事業者は，個人情報を取り扱うに当たっては，その利用の目的（以下「利用目的」という。）をできる限り特定しなければならない。

2 個人情報取扱事業者は，利用目的を変更する場合には，変更前の利用目的と相当の関連性を有すると合理的に認められる範囲を超えて行ってはならない。

（利用目的による制限）
第十六条 個人情報取扱事業者は，あらかじめ本人の同意を得ないで，前条の規定により特定された利用目的の達成に必要な範囲を超えて，個人情報を取り扱ってはならない。

2　個人情報取扱事業者は，合併その他の事由により他の個人情報取扱事業者から事業を承継することに伴って個人情報を取得した場合は，あらかじめ本人の同意を得ないで，承継前における当該個人情報の利用目的の達成に必要な範囲を超えて，当該個人情報を取り扱ってはならない。

3　前二項の規定は，次に掲げる場合については，適用しない。
　一　法令に基づく場合
　二　人の生命，身体又は財産の保護のために必要がある場合であって，本人の同意を得ることが困難であるとき。
　三　公衆衛生の向上又は児童の健全な育成の推進のために特に必要がある場合であって，本人の同意を得ることが困難であるとき。
　四　国の機関若しくは地方公共団体又はその委託を受けた者が法令の定める事務を遂行することに対して協力する必要がある場合であって，本人の同意を得ることにより当該事務の遂行に支障を及ぼすおそれがあるとき。

（適正な取得）
第十七条　個人情報取扱事業者は，偽りその他不正の手段により個人情報を取得してはならない。

（取得に際しての利用目的の通知等）
第十八条　個人情報取扱事業者は，個人情報を取得した場合は，あらかじめその利用目的を公表している場合を除き，速やかに，その利用目的を，本人に通知し，又は公表しなければならない。

2　個人情報取扱事業者は，前項の規定にかかわらず，本人との間で契約を締結することに伴って契約書その他の書面（電子的方式，磁気的方式その他人の知覚によっては認識することができない方式で作られる記録を含む。以下この項において同じ。）に記載された当該本人の個人情報を取得する場合その他本人から直接書面に記載された当該本人の個人情報を取得する場合は，あらかじめ，本人に対し，その利用目的を明示しなければならない。ただし，人の生命，身体又は財産の保護のために緊急に必要がある場合は，この限りでない。

3　個人情報取扱事業者は，利用目的を変更した場合は，変更された利用目的について，本人に通知し，又は公表しなければならない。

4　前三項の規定は，次に掲げる場合については，適用しない。
　一　利用目的を本人に通知し，又は公表することにより本人又は第三者の生命，身体，財産その他の権利利益を害するおそれがある場合
　二　利用目的を本人に通知し，又は公表することにより当該個人情報取扱事業者の権利又は正当な利益を害するおそれがある場合
　三　国の機関又は地方公共団体が法令の定める事務を遂行することに対して協力する必要がある場合であって，利用目的を本人に通知し，又は公表することにより当該事務の遂行に支障を及ぼすおそれがあるとき。
　四　取得の状況からみて利用目的が明らかであると認められる場合

②個人情報の第三者提供

　また，個人情報保護法においては，個人データ（個人情報データベース等を構成する個人情報）について，本人の同意がなければ原則第三者への提供を禁じています。ここ

での第三者は，原則本人以外のすべての人が該当します。

　検体測定室において扱う個人情報が個人データにあたるのかは個別具体的に判断する必要がありますが，個人データにあたらない個人情報であっても，個人情報は利用目的以外には使用はできないこと，同意を得ずに第三者提供してしまえばプライバシー権の侵害になり得ること，個人データにあたるか否かの判断は難しいこと等から，個人データと同様に原則同意がなければ第三者提供できないと考えておくべきでしょう。

　また，個人情報ガイドラインでは，「第三者への情報の提供のうち，患者の傷病の回復等を含めた患者への医療の提供に必要であり，かつ，個人情報の利用目的として院内掲示等により明示されている場合は，原則として黙示による同意が得られているものと考えられる。」としています。しかし，これは，医療機関等において医療の提供のために日常的に行われる情報利用等については，明示の同意がなくても院内掲示等によって同意を得られると解釈しているものであり，検体測定室において，同様に取り扱ってよいのかは疑問があります。したがって，検体測定室においては，測定室内での公表だけでなく，「お客様の健康状態改善のためにする病院，診療所等との連携」等の第三者提供については，明示的に同意を得ておくべきと考えられます。

　また，研究等の発表をする場合には個人が特定できる情報の公表ができないことはいうまでもありませんが，匿名にする場合であっても，他の情報と相まって個人が特定される可能性も否定できないことを考えると，匿名のうえで使用する旨の同意を得ておくことが適切です。

個人情報保護法

（第三者提供の制限）
第二十三条　個人情報取扱事業者は，次に掲げる場合を除くほか，あらかじめ本人の同意を得ないで，個人データを第三者に提供してはならない。
一　法令に基づく場合
二　人の生命，身体又は財産の保護のために必要がある場合であって，本人の同意を得ることが困難であるとき。
三　公衆衛生の向上又は児童の健全な育成の推進のために特に必要がある場合であって，本人の同意を得ることが困難であるとき。
四　国の機関若しくは地方公共団体又はその委託を受けた者が法令の定める事務を遂行することに対して協力する必要がある場合であって，本人の同意を得ることにより当該事務の遂行に支障を及ぼすおそれがあるとき。

---

③まとめ

　以上から，検体測定室においては個人情報の利用目的を公表するだけでなく，第三者提供を含む個人情報の利用目的について示したうえで，測定の承諾とともに書面での同意を得ておくべきでしょう。検体測定室ガイドラインにおいても，「測定結果については，受検者の同意を得ずに，保管・利用してはならないものとする。」とされていると

ころです。

　なお例外として，利用目的以外に個人情報を取り扱える場合や，第三者提供できる場合は，個人情報ガイドライン等で事前に確認しておくとよいでしょう。

（2）個人情報の保存利用について
①保存利用

　検体測定室において，個人情報を取得した場合には，利用目的や第三者提供について同意を得ている範囲で取り扱う必要があります。また，個人情報の内容の正確性，最新性を確保するためのルール作りも行っておくべきでしょう（個人情報保護法第19条）。

　検体測定室ガイドラインでは，測定受付台帳（氏名・連絡先等の保存を行う台帳）を20年間保存することを義務づけています。なお，電子媒体での保存も可能ですが，保存にあたっては，①真正性（故意または過失による虚偽入力，書き換え，消去および混同を防止することや，作成の責任の所在を明確にすること），②見読性（情報の内容を必要に応じて肉眼で見読可能な状態に容易にできることや，情報の内容を必要に応じて直ちに書面に表示できること）および③保存性（保存期間内，復元可能な状態で保存すること）の3条件を確保する必要があります（検体測定室に関するガイドラインに係る疑義解釈集（Q＆A））。

個人情報保護法

（データ内容の正確性の確保）
第十九条　個人情報取扱事業者は，利用目的の達成に必要な範囲内において，個人データを正確かつ最新の内容に保つよう努めなければならない。

---

②安全管理

　検体測定室で保存する情報は，前述のとおり測定受付台帳に記載される氏名・連絡先等のほか，同意を得た場合には，測定結果等より慎重な取り扱いが求められる情報を保存する場合もあります。仮に，電子媒体での保存をしていれば，多くの情報が一瞬で漏えいすることもあり得ます。したがって，検体測定室の開設者は，適切に安全管理措置と従業者の監督を行っておくことが求められます（個人情報保護法第20条，第21条）。もちろん，この従業者とは，薬剤師等の医療従事者だけではなく，指揮命令監督下にある者全員になります。

　具体的な措置としては，個人情報保護に関する規程の整備，個人データの漏えい等の問題が発生した場合等における報告連絡体制の整備，雇用契約時における個人情報保護に関する規程の整備，従業者に対する教育研修の実施，物理的安全管理措置，技術的安全管理措置等，個人情報ガイドライン（Ⅲ 4．安全管理措置，従業員の監督及び委託者の監督）を参照するとよいでしょう。なお，検体測定室ガイドラインにおいても，個人情報の研修を行うことを求めています。

> **個人情報保護法**
>
> （安全管理措置）
> 第二十条　個人情報取扱事業者は，その取り扱う個人データの漏えい，滅失又はき損の防止その他の個人データの安全管理のために必要かつ適切な措置を講じなければならない。
>
> （従業者の監督）
> 第二十一条　個人情報取扱事業者は，その従業者に個人データを取り扱わせるに当たっては，当該個人データの安全管理が図られるよう，当該従業者に対する必要かつ適切な監督を行わなければならない。

③個人情報の開示，訂正，利用停止等

　個人情報取扱事業者は，個人情報の開示請求がされれば，原則開示しなければなりません（個人情報保護法第25条第1項）。また，訂正や利用停止等が求められた場合にも適切に対応をする必要があります（個人情報保護法第26条，第27条）。さらに，個人情報の取り扱いに関する苦情の適切な処理のための体制の整備をすることが望ましいとされています（個人情報保護法第31条）。したがって，これらの対応についても，個人情報の開示を請求された際の手順を定めるなど，個人情報ガイドライン（Ⅲ 7．本人からの求めによる保有個人データの開示，8．訂正及び利用停止，9．開示等の求めに応じる手続及び手数料）を参考に，体制の整備をしておく必要があるでしょう。

> **個人情報保護法**
>
> （開示）
> 第二十五条　個人情報取扱事業者は，本人から，当該本人が識別される保有個人データの開示（当該本人が識別される保有個人データが存在しないときにその旨を知らせることを含む。以下同じ。）を求められたときは，本人に対し，政令で定める方法により，遅滞なく，当該保有個人データを開示しなければならない。ただし，開示することにより次の各号のいずれかに該当する場合は，その全部又は一部を開示しないことができる。
> 　一　本人又は第三者の生命，身体，財産その他の権利利益を害するおそれがある場合
> 　二　当該個人情報取扱事業者の業務の適正な実施に著しい支障を及ぼすおそれがある場合
> 　三　他の法令に違反することとなる場合
> 2　個人情報取扱事業者は，前項の規定に基づき求められた保有個人データの全部又は一部について開示しない旨の決定をしたときは，本人に対し，遅滞なく，その旨を通知しなければならない。
> 3　他の法令の規定により，本人に対し第一項本文に規定する方法に相当する方法により当該本人が識別される保有個人データの全部又は一部を開示することとされている場合には，当該全部又は一部の保有個人データについては，同項の規定は，適用しない。
>
> （訂正等）
> 第二十六条　個人情報取扱事業者は，本人から，当該本人が識別される保有個人データの内容が事実でないという理由によって当該保有個人データの内容の訂正，追加又は削除（以下この条

において「訂正等」という。）を求められた場合には，その内容の訂正等に関して他の法令の規定により特別の手続が定められている場合を除き，利用目的の達成に必要な範囲内において，遅滞なく必要な調査を行い，その結果に基づき，当該保有個人データの内容の訂正等を行わなければならない。

2　個人情報取扱事業者は，前項の規定に基づき求められた保有個人データの内容の全部若しくは一部について訂正等を行ったとき，又は訂正等を行わない旨の決定をしたときは，本人に対し，遅滞なく，その旨（訂正等を行ったときは，その内容を含む。）を通知しなければならない。

（利用停止等）

第二十七条　個人情報取扱事業者は，本人から，当該本人が識別される保有個人データが第十六条の規定に違反して取り扱われているという理由又は第十七条の規定に違反して取得されたものであるという理由によって，当該保有個人データの利用の停止又は消去（以下この条において「利用停止等」という。）を求められた場合であって，その求めに理由があることが判明したときは，違反を是正するために必要な限度で，遅滞なく，当該保有個人データの利用停止等を行わなければならない。ただし，当該保有個人データの利用停止等に多額の費用を要する場合その他の利用停止等を行うことが困難な場合であって，本人の権利利益を保護するため必要なこれに代わるべき措置をとるときは，この限りでない。

2　個人情報取扱事業者は，本人から，当該本人が識別される保有個人データが第二十三条第一項の規定に違反して第三者に提供されているという理由によって，当該保有個人データの第三者への提供の停止を求められた場合であって，その求めに理由があることが判明したときは，遅滞なく，当該保有個人データの第三者への提供を停止しなければならない。ただし，当該保有個人データの第三者への提供の停止に多額の費用を要する場合その他の第三者への提供を停止することが困難な場合であって，本人の権利利益を保護するため必要なこれに代わるべき措置をとるときは，この限りでない。

3　個人情報取扱事業者は，第一項の規定に基づき求められた保有個人データの全部若しくは一部について利用停止等を行ったとき若しくは利用停止等を行わない旨の決定をしたとき，又は前項の規定に基づき求められた保有個人データの全部若しくは一部について第三者への提供を停止したとき若しくは第三者への提供を停止しない旨の決定をしたときは，本人に対し，遅滞なく，その旨を通知しなければならない。

（中略）

（個人情報取扱事業者による苦情の処理）

第三十一条　個人情報取扱事業者は，個人情報の取扱いに関する苦情の適切かつ迅速な処理に努めなければならない。

2　個人情報取扱事業者は，前項の目的を達成するために必要な体制の整備に努めなければならない。

第2章

検体測定室を開設する前に知っておきたいこと

2-1 検体測定事業に関わるガイドライン等の要点と理解

2-2 衛生管理の要点と理解

2-3 測定機器と検体に関する特性の理解

● 第2章の解説範囲

法律・規制 （検体測定室に関する ガイドライン等）				
実際の業務 （検体測定室の開設・ 運用，測定業務等）				
	受検者	従事者 （開設者，運営責任者，精度管理責任者，測定業務従事者，補助者）	測定機器，試薬，穿刺器具等	届出，帳票類 （開設届，標準作業書等）
	ヒト		モノ	

2-1 検体測定事業に関わるガイドライン等の要点と理解

　検体測定室に関わるガイドラインは，2014年4月に公布された「検体測定室に関するガイドライン」をはじめ，次のような関連する通知等が2015年4月までに発出されています。（本文中のガイドライン等の略称については，巻頭「本書の使い方」を参考にしてください。）

①検体測定室に関するガイドライン（平成26年4月9日 医政発0409第4号）
②検体測定室に関するガイドラインに係る疑義解釈集（Q&A）（平成26年6月 事務連絡）
③検体測定室において自己採血を行う際の感染防止等衛生管理の徹底等について（平成26年10月21日 医政地発1021第4号）
④医療機関における院内感染対策について（平成26年12月19日 医政地発1219第1号）
⑤検体測定室の自己点検結果と今後のガイドラインの運用について（平成27年2月18日 医政地発0218第2号）

　検体測定事業を行う事業者は，これらのガイドライン等の内容およびその趣旨を十分理解のうえ，医師法，薬機法（医薬品，医療機器等の品質，有効性及び安全性の確保等に関する法律），個人情報保護法，廃棄物処理法など関係法令に抵触する行為が行われないよう遵守することが求められています。なお，ガイドラインは，事業者が適切に検体測定事業を実施するための規範として定められたものであるため，これに違反したからといって直ちに罰則を科されるものではありません。ただし，事業の実施にあたり，医師法，薬機法，個人情報保護法，廃棄物処理法等の関係法令に抵触する行為が行われた場合には，罰則が適用される可能性がありますので，十分留意してください（Q&A問23）[資料3：p.272]。

　平成27年4月30日に発表された，日本薬剤師会 地域医療・保健委員会検体測定事業に関する検討班による「薬局・薬剤師のための検体測定室の適正な運用の手引き（暫定版）」（以下，手引き）[資料7：p.287]では，検体測定事業の目的と事業者の役割を，以下のように示しています。

> 薬局・薬剤師のための検体測定室の適正な運用の手引き（暫定版）
>
> Ⅰ　総論
> 2　検体測定事業と事業者の役割
> 　検体測定事業とは，国民の健康意識の醸成や医療機関受診の動機付けを高める観点から，受検者が自ら検体を採取し，測定結果について受検者が判断することで健康管理の一助となるよう支援することを目的とする事業であり，検体測定事業を実施する事業者には，公衆衛生の確保や医療機関等との連携が求められる。
> 　事業者は，①検体測定事業が，受検者が自ら，自身の状態を知ることを目的に検体を採取し，測定し，その結果について判断するものであること，②事業者の役割は，①のための設備と安全に実施できる体制等の環境の確保及び適切な情報の提供であること，の2点を十分に理解して，業務に当たらなければならない。

　つまり，検体測定事業者の役割は「場の提供」と位置付け，主体となる「受検者」が自身の状態を知ることを目的に，自ら検体を採取し，測定した結果について判断するための，設備および安全に行える体制等の環境の確保と，適切な情報の提供をすること，としています。

　以上のことから，検体測定事業者は，検体測定事業の趣旨，検体測定室ガイドラインおよびQ&Aの内容を十分に理解し，遵守することが求められています。

1. 検体測定事業に関するガイドラインの構成と本書の内容

　検体測定室ガイドラインは，「第1 検体測定室の届出等」と「第2 検体測定室の指針について」の2つに大別されています。本節では，ガイドラインの解説をするにあたり，Q&A等の通知を含め，ガイドライン等を理解し，関連法令を含めて遵守するうえで，必要な事項について解説します。表1で"太字"となっている項目については，別章で説明および追加している部分です。あわせて確認してください。

　また，帳票等は第6章［p.206］にまとめて紹介しています。ガイドライン等の内容については，熟読し，理解して事業運用に反映させることが必要です。

2. 検体測定事業と検体測定室

（1）検体測定事業

　検体測定事業の目的は，「国民の健康意識の醸成や医療機関受診の動機付けを高める観点から，受検者が自ら検体を採取し，測定結果について受検者が判断することで，健康管理の一助となる」よう支援するサービスである，と位置付けられています（Q&A問6）。

　また検体測定事業とは，受検者自らが採取した検体について，民間事業者が血糖値や中性脂肪等の生化学検査を行う事業を指します。なお，この事業における測定項目は，「特定健康診査及び特定保健指導の実施に関する基準（平成19年厚生労働省令第157号）

表1 検体測定室ガイドラインの構成内容と本書の参照章

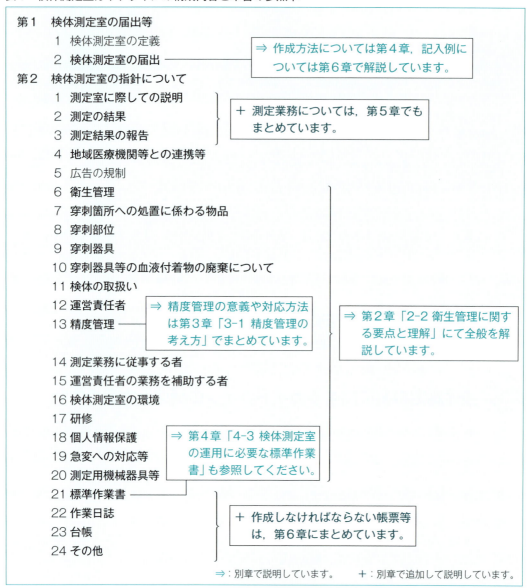

第1条第1項各号に掲げる項目の範囲内」（GL 第2の2 測定項目）とされ，具体的には，AST（GOT）／ALT（GPT）／γ-GT（γ-GTP）／中性脂肪（TG）／HDLコレステロール／LDLコレステロール／血糖／HbA1cの8項目とされています（Q&A 問10）。

（2）検体測定室

検体測定室は，以下のすべてを満たした，診療の用に供しない検体検査を行う施設をいいます（GL 第1の1 検体測定室の定義）。

①当該施設内で検体の採取および測定を行う
②検体の採取および採取前後の消毒・処置については受検者が行う

なお，検体測定室での穿刺器具による穿刺については，手指に行うものとされています（GL 第2の8 穿刺部位）。また，受検者以外の者が，受検者の手指に触れ，血液の採取を手伝うことはできません。実施した場合は，医師法等関係法令に抵触する可能性があります。なお，自分で血液の採取ができない場合や検査に必要な量の血液が採取できない場合は，サービスの提供を受けられないことを事前に説明し，実際にできない場合は中止となります（Q&A 問9）。

さらに，検体測定室の環境，構造，設備に関しては，以下の点等に注意する必要があります。

①標準予防策の実施，プライバシーの保護の観点で，検体測定室の環境を整えること
②受検者への説明や自己採血を行うために十分な広さを確保すること

検体測定室の環境，構造，設備については，血液を検体として扱う場所であることから，「医療機関等における院内感染対策」に基づいた標準予防策について，検体測定室の取り扱いを医療機関に準じた取り扱いとし，従業員は標準予防策，手指衛生，職業感染防止，環境整備，機器の洗浄・消毒・滅菌，感染性廃棄物の処理を適切に行うことを徹底すること，とされています（GL 第2の6 衛生管理）。検体測定室が備えなければならない環境について，本書第2章 2-2「2. 標準予防策の実施」の「(4) 環境整備および機器の洗浄・消毒・滅菌」[p.44]にまとめましたので，あわせて確認してください。なお，検体測定事業に類似する事業として，薬局等において提供される検査サービスのなかには，検査の工程を衛生検査所において実施するものがあります。この場合，薬局等の施設内において検体の測定を行わないため，検体測定事業には該当しませんが，血液に起因する感染等を防止するために，適切な衛生管理等を実施するうえでの留意点を定めた，「検体測定室に関するガイドライン」に準じて取り扱われることが重要です〔検体測定室において自己採血を行う際の感染防止等衛生管理の徹底等について（平成26年10月21日 医政地発1021第4号）〕。

検体測定室の名称および広告には，以下の規制があります。

①診療所，健診センター等の紛らわしい名称を付けてはならない（GL 第2の5 広告の規制）
②診察，診断，治療，健診（例えば，ワンコイン健診）等と紛らわしい広告を行ってはならない（GL 第2の5 広告の規制）
③他の施設と誤解されないよう，検体測定室とわかる表示をすること（GL 第2の24 その他 カ）

名称については，「検体測定室」と称するものがほとんどです。また，施設に掲示する内容やちらし等に掲載する内容には，診療，健診，診察，診断，治療といった，誤解

を招くような表現を避けるよう，注意が必要です［掲示物については，第6章 図2，図3：p.209参照］。この規制の本質は，検体測定事業は，受検者自らがその結果を判断するものであり，受検者の健康状態を医学的判断が伴う健診や診断ではなく，また診療や診断に類するものであるとの誤解を与えないことです。Q＆A 問6の「検体測定室での検体の測定は，なぜ特定健診や健康診断の代わりにならないのですか。（GL 第2の1の①関係）」に対する回答には，「検体測定室での測定は，国民の健康意識の醸成や医療機関受診の動機付けを高める観点から，受検者が検体を採取し，測定結果について受検者が判断することで，健康管理の一助となるようなサービスです。一方，特定健診や健康診断は，医療機関や健診機関において医師の管理の下，検体の採取，検査等が行われ，その検査結果を用いて，受検者の健康状態を評価する等の医学的判断（診断等）や，必要な保健指導等が行われるものであるため，検体測定室での測定が特定健診や健康診断の代わりになるものではありません。なお，事業者は受検者に対して，測定は，特定健康診査や健康診断等ではないことを説明する必要があります。」とあります。

(3) 地域医療機関等との連携

　前述にもありますが，検体測定事業の目的は，国民の健康意識の醸成や医療機関受診の動機付けを高める観点から，受検者が検体を採取し，測定結果について受検者が判断することで，健康管理の一助となるようなサービスを提供することです。したがって，検体測定事業の事業者には，公衆衛生の確保や地域医療機関等との連携が求められます。検体測定室ガイドライン第2の「4 地域医療機関等との連携等」において，「受検者に対しては，測定結果が当該検体測定室の用いる基準の範囲内であるか否かに拘わらず，特定健康診査や健康診断の受診勧奨をするものとし，また，受検者から測定結果による診断等に関する質問等があった場合は，検体測定室の従事者が回答せずに，かかりつけ医への相談等をするよう助言するものとする。この場合，特定の医療機関のみを受検者に紹介しないよう留意するものとする。」と規定されています。すべての受検者に対して，近隣の医療機関の一覧やマップ等を用意して，配付するのがよいでしょう。測定結果の通知書に特定の医療機関名が書いてあったり，特定医療機関への紹介状等を作成したりすると，これらは検体測定室ガイドラインの違反となりますので注意が必要です。

(4) 受検者の急変時の対応（緊急通報手順書の作成）

　受検者が，穿刺により疼痛や迷走神経反射等を生じて，体調に急変が起きた場合の対応として，検体測定室ガイドライン第2「19 急変への対応等」では，「受検者の急変に対応できるよう，物品を常備するとともに，救急隊への通報体制について手順書を作成し，検体測定室に掲示すること及び近隣の医療機関の把握等により医療機関との連携を図る体制を整備するものとする。なお，施設の開設等に当たり地域医療機関等に対して事前に協力依頼を行うものとする。」とされています。受検者の急変時には，慌てず対応できるように，検体測定室内に掲示義務となっている「救急隊への通報体制についての手順書（緊急通報手順書）」を従事者全員に徹底しておくことが必要です。必要に応

じて，救急対応に関するマニュアル等を作成し，研修しておくことも大切です．また，救急隊の要請や近隣の医療機関を紹介することが必要となるため，地域の医療機関に対して，検体測定室の開設の旨や受検者の急変時の対応について，事前に協力依頼を行うことが必要です．

※迷走神経反射については，第7章 Q37［p.252］を参照．
※掲示物については，第6章 1．掲示物［p.208］を参照．
※備品とそのチェック一覧表については，第2章 2-1［p.27］，および第6章 図22［p.230］を参照．

3. 検体測定室にそろえる物品

検体測定室を運用する際には，標準予防策の観点で，検体測定室で必要となる物品を検討し，準備することが必要です（GL 第2の6 衛生管理）．また，検体測定室および事業に関連して準備する物品は，第6章 図22［p.230］に一覧の例があります．これらの物品を購入および提供する場合には，薬機法における規定を遵守し，別途届出等が必要になる場合があります．さらに，検体測定室に掲示するものや備えるべき帳票等は，第6章にまとめています．

なお，設備や検体測定室の環境に関しては，第2章 2-2「2．標準予防策の実施」の「(4) 環境整備および機器の洗浄・消毒・滅菌」［p.44］に詳細を記載しています．

検体測定室で必要となる消耗品等については，表2のように整理できます．なお，これらの物品において，第3章「3-2 測定機器，試薬，器具，検体等の注意点」［p.64］で，穿刺器具や試薬に関しては説明を別途加えています．それ以外の物品に関して，下記の点に注意してください．

- 自己穿刺に関わる物品，採血前の消毒や採血後の穿刺部位の処理等，受検者が行うことを想定して，扱いやすいものを準備すること（器具全体がディスポーザブルとなっている穿刺針の一覧が，第5章 5-3，表1 穿刺器具比較表［p.156］にあります）

表2　検体測定室で必要となる消耗品等

区　分	使用者	物　品
手指の洗浄および消毒	受検者・従事者	液体洗剤，紙タオル，速乾性擦式消毒薬
感染対策	従事者	アルコール綿，マスク，手袋（パウダーフリー），ガウン（予防衣）
穿刺および止血	受検者	穿刺器具，アルコール綿，絆創膏
測定	受検者・運営責任者・測定業務従事者	専用の試薬
感染性廃棄物処理	従事者	感染性廃棄物用容器
受検者急変時	受検者	簡易ベッド，毛布，枕，水，紙タオル，担架，AED

- 急変時に対応するために準備しておく物品として，Q&A 第2の10 急変対応（問19）には，「応急用として一時的に安静を保つための簡易なベッド（毛布，枕）や飲料水などの物品を常備すること，受検者の急変時に医療機関への通報を行う体制を整備すること等が必要です。また，緊急時に備えてAEDを配備することも考慮してください。」と回答があります。施設内に，休憩室等があれば，そちらに休める場所を作ることもよいでしょう。また従事者は，緊急時に対応できるようAEDはどこにあるかを把握し，必要に応じて利用できるようにしておくことが重要です。

4. 検体測定室の運用に関わる人員

検体測定室ガイドラインに規定されている人員の種別は5つあり，表3に示すとおりです。

（1）開設者

検体測定室の開設を届出る者です。薬局が検体測定室を開設する場合には，薬局開設者がなることが妥当と思われます。また開設者は法人でもよく，その場合には，開設届書には名称と代表者の氏名を記載することになっています。また検体測定室ガイドラインに下記のような規定があります。

- 検体測定室の開設者は，血液を取り扱うことのリスクを十分認識し，器具等の衛生管理や単回使用器具の再使用の防止，廃棄に至るまでの間の安全管理等について，従業者への教育・研修や自己採取者への測定に際しての説明・注意喚起を行い，血液に起

表3 検体測定室ガイドラインに規定されている人員の種別

人員種別	資格要件	業務範囲					
		精度管理	事前対応	内容説明（承諾書の徴取）	測定業務	結果報告	その他
開設者	規定なし	─	─	─	─	─	─
運営責任者	医師，薬剤師，看護師，臨床検査技師	○	○	○	○	○	○
精度管理責任者	医師，薬剤師，臨床検査技師	○	×	×	×	×	×
測定業務に従事する者	医師，薬剤師，看護師，臨床検査技師	×	×	×	○	×	○
運営責任者の業務を補助する者	規定なし。ただし，運営責任者の下での実務研修の後に業務に従事	×	×	×	×	×	○

（日本薬剤師会 地域医療・保健委員会検体測定事業に関する検討班：薬局・薬剤師のための検体測定室の適正な運用の手引き（暫定版），2017年4月30日より参考に作成）

因する感染症を防止する責任が伴うこと，また，穿刺器具等の不適切な取り扱いを行った場合の健康影響への責任も伴うことを十分に踏まえて運営を行うものとする（GL第2の24 その他のア）
- 検体測定室の開設者は，厚生労働省医政局指導課が行う調査に協力するものとする（GL第2の24 その他のコ）

なお，Q&A「第1 検体測定室の届出関係」の問3で，開設者が運営責任者および精度管理者を兼務することについて，「開設者は，運営責任者や精度管理責任者の要件を満たしていれば，兼務することが可能です。」と回答があります。

(2) 運営責任者

衛生管理を含めた，検体測定室の運営に関わる責任者です。受検者応対する場合には，資格と氏名を明示する必要があります。

- 運営責任者は，医師，薬剤師，看護師，臨床検査技師が担うことができる（GL 第2の12 運営責任者）
- 測定に際して，説明，測定結果の受検者への報告は，運営責任者が行わなければならない（GL 第2の12 運営責任者）
- 検体測定室ごとに，運営責任者を常勤するものとする（GL 第2の12 運営責任者）

> **Memo** 運営責任者は，複数名いてもかまいません。開設届には，複数名を記載し，備考欄に勤務日時等まで記載できる場合は，記載すること。

- 検体測定室ごとに常勤とすること（Q&A 問3）
- 精度管理責任者は，定期的に精度管理を実施するとともに，運営責任者に対して精度管理の充実を図るために必要な措置等を報告する役割が求められているため，精度管理を確実に実施する体制が確保されている場合を除き，精度管理責任者は運営責任者を兼務できない（Q&A 問3）
- 運営責任者は，業務に従事する者に，内部研修にとどまることなく，関係法令，精度管理，衛生管理，個人情報保護等について必要な外部研修を受講させるものとする（GL 第2の17 研修）

(3) 精度管理責任者

精度管理を職務とする者です。

- 精度管理責任者は，医師，薬剤師，臨床検査技師が担うことができる（GL 第2の13 精度管理）
- 検体測定室ごとに，精度管理責任者を定め，精度管理責任者による定期的な内部精度管理を実施し，年1回以上，外部精度管理調査に参加するものとする（下記 **Memo**

参照)(GL 第2の13 精度管理)
- 精度管理責任者は,定期的に精度管理を実施するとともに,運営責任者に対して精度管理の充実を図るために必要な措置等を報告する役割が求められているため,精度管理を確実に実施する体制が確保されている場合を除き,精度管理責任者は運営責任者を兼務できない(Q&A 問3)
- 精度管理責任者は,定期的に精度管理を実施することとしているが,勤務状況等を確認できる体制を整えること(Q&A 問3)

> **Memo** 精度管理:内部精度管理と外部精度管理について
> 　精度管理に関して,本書では第3章 3-1 [p.60] で詳細に解説しています。なお,検体測定室ごとの精度管理についてQ&A 問15および問16では,以下のように回答されています。
> **内部精度管理**:測定機器のメーカーが示す精度管理の実施に加え,測定者が既知濃度の検体を用いて測定結果の精度・正確性を定期的に確認し,記録することが必要です。
> **外部精度管理**:日本臨床衛生検査技師会等が実施している外部精度管理調査に参加することにより,精度管理用試料を用いた施設間でのデータ比較を行うなど,正確性の確認が必要です。本書の執筆時には,参加できる外部精度管理調査は,まだありません。

(4) 測定業務に従事する者

測定業務(受検者への採血等に関わる手技説明,測定に関わる機械操作等)を行うことができる者です。

- 測定業務に従事する者は,医師,薬剤師,看護師,臨床検査技師が担うことができる(GL第2の14 測定業務に従事する者)

(5) 運営責任者の業務を補助する者

資格要件は特にありません。なお,業務に就く前に,運営責任者の下で,実務研修が必要です(GL第2の15 運営責任者の業務を補助する者)。受検者応対する場合には,補助者であることと氏名を明示する必要があります。

- 金銭の授受や書類関連を取りそろえる等の事務処理のみとすること

5. 検体測定事業の提供に関わる申込書兼承諾書の作成と準備

　測定にあたっては，運営責任者が受検者に対して以下の事項を明示して口頭で説明し，説明内容の同意を得て承諾書を徴収するもの（GL 第2の1 測定に際しての説明）とされています。また承諾書の徴取は，受検者が運営責任者から，測定結果が特定健診や健康診断にはあたらないことや，検体の採取等は受検者が行うため受検者が一定のリスクを負うものであること等，測定に関する留意事項の説明を受けて，その内容をきちんと理解し，同意したことを確認するために必要なものです（Q&A 問4）。また「申込書兼承諾書」は，検体測定室で提供するサービスの内容を決定する内容となりますので，検体測定室ガイドラインの規定を遵守し，検体測定事業者として，どのようなポリシーでサービスを提供するかを十分検討し，作成する必要があります。

（1）申込書兼承諾書の内容と運用に関する注意

　まず，運営責任者が明示しながら口頭で説明し，説明内容に同意を得る内容は，下記を含めることとされています（GL 第2の1 測定に際しての説明）。

①測定は，特定健康診査や健康診断等ではないこと（特定健康診査や健康診断の未受診者には受診勧奨をしていること）
②検体の採取及び採取前後の消毒・処置については，受検者が行うこと
③受検者の服用薬や既往歴によっては，止血困難となり，測定を行うサービスを受けられない場合があること（このため，運営責任者は受検者に抗血栓薬の服用の有無や出血性疾患（血友病，壊血病，血小板無力症，血小板減少性紫斑病，単純性紫斑病，血小板機能異常症，血小板減少症，フォンウィルブランド病，血液凝固異常症等（Q&A 問8）の既往歴の有無をチェックリストで確認し，これらの事実が確認された場合はサービスの提供を行わないこと）
　また，採血は受検者の責任において行うものであるため，出血・感染等のリスクは，基本的に受検者が負うものであること
④自己採取および自己処置ができない受検者はサービスを受けられないこと
⑤採取方法（穿刺方法），採取量（採血量），測定項目および測定に要する時間
⑥体調，直前の食事時間等が測定結果に影響を及ぼすことがあること
⑦検体の測定結果については，受検者が判断するものであること
⑧検体測定室での測定は診療の用に供するものではないため，受検者が医療機関で受診する場合は，改めて当該医療機関の医師の指示による検査を受ける必要があること
⑨穿刺による疼痛や迷走神経反射が生じることがあること
⑩受検者が自己採取した検体については，受検者が希望した測定項目の測定以外には使用しないこと
⑪受検者からの問い合わせ先（検体測定室の電話番号等）

また，承諾書の内容，様式，運用上の注意として，Q&Aで以下の回答があり，様式例が別紙に添付されています。

- 承諾書の様式は任意としているが，例えば，測定の申込書に「測定に関する説明事項（チェックボックスを付記）」や「受検者が説明内容に同意するか否か」を明記できる欄を設けること

  > Memo 承諾書の様式例については，別紙（右図）を参照してください（Q&A 問4）。

- 親権者等の同意がない場合は，未成年者に対するサービスの提供を控えること（Q&A 問5）
- 検体測定室ガイドラインには主な出血性疾患を記載しているが，それ以外の出血性疾患（血小板機能異常症，血小板減少症，フォンウィルブランド病，血液凝固異常症等）についても確認すること（Q&A 問8）
- 出血性疾患の既往歴や抗血栓薬の服用が受検者にあった場合も，受検者の健康に対する重大な影響を防止する観点から，サービスの提供を行わないこと（Q&A 問7）
- 受検者に確認しても既往歴等がはっきりしない場合や，事業者がサービスの提供を行うべきか判断に迷う場合は，受検者の健康に対する重大な影響を防止する観点から，サービスの提供を行わないこと（Q&A 問7）
- 既往歴や服用薬の確認については，受検者が既往歴等をチェックした後に，運営責任者がその確認を行う形で行い，医療機関で行う問診のような形式では行わないこと（Q&A 問7）
- 申込書兼承諾書は，本書類を説明に用い，同意を本人に記入いただいて承諾書として保管する。受検者に，同意した内容などを提供する場合は，受検者控えを作成するか，本紙をコピーして提供すればよい
- 自分で血液の採取ができない場合や，検査に必要な量の血液が採取できない場合は，サービスの提供を受けられないことを事前に説明すること

（2） 検体測定サービスの提供内容の決定と申込書兼承諾書の作成に関する注意

実際に検体測定事業を実施するにあたり，検体測定事業者として，どのようなポリシーでサービスを提供するか，以下のような点について十分検討する必要があります。決定した内容を「申込書兼承諾書」の内容に反映させるとともに，測定標準作業書の内

容にも明記し，サービスの内容案内や掲示物にも明示してください．また，必要に応じてこれらの書類のリーガルチェックを受ける必要があると考えます．

※申込書兼承諾書の作成，資料に関するリーガルチェックに関するご相談は，スマートヘルスケア協会にお問い合わせください．

①サービスで提供する測定項目について

検体測定室で測定できる項目は8項目ですが，この中から，どの項目の測定サービスを提供するか，決定する必要があります．また，その項目に対して，必要となる血液の量や測定にかかる時間は，用いる測定機器等によって異なるので注意が必要です．

②糖尿病等の既往者に対するサービスの提供について

すでに糖尿病や脂質異常症と診断されている人，およびすでに薬物治療を受けている人へのサービス提供をするか否かを決定する必要があります．なおガイドライン等では，安全性の観点から出血性疾患の既往歴や抗血栓薬の服用が受検者にあった場合は，サービスを提供できません．また，受検者に確認しても既往歴等がはっきりしない場合や，事業者がサービスの提供を行うべきか判断に迷う場合も，受検者の健康に対する重大な影響を防止する観点から，サービスの提供を行わないこととされています（Q&A問7）．

③提供する年齢に関するサービス提供制限について

未成年であっても，親権者等の同意がある場合は実施が可能です（Q&A 問5）．また高齢者においては，服用薬がなくても血が止まりにくい場合があるため，サービスの受検年齢の設定をするか否かを決定する必要があります．

④体調や受検者の罹患疾患に関するサービスの提供制限について

体調不良時（具体的に，風邪等の急性疾患にかかっている場合や高熱がある場合）には提供するか否か，また肝炎やウイルス性の罹患歴がある場合等，衛生管理の点から提供するか否かを事前に決定しておく必要があります．

⑤免責について

以下のような掲示や記載を行います．

例1）当検体測定サービスは，自己採血により受検者に体調不良等の健康状態に変化があった場合等の測定サービスにかかる損害および測定結果に起因する損害について，一切の責任を負いません．

⑥個人情報の取り扱いについて

Q&Aの様式例には，特に下記のような記載はありませんが，どのような目的で個人情報を取り扱うのかを明示し，利用する内容について事前に同意を得ておく必要があり

ます。また個人情報保護法は，厳守しなければなりません［第2章 2-2：p.34，第1章 1-3：p.13］。

- 例1）厚生労働省のガイドラインで定められている受検者の氏名，連絡先等が記載されている「測定受付台帳」，受検者の測定結果が記載されている「測定結果管理台帳」，等の保管管理
- 例2）受検者への生活習慣，健康管理および服薬管理に関わる一般的な情報提供やアドバイス
- 例3）医療の質の向上を目的とした症例研究および発表（個人を識別・特定できる情報は削除します）。なお，測定結果を用いる研究等については，大学等の倫理委員会で審査を受けておく必要があります。
- 例4）当社（当薬局）および関連会社からの健康管理等に関する情報提供やアンケート調査の実施のため

6. 測定結果の報告と受診勧奨

検体測定事業は，自己測定であり，検体測定結果については，受検者が判断するものです。運営責任者は，測定結果の報告内容に以下を記載して，報告してください。

- 記載項目は，測定値と測定項目の基準値のみ（GL 第2の3 測定結果の報告）
- 報告の際に用いる基準値について，出典を明らかにすること等が求められている

> Memo　なお，「メタボリックシンドローム判定」，「保健指導階層化判定」，「日本臨床検査標準協議会共用基準範囲」等については，微量採血のための穿刺器具により採取された血液の測定結果に用いるための基準値ではないため，必ずしも検体測定室で用いる基準値として適当ではないことに留意するとともに，測定結果が基準内であることをもって，検査結果の報告書に「異常なし」と記載する等，受検者の健康状態を評価するようなことはしないでください。

- 実際のサービス提供としては，測定結果表に，検体測定室で行われたものであることを明記し（Q&A 問11），連絡先電話番号，運営責任者名等を記載する必要があると考えられる

なお，測定結果の報告や運用にあたっては，下記のことに十分注意して行ってください。

- 検体測定室では，測定結果をふまえた物品の購入の勧奨（物品の販売等を行う特定の事業所への誘導を含む。）を行わないこと（GL 第2の24 キ）

7. 個人情報保護法（GL 第2の18）

検体測定事業を行うに際して受検者の個人情報を取得する際には，「個人情報の保護

に関する法律」および「医療・介護関係事業者における個人情報の適切な取扱いのためのガイドライン」に則り，適正に取り扱うことが必要です。第1章 1-3［p.13］を参照してください。

　具体的には，個人情報を取得する目的および取得情報の項目や利用範囲等を明確にし，個別に同意を得る必要があります。同意書兼承諾書に反映させて運用するのがよいと考えられます。また，測定により得られた測定値については，受検者の同意を得ずに，保管・利用してはなりません。検体測定室内で，測定値を保管・利用する場合は，別途，受検者から同意を得る必要があります。

8. 運営に必要となる書類の作成，保管および管理

　検体測定事業を運用するうえで，設置および提供，掲示すべき帳票類は，第6章に記載方法を含めて紹介しています。これらは，検体測定室ハンドブックダウンロードサイト［詳細はp.309参照］より，電子ファイルをダウンロードできます。なお，スマートヘルスケア協会のユーザー会員に登録をすると，今後の書類のアップデートや行政や関連書団体等に関する情報がメーリングリストで配信され，更新できるようになります［スマートヘルスケア協会に関しては，資料1：p.254を参照］。

　書類は普段，受検者および一般の方々の目に触れる場所へ，設置，放置しないよう，厳重に注意してください。また，台帳の保存は，電子媒体でも可能とされています（Q＆A 問22）。なお，保存にあたっては，電子保存における3条件を確保するようにしてください。

- 真正性…………故意または過失による虚偽入力，書き換え，消去および混同を防止することや，作成の責任の所在を明確にすること
- 見読性…………情報の内容を必要に応じて肉眼で見読可能な状態に容易にできることや，情報の内容を必要に応じて直ちに書面に表示できること
- 保存性…………保存期間内，復元可能な状態で保存すること

　データのスキャニングやDVD-ROM等へのバックアップ等については，ルールを決めて運用することがよいと考えられます。原本の保管および廃棄についても，注意してください。

9. ガイドライン等および法制度の遵守と罰則

　検体測定事業者は，検体測定事業の趣旨，ガイドライン等の内容を十分に理解し，遵守することが求められています。検体測定室ガイドラインが出た後，一部の検体測定室においてガイドラインを遵守していない事例が見受けられたことから，厚生労働省は平成26年10月に感染防止等衛生管理の徹底とガイドライン遵守状況に関する自己点検の実施を求めました。今後も引き続き検体測定の自己点検を進め，点検結果に基づく改善

指導を行うとしています。検体測定事業を行う場合には，ガイドラインを遵守することは当然です。また，検体測定事業者が受検者に対して採血，処置および診断を行った場合や，広告，廃棄物処理，個人情報保護について適切に行われていない場合は，関係法令に抵触し，罰則の対象となる可能性があることについても十分に認識する必要があります。

10. 研　修

　検体測定室ガイドライン　第2の17で，運営責任者は，業務に従事する者すべて（従事者）に，内部研修に留まることなく，関係法令，精度管理，衛生管理，個人情報保護等について必要な外部研修を受講させるものとされています。また開設者，運営責任者を含めた従事者全員が，ガイドラインおよび関連法制度の改定等にも対応していかねばなりません。随時，こうした変化をキャッチし，研鑽していく必要があります。検体測定室ガイドライン　第2の9で，外部研修が日本臨床衛生検査技師会等で行われるといった情報もあります。また，各地域の薬剤師会や，スマートヘルスケア協会等が主催して実施することもありますので，積極的に参加して，知識および技術の研鑽を積んでください。

　なお，研修体制を整え研修を行っていることを担保するものとして，受講した記録を残しておくことが望ましいと思われます。薬局であれば，薬局での研修の記録を保存していることからも，検体測定室に関する研修の記録も同様に記録・保存しておくことが適当です。その際，記録・保管される内容としては，薬局における研修と同様に考え，開催日時・場所，受講した従業者数およびその氏名ならびに研修の項目および内容等を記録し，3年間保存しておくことが適当と思われます[※1]。

※1　「薬事法施行規則の一部を改正する省令の施行について」（平成19年3月26日　厚生労働省医薬食品局長通知）
　　　改正の内容　2　薬局における医薬品の業務に係る医療の安全を確保するための措置
　　　　（2）従業者に対する研修の実施について（規則第12条の2第1項関係）

2-2 衛生管理の要点と理解

　検体測定室においては，感染防止等の衛生管理を徹底することが強く求められます。「検体測定室に関するガイドライン」（以下，検体測定室ガイドライン；GL）では，冒頭で「検体測定室の事業を実施する者は，血液を取り扱うことのリスクを認識し，器具等の衛生管理や単回使用器具の再使用の防止，廃棄に至るまでの間の安全管理等について，従業員への教育・研修や自己採取者への測定に際しての説明・注意喚起を行い，血液に起因する感染症を防止する責任が伴うことを踏まえて事業を行う必要がある。」と記載し，過去に針の複数回利用で発生した感染被害を繰り返さぬよう，徹底した衛生管理を強く求めています。

　また，検体測定室ガイドライン第2の「6 衛生管理」では，『検体測定室における感染防止対策については，不特定の者の血液を取り扱うことから，「医療機関等における院内感染対策（平成23年6月17日 医政指発0617第1号，厚生労働省医政局指導課長通知〈医療機関における院内感染対策について（平成26年12月19日 医政地発1219第1号）により廃止〉）」に規定する「標準予防策」（全ての患者に対して感染予防策のために行う予防策のことを指し，手洗い，手袋やマスクの着用等が含まれる。）について，医療機関に準じた取扱いとし，従業員は標準予防策，手指衛生，職業感染防止，環境整備，機器の洗浄・消毒・滅菌，感染性廃棄物の処理を適切に行うことを徹底する。また，感染防止対策委員会の設置や感染対策マニュアルの整備を行い，従業員に感染防止について徹底した教育を行うものとする。』として，以下のことを徹底するよう指示されています。

　①開設者および運営責任者は，感染対策について，組織的に体制整備を図ること。具体的には，感染対策マニュアルを整備し，感染防止対策委員会を設置すること。なお，組織的な委員会の設置が困難である場合であっても，運営責任者は，自ら率先して感染防止に取り組むとともに，複数名が従事する場合には，感染防止について情報共有等を行う体制を整えること
　②運営責任者は，従業員に感染防止について徹底した教育を行うこと
　③従業員は，標準予防策，手指衛生，職業感染防止，環境整備，機器の洗浄・消毒・滅菌，感染性廃棄物の処理を適切に行うことを徹底すること

　こうした指示があるにもかかわらず，遵守されていない事例が見受けられるとして，「検体測定室において自己採血を行う際の感染防止等衛生管理の徹底等について」（平成

26年10月21日 医政地発1021第4号）において，検体測定室運営責任者に対し，特に下記の点について衛生管理の徹底を求めています。

> ①一部の検体測定室において，ディスポ用の穿刺針を装着する穿刺器具を使用している事例が見受けられたことから，穿刺針の単回使用を徹底するため，穿刺器具全体がディスポーザブルタイプのもので，構造上2度使用することができない器具の使用を徹底すること
> ②薬局等において，検体測定室が商品の陳列棚と一体化した場所に配置されている事例が見受けられたことから，飛沫感染を防止する観点から，明確に区分された個室等を確保すること。個室化が難しい場合には，陳列棚等とは別の場所に固定された衝立を設置し，清潔が保持できるよう検査を行うための十分な場所を確保すること

　検体測定室ガイドラインを遵守し，衛生管理に努めるためには，まず感染予防に関する基礎知識を理解し，標準予防策を実施することが重要です。衛生管理において，検体測定室ガイドラインを遵守できない場合は事業を行うべきではないと判断するように努めてください。

　なお，衛生管理を徹底させるために検体測定室に整備する測定標準作業書や測定機器保守管理標準作業書等の書類，そして，実際の測定の流れ等の説明については，それぞれ第4章［p.81］，第5章［p.142］を参照してください。

1. 感染予防の基礎知識

　近年紙面をにぎわす話題に，国内でのインフルエンザやノロウイルスの発生状況，世界におけるエボラ出血熱のような死亡率の高い重症感染症の記事があります。現代においては，海外から旅行やビジネスを目的とした方々が来日するケースも増えていることから，感染症に遭遇するリスクも高まっていると考えるべきだと思います。特に病院や薬局，そして高齢者が居住する施設等では，通常の空間よりも，より感染症患者に遭遇しやすく，また感染しやすいような環境がそろっているところがあります。こうした場所では，職員や従業員の感染防止，患者や患者に関わる生活者への教育が重要であると考えられます。

　感染が成立するには，①感染源，②感染経路，③感受性宿主の3つの要素（感染の3要素）が必要とされています。感受性宿主とは，免疫機能が低下していて感染しやすい条件がそろっている人のことです。感染の3要素，一般的には"感染の連鎖"を断ち切ることが感染管理の原則です。したがって，感染防止策の基本は，感染源の除去，感染経路の遮断，感受性宿主への対応です。

（1）感染源

　感染源は，主に病原微生物が原因となり，ヒトやその他の動物，また病原微生物を媒介する空気や埃等のさまざまなモノが感染源となります。

(2) 感染経路

感染経路には，接触感染，飛沫感染，空気感染があります。

接触感染は，ヒトや環境に直接，あるいは間接的に接触して伝搬する感染経路のことです。直接感染としては，感染者の皮膚や粘膜，血液や体液，排泄物等との接触があります。間接感染としては，体温計等の器具，使用済みマスクなどの汚染物に対する接触があります。

飛沫感染は，咳やくしゃみ等によって放出された病原微生物を直接吸い込むか，病原微生物が鼻や目等の粘膜組織に付着して伝搬する感染です。

空気感染は，空気中を漂う病原微生物を含む細かい粒子を吸い込むことによって伝搬する感染です。空気媒介性飛沫核（微生物を含む飛沫が気化した後，5μm以下の小粒子となって長時間空中を浮遊），あるいは感染病原体を含む粉塵粒子が飛び散って伝搬します（図1）。

それぞれの経路を介した感染予防策については，表1に整理しました。検体測定室の環境を考えた場合，特に血液を用いることから，血液の飛散や手袋や廃棄物を介した接触感染が考えられます。感染源を除去するためには，検体測定事業の提供前と提供後の適切な清拭や廃棄物処理が望まれます。

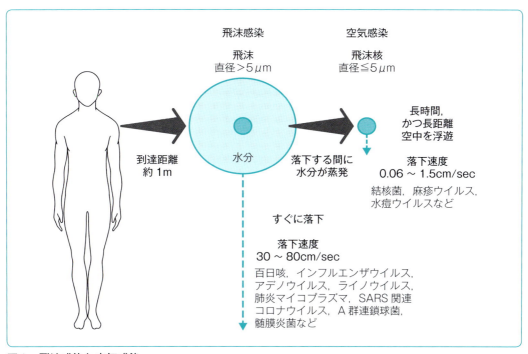

図1　飛沫感染と空気感染
〔矢野邦夫　翻訳：隔離予防策のためのCDCガイドライン　医療現場における感染性微生物の伝播の予防 2007年（Guideline for Isolation Precautions: Preventing Transmission of Infectious Agents in Healthcare Settings, 2007），丸石製薬医療関係者情報サイト，より参考に作成〕

表1　感染経路別予防策

感染予防策	特　徴	適　用	感染する疾患
空気感染予防策	・空気媒介性飛沫核，あるいは感染病原体を含む粉塵粒子が飛び散って伝搬する。 ・飛沫核の吸入を防ぐためには特殊な設備とマスクが必要。 ・病室への入室時は，呼吸器保護用具を着用。	・空気感染する病原体に感染しているか，それが疑われる者。	・麻疹 ・結核 ・水痘
飛沫感染予防策	・病原体を含む大飛沫粒子が空気中を通って1m程度の短い距離を進み，宿主の粘膜，鼻粘膜，口に沈着して伝搬する。 ・患者と接触しないことが感染予防策。 ・患者移動時にはサージカルマスクを着用させる。	・飛沫感染する病原体に感染しているか，それが疑われる者。	・侵襲性B型インフルエンザ菌疾患 ・侵襲性髄膜炎菌疾患 ・飛沫感染で広がる他の重症細菌性呼吸器感染症 ・飛沫感染で広がる他の重症ウイルス疾患
接触感染予防策	・標準予防策（スタンダードプリコーション）にプラスして手袋，ガウン等を着用。 ・ケア後は，手袋，ガウンを外し，手指衛生を行う。	・接触感染する病原体に感染しているか，保菌している者，それが疑われる者。	・多剤耐性菌による胃腸管，呼吸器，皮膚および創部の感染症，あるいは定着状態 ・腸管感染症 ・乳幼児におけるRSウイルス，パラインフルエンザウイルス，腸管ウイルス感染症 ・皮膚感染症 ・ウイルス性／出血結膜炎 ・ウイルス出血熱

（3）感受性宿主

　　検体測定室で自己採血を考えた場合，特に高齢者へのサービス提供においては，年齢とともに血管がもろくなっていることから出血が止まりにくく，受検後に穿刺した箇所から感染を起こす可能性があります。承諾書で自己責任であることを承諾していただくとともに，受検後の処理ができるようにサポートすることが大切です。また，検体測定室を設置した場所が薬局である場合，受検者とは別に感染症を患っている，もしくは体調を崩している人が薬局に来ることが想定されます。彼らの中に，健康な受検者を呼び込むことに注意しなければなりません。サービス提供時間を分ける，提供場所を区切る等の配慮が必要です。さらに，血液を検体として用いることから，服薬カウンター等，他のサービスをあわせて提供する場所を検体測定室とする場合には，処方箋に基づく調剤の交付時に血液が付くようなことは絶対にあってはいけません。常に厳重な清拭および消毒を心がける必要があります。

2. 標準予防策の実施

　検体測定室ガイドラインで規定されている「標準予防策」とは，「医療機関等における院内感染対策について〈医療機関における院内感染対策について（平成26年12月19日 医政地発1219第1号）〉」に規定されている「標準予防策」を指します。この標準予防策は，医療機関における従業員が，すべての患者に対して感染予防策のために行う予防策のことであり，検体測定室の取り扱いを医療機関に準じた取り扱いとし，従業員は標準予防策，手指衛生，職業感染防止，環境整備，機器の洗浄・消毒・滅菌，感染性廃棄物の処理を適切に行うことを徹底することとされています。

　それぞれについて要点を整理するとともに，検体測定室での運用における注意を整理します。

（1）標準予防策

　標準予防策（スタンダードプリコーション）とは，米国の疾病管理予防センター（Centers for Disease Control and Prevention；CDC）が，1996年に発行した隔離予防策ガイドラインにより提唱された「感染症の有無にかかわらずすべての患者に適用する疾患非特異的な予防策」のことをいいます。これは，すべての患者の血液・汗を除く体液（唾液，胸水，腹水，心嚢液，脳脊髄液等すべての体液）のみならず，分泌物・排泄物・傷のある皮膚・粘膜等をすべて感染源とみなし，患者と医療従事者（検体測定室では，受検者と従事者）双方における感染の危険性を減少させる予防策を指します。

　［従事者］
- 検体測定室では，感染防止の基本として，手袋・マスク・ガウン等の個人防護具を，感染性物質に接する可能性に応じて適切に配備すること
- 検体測定室では，従事者に個人防護具の使用法を正しく周知したうえで，標準予防策を実施すること
- 手袋については，手に密着し，パウダーの付着がないものを選択すること

   > **Memo** 密着しにくい手袋では，検体を扱いにくく，不用意に血液が手袋に付いてしまうおそれがある。また，パウダーが付着したものは，取り扱い時に検体へパウダーが混入するおそれや脱着の際にパウダーが舞うことがある。

- 受検者および検体測定室の周囲にいる易感染患者等を防護する環境整備に努めること

   > **Memo** 易感染患者とは，感染防御機能のいずれかに障害があり，感染リスクの高い患者をいう。具体的には，糖尿病・肝硬変・腎不全・低栄養・悪性腫瘍・無ガンマグロブリン血症等の基礎疾患をもつ患者や，重症外傷・広範囲熱傷患者，ステロイド・抗癌剤・免疫抑制剤の投与，放射線治療を受けた患者等を指す。（日本救急医学会：医学用語解説集 http：//www.jaam.jp/html/dictionary/dictionary/ より引用）

（2）手指衛生

手洗いは，感染を予防する最も基本的で重要な手技です。手は絶えず微生物を運び，交叉感染の経路となります。

［従事者］
- 受検者に応対する前後には必ず手指衛生を行うこと
- 手洗いおよび手指消毒のための設備・備品等を整備すること
- 速乾性擦式消毒薬（アルコール製剤等）による手指衛生を実施していても，アルコールに抵抗性のある微生物も存在することから，必要に応じて石けんおよび水道水による手洗いを実施すること

［受検者］
- 受検前には，必ず手指衛生を行うこと
- 指先から採血する場合は，穿刺前に必ず流水でよく手を洗うこと

> Memo 果物をむいた後などに指先から血糖測定を行うと，偽高値となるおそれがある（アルコール綿による消毒のみでは糖分の除去が不十分との報告がある）と，厚生労働省は各都道府県衛生主管部長に向けて，血糖測定器等に係る添付文書の改訂について注意喚起している（「血糖測定器の取扱い上の注意について」，PMDA医療安全情報No.28　2011年11月）。
>
> 医療機器の取り扱いについては，添付文書や取扱説明書を十分確認してから使用すること。また，ハンドクリーム等の成分が指採血に混入すると，脂質等の測定に影響があることも考えられるため，手指の洗浄に加え，アルコール綿による消毒を2度行う等して十分に除去することを求めている測定機器もある。

上述のような流水と石けんによる手洗いの手順，擦り込み式手指消毒薬による手指衛生は，図2および図3に示しました。流水による手洗いでは，図4にあるように洗い残しやすい部位があるので，意識して洗うことを心がけます。また，頻繁に手洗いを行うことにより手荒れに悩む人も多いと思います。手荒れを放置すると，荒れた部位に病原微生物が定着しやすくなりますので，手洗い後や業務後にはハンドローション等を使用し，手の表面を保護します。手の表面を保護することで病原微生物の定着が妨げられるとともに，手洗いに関連した刺激性接触皮膚炎の発生を最小限に抑えられます。なかには保湿剤が配合されている擦式消毒薬も販売されていますので，これらを用いることも手荒れ予防に役立つと思います。

（3）職業感染防止

職業感染防止とは，医療現場で働く従業員の感染防止のことをいい，針刺し防止，切創・血液曝露事故防止，結核感染防止，各種ウイルス性疾患感染防止等があります。

［従事者］
- 穿刺器具を介した感染を防止するため，穿刺器具の単回使用（穿刺器具全体がディ

スポーザブルであるものを使用する）を徹底すること
- 廃棄容器等を適切に配置すること

> **Memo** 容器内であっても，長期にわたり廃棄物を中に入れたまま放置せず，定期的に廃棄すること。

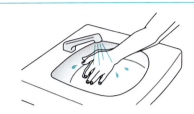
①まず，衣服が水槽に触れないように立ち，手全体と手首をぬらす。手は肘より下になるようにする。

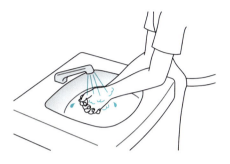
③少なくとも15秒以上，強くもみ洗いした後，流水下で手をこすり合わせ，石けんで洗った部位を，十分に洗い流す。

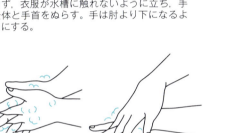
手掌，指の間を洗う　　手の甲を洗う

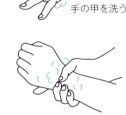
指先，爪の間を洗う　　手首を洗う

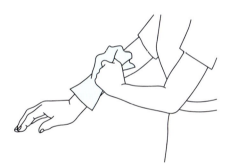
④使い捨てのペーパータオルなどで，水を拭き取る。指，指の間，手首は，特によく拭いて乾かす。水道栓は自動水栓か，手首，肘などで簡単に操作できるものが望ましいが，それができない場合はペーパータオルを当てて閉め，タオルは所定の容器に捨てる。

②石けんをよく泡立てる。
　手掌・甲はもちろん，指先・手首も忘れずに洗う。指は親指から始め，指の間，次の指へと洗う。前腕は，肘付近まで洗うこと。

図2　流水と石けんによる手洗いの手順

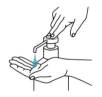 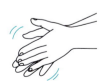 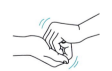 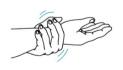

消毒薬の規定量を手掌にとる　　手掌に擦り合わせる　　爪まで擦り込む　　手首にも擦り込む

擦り込み式手指消毒は，決められた量の消毒薬を手に取り，指先・手掌・手の甲・指間・爪・親指・手首と，手のすべての表面に消毒薬を乾くまで擦り込む。

図3　擦り込み式手指消毒薬による手指衛生

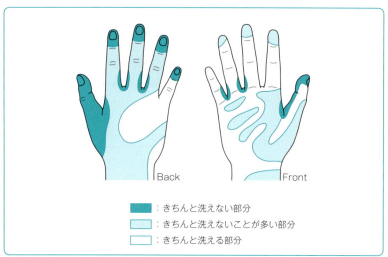

図4 洗い残しやすい部位
(Taylor, LJ：An evaluation of handwashing techniques：1. Nursing Times, 74：54-55, 1978 より)

(4) 環境整備および機器の洗浄・消毒・滅菌

検体測定室における設備（衝立，テーブルや椅子等）は，特に下記にあげた項目について，注意して行います。測定機器以外の機器は，器具全体がディスポーザブルである穿刺器具および消耗品のみとなるので，廃棄処理を適切に行う必要があります。また，検体測定室内の掲示や資料等に血液等が付着した場合は，廃棄して新しいものを用いるようにする必要があります。

[検体測定室]

- 検体測定室では，血液を扱うことから，穿刺時の飛沫感染等の感染の防止を図る必要があるため，飲食店等容器包装に密封されていない食品を取り扱う場所や公衆浴場を営業する施設の一角で行う場合には，検体測定室としての専用場所として別室を設置するものとすること（GL 第2の16 検体測定室の環境）

> Memo 健康フェアを実施するときには，比較的広い場所（体育館やイベントホール等）を利用する場合があると思われる。周囲と区別するために，部屋を準備するのが望ましいが，周囲の干渉を受けず，感染防止の観点から容易に倒れたりしない壁や衝立を準備して実施すること［第5章 5-4：p.200］。

- 上記以外の施設を検体測定室として用いる場合には，受検者の自己採取等に支障のないよう個室等により他の場所と明確に区別するとともに，十分な広さを確保すること（GL 第2の16 検体測定室の環境）
- 薬局等において，検体測定室が，商品の陳列棚と一体化した場所に配置されている事例が見受けられたが，飛沫感染を防止する観点から，明確に区分された個室等を確保すること（検体測定室において自己採血を行う際の感染防止等衛生管理の徹底

等について，医政地発1021第4号）

> **Memo** 検体測定室において，不用意に測定結果をふまえた物品の購入の勧奨（物品の販売等を行う特定の事業所への誘導を含む）が行われないためにも，商品の設置場所と切り分けること。（GL 第2の24 その他 キ）

- 個室化が難しい場合には陳列棚等とは別の場所に固定された衝立を設置し，清潔が保持できるよう測定を行うための十分な場所を確保すること（検体測定室において自己採血を行う際の感染防止等衛生管理の徹底等について，医政地発1021第4号）

> **Memo** 薬局等で検体測定室を設置する場合，仕切りの設置や簡易的な部屋の構築等，設備の改修等が生じる場合，つまり薬局の構造設備が変更となる場合には，薬機法における変更届を保健所に届け出ることが必要となるケースがある。
> 　プライバシー確保の観点から，他者の視線等に配慮した環境，実施手順等を考慮する必要がある。
> 　薬局等で，服薬カウンターを検体測定室として使用する場合等は，衛生管理に関して徹底した対応を厳守すること。

- 検体測定室では，十分な照明を確保し，清潔が保持されるために，防塵，防虫，換気・防臭等の措置を講ずるとともに，測定に際しての説明を確実に伝達できるよう騒音防止等の措置を講ずること（GL 第2の16 検体測定室の環境）

> **Memo** 健康フェア等の通常の店舗内ではない場所で実施される場合には，事前の調査を実施し，開催時に対応できるようにすること

- 穿刺器具の選択については，穿刺器具全体がディスポーザブル（単回使用のもの）で使用後の危険が解消されているものを使用すること（GL 第2の9 穿刺器具）

> **Memo** 穿刺器具の選択については，測定する項目および測定機器によって，必要な血液の採取量も異なるため，適当な針を選択する必要がある［第5章 5-3，表1 穿刺器具比較表：p.156参照］。
> 　ディスポ用の穿刺針を装着するタイプの穿刺器具は使用しないこと。

- 受検者に対して，穿刺器具は器具全体がディスポーザブルタイプであることを明示すること（GL 第2の9 穿刺器具）［第6章 図3：p.209参照］
- 測定に必要となる血液を採取する穿刺器具，試薬および測定器等は，薬機法に基づいて承認された器具，試薬，機器を使用し，適切に保管および管理すること（GL 第2の20 穿刺器具）

> Memo 器具は，添付文書や取扱説明書に従い，直射日光が当たらない場所等の適切な場所に保管するとともに，盗難等に配慮した管理を実施すること。
> 　試薬は，測定機器にあわせた専用の試薬を用い，添付文書に従って，保管条件（冷蔵保存等）や使用期間を厳守するとともに，使用時の室温への戻し方，使用時直前の調整等，適切に取り扱う。

- 測定用機械器具および測定試薬に影響がないよう，直射日光や雨水の遮蔽等について対処するものとすること（GL 第2の16 検体測定室の環境）

> Memo 健康フェア等の通常の店舗内ではない場所で実施される場合には，十分に気をつけること。

- 測定の際，穿刺器具を受検者に使用させることは，穿刺器具の販売・授与行為となり，穿刺器具は管理医療機器に該当することから，都道府県知事に対し管理医療機器販売業の届出が必要となる（GL 第2の23 その他 ク）

そして，設備の清掃と消毒法を図5のように整理しました。

［従事者］
- 環境整備の基本は清掃であるが，一律に広範囲の環境消毒を行わないこと。特に，室内に血液または体液による汚染がある場合は，手袋を着用してペーパータオルで拭き取った（汚染箇所の清拭除去）後にその部位を次亜塩素酸ナトリウムで清拭消毒すること
- 検体測定室内のテーブルやドアノブ等，従事者，受検者等が頻繁に接触する箇所に

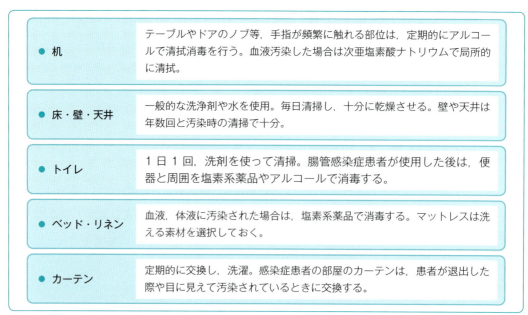

図5　施設設備の清掃と消毒法

- については，定期的に清拭し，必要に応じてアルコール消毒等を行うこと
- 壁や床等の環境表面は血液や喀痰等の特別な汚染がない限り消毒は不要である
- 測定機器を安全に管理し，適切な洗浄，消毒や清拭を行うこと

> **Memo** 測定機器の添付文書や取扱説明書等に従い，測定機器保守管理標準作業書［p.81］を作成し，測定機器保守管理作業日誌［p.217］等に記録するなどして，適切なメンテナンスを行うこと。

⑤感染性廃棄物の処理

［検体測定室］
- 穿刺器具の処理については，危険防止の観点から堅牢で耐貫通性のある容器に入れて排出すること（GL 第2の10 穿刺器具等の血液付着物の廃棄について）

［従事者］
- 血液付着物の廃棄の際には，安全な処理の確保の観点から，「廃棄物処理法に基づく感染性廃棄物処理マニュアル」（平成24年5月環境省作成）に基づき医療関係機関等から感染性廃棄物を排出する際に運搬容器に付けることとされているバイオハザードマークの付いた容器を原則利用するものとする（GL 第2の10 穿刺器具等の血液付着物の廃棄について）

> **Memo** 設備の清掃等で用いた，血液付着物の廃棄物も，同様に廃棄すること

　検体測定事業では血液を取り扱い，感染性廃棄物〔穿刺器具，穿刺箇所の処置に用いた物品，試薬（ディスク，カートリッジ等）および血液の付着したもの・付着の可能性があるもの〕が排出されるので，適正な処理を行う必要があります。感染性廃棄物の処理については，「廃棄物処理法に基づく感染性廃棄物処理マニュアル」（平成21年5月11日 環廃産発第090511001号，環境省大臣官房廃棄物・リサイクル対策部長通知）に掲げられた基準を遵守し，適切な方法で取り扱うこと，とされています。

　「廃棄物処理法に基づく感染性廃棄物処理マニュアル」より医療関係機関等から発生する主な廃棄物の分類を示します（表2）。また，検体測定室に関係するところについては，下記のように整理されます。

● 検体測定事業に関わる感染性廃棄物の処理
- 感染性廃棄物は，他の廃棄物と分別して排出すること
- 従事者以外が立ち入らない場所に，他の廃棄物と区別して保管すること
- 感染性廃棄物移動は，移動の途中で内容物が飛散・流出するおそれのない容器で行うこと。特に検体測定室では，感染性廃棄物は廃棄時に直接容器に入れることが望ましいが，受検者1人分の廃棄ボックスから大きな廃棄容器に移すとき等，やむを得ず容器への移し替えを行う場合には，当該感染性廃棄物が飛散・流出しないよう十分に注意することが必要である。なお，使い回しをする卓上の容器に関しては，適切な消毒を施すこと

表2　医療関係機関等から発生する主な廃棄物

種類		例
産業廃棄物	燃え殻	焼却灰
	汚泥	血液（凝固したものに限る），検査室・実験室等の排水処理施設から発生する汚泥，その他の汚泥
	廃油	アルコール，キシロール，クロロホルム等の有機溶剤，灯油，ガソリン等の燃料油，入院患者の給食に使った食料油，冷凍機やポンプ等の潤滑油，その他の油
	廃酸	レントゲン定着液，ホルマリン，クロム硫酸，その他の酸性の廃液
	廃アルカリ	レントゲン現像廃液，血液検査廃液，廃血液（凝固していない状態のもの），その他のアルカリ性の液
	廃プラスチック類	合成樹脂製の器具，レントゲンフィルム，ビニルチューブ，その他の合成樹脂製のもの
	ゴムくず	天然ゴムの器具類，ディスポーザブルの手袋等
	金属くず	金属製機械器具，注射針，金属製ベッド，その他の金属製のもの
	ガラスくず，コンクリートくず及び陶磁器くず	アンプル，ガラス製の器具，びん，その他のガラス製のもの，ギプス用石膏，陶磁器の器具，その他の陶磁器製のもの
	ばいじん	大気汚染防止法第2条第2項のばい煙発生施設及び汚泥，廃油等の産業廃棄物の焼却施設の集じん施設で回収したもの
一般廃棄物		紙くず類，厨芥，繊維くず（包帯，ガーゼ，脱脂綿，リネン類），木くず，皮革類，実験動物の死体，これらの一般廃棄物を焼却した「燃え殻」等

〔環境省大臣官房 廃棄物・リサイクル対策部：廃棄物処理法に基づく感染性廃棄物処理マニュアル，平成24年5月より〕

- 感染性廃棄物が運搬されるまでの保管は，極力短期間とすること
- 感染性廃棄物の保管場所には，関係者の見やすい箇所に感染性廃棄物の存在を表示するとともに，取り扱いの注意事項等を記載しなければならない
- 感染性廃棄物の処理にあたっては，都道府県知事（廃棄物処理法第24条の2に基づく政令市にあっては市長）の許可を受けた産業廃棄物処理業者に処理を委託すること
- 感染性廃棄物の処理を委託する場合，定められた様式による産業廃棄物管理票（マニフェスト）により管理しなければならない。引渡し時に業者に交付／業者（運搬・処分）から送付を受けること。マニフェスト（交付したものの控え，送付されたもの）は5年間保存

● 廃棄容器
- 穿刺器具の廃棄においては，金属製，プラスチック製等で危険防止のために耐貫通性のある堅牢な容器を使用すること
- 感染性廃棄物を収納した容器には，関係者が感染性廃棄物である

ことを識別できるよう，また安全な処理の確保の観点から，バイオハザードマークの付いた容器を原則利用するものとする
- 廃棄容器等の入手に関しては，廃棄物処理業者に相談すること

⑥その他
- ●感染防止対策委員会の設置や感染対策マニュアルの整備（GL 第2の6 衛生管理）

検体測定室では，受検者の血液を取り扱うことから，十分な感染対策が必要であり，感染防止対策委員会の設置，感染対策マニュアルの整備が求められています。これらは，検体測定室に関わるすべての従事者に，感染防止について徹底した教育を行うためであり，実態を管理させる委員会を設置するよう義務付けるものです。

感染防止対策委員会の設置を担保するものとして委員会の設置要綱を作成して，運用するのがよいと思います［第6章 図12：p.218］。なお，Q&Aでは，感染防止委員会の設置について，人員数が少ない場合は，組織的な委員会の設置は困難な場合の対応として，組織的な委員会の設置が困難な場合でも，運営責任者は，自ら率先して感染防止に取り組むとともに，複数名が従事する場合には，感染防止について情報共有等を行う体制を整えること，とされています。したがって，定期的な情報共有や，安全運用・衛生管理について改善した内容や，注意すべき指示を行った場合などを記録し，打ち合わせ結果等について記載された資料の保管も必要です。

また，感染対策マニュアルの整備についても，検体測定室において感染対策がなされた運用がされているか，測定標準作業書とあわせて，従業員間で共通理解と実施手順を遵守して運用されるために，整備が必要とされています［第6章 図13：p.219］。

- ●従業員に感染防止について徹底した教育（GL 第2の6 衛生管理）

検体測定室ガイドラインでは研修記録は求められていませんが，検体測定事業を実施するうえでさまざまな研修の実施が必要であり，研修体制を整え研修を行っていることを担保するものとして，記録しておくことが望ましいと思われます［第2章 2-1：p.36］。

2-3 測定機器と検体に関する特性の理解

1. 測定機器について

　臨床検査結果は，臨床医が診断を行うために症状や現病歴，身体的所見等とともに重要な要素となっています。1980年代，患者の傍らで迅速かつ簡便に実施でき，診断治療に役立つ有益な情報が得られるとして欧米で導入された検査は，1990年代に Point of Care Testing（POCT）という呼称に統一され，日本においても2000年代に入ってからPOCTへの関心が高まってきました。

　臨床検査の基本である「いつでも，どこでも，速く」の3つが叶うのは，困難なことでしたが，POCTの普及によってようやく実現可能になったといえます。POCTは，実臨床の診断や治療効果の評価に活用されるだけではなく，迅速測定（検査）の新たな手法として検査室外での医療現場や在宅医療等で使われています[1]。

　POCT対応機器・試薬に関しては，日本臨床検査自動化学会が2002年に「POC推進委員会（現POC技術委員会）」を設立し，POCT全般に関するガイドラインを2004年より公表し，2013年には「POCTガイドライン第3版」の公表に至っています[2]。また，POC委員会が中心となってPOCTの手引き書も発刊しています[3]。

　POCTガイドラインでは，「POCTとは，被検者（患者）の傍らで医療従事者（医師や看護師等）自らが行う簡便な検査です。検査時間の短縮および被検者が検査を身近に感ずるという利点を活かして，迅速かつ適切な診療・看護，疾病の予防，健康増進等に寄与し，ひいては医療の質，被検者のQOL（quality of life）および満足度の向上に資する検査である。」と定義しています。定義のポイントは，POCTはシステム（仕組み）との考えに立ち，患者が臨床検査室へ行く・検体を臨床検査室へ届けるのではなく，医療従事者が測定機器をもって患者のもとへ行き検査を行うといった機動性をもった検査，すなわち「いつでも，どこでも，速く」を実現できる「患者中心の検査」として位置付けていることです。また海外では，生活者および患者の医療機関へのアクセシビリティ等を考慮し，国際薬剤師・薬学連盟（FIP）国際会議が，「人々が不健康な状態から健康な状態に導き，必要に応じて薬の適正使用を行うことは薬剤師が健康管理に大きく貢献できる重要な分野であり，その一側面として症状がない方を対象とした健康検査サービスがある。」として，2004年に「薬局でのPOCT（point of care testing）」という声明を出しています[資料9：p.303]。

表1　POCT対応機器の位置付け

測定機	測定場所	測定者	目　的
自動分析装置	臨床検査室	臨床検査技師	診断・治療
SMBG機器	自　宅	患　者	経過観察
POCT対応機器	医療現場 ベッドサイド，手術室，救急，診療所，在宅等	医師・看護師	治　療
	検体測定室	医師・薬剤師・看護師・臨床検査技師	医療機関での健康診査等の受診勧奨

　前述のようにPOCTとは，小型で容易に持ち運べる簡便な測定機器・試薬をいうのではなく，あくまでも検査の仕組み（システム）を示します[2]。小型で簡便な機器・試薬でPOCTに用いる機器や試薬（試薬キット）はPOCT対応機器・試薬と呼び[2]，結果を知るだけで診断や治療，健康管理（本書では，「検体測定室」の果たすべき役割はセルフメディケーション：健康増進・管理にあるので，ここではPOCTに統一します）等につながらない場合はcareをとって「POT（point of testing）」と呼ばれています。また，家庭や職場等で医療従事者の関与なしに行われる自己血糖測定（SMBG：self-monitoring of blood glucose）や血圧測定等の検査，尿試験紙等のOTC（over the counter）検査薬は，POCTとは区別されているので注意が必要です。また，家庭等で被検者自らが検体採取を行い検査機関へ検体を送るという郵送（在宅）検診も，POCTではないことを理解しておく必要があります。血糖測定装置について，一般の生化学分析装置，SMBG機器，POCT対応機器の位置付けを表1にまとめました[4]。

　現在，POCT対応機器の特長である小型軽量化は可搬性を有し，医療現場での即時検査がルーチン検査項目であれば，病院の臨床検査室や外部の登録衛生検査所での大型分析装置と並立する時代をもたらしました。また，抗原抗体反応を活用したイムノクロマトグラフィー法による迅速診断キット検査は，感染症を中心に心筋マーカーや薬物等，臨床医の要望に応えて次々と開発されており，病院や診療所で普及しています。

　「検体測定室」で測定（簡易な検査）が可能な生化学的検査は，AST（GOT）・ALT（GPT）・γ-GT（γ-GTP）・中性脂肪（TG）・HDLコレステロール（HDL-C），LDLコレステロール（LDL-C），血糖（GLU），HbA1cの8項目です。それらを測定できる各種POCT対応機器・試薬，製品はそれぞれ表2に示す数が販売されています。

　POCT対応機器・機器の酵素（AST，ALT），脂質（TG，HDL-C，LDL-C）および血糖測定の原理としては，ドライケミストリー（比色法），比色エンドポイントアッセイおよびレートアッセイ，酵素法（反射光度法）等の測定方法が用いられています。POCT対応機器・試薬でのHbA1c測定原理は，ラテックス免疫比濁法，ラテックス凝集（比濁）法，光電光度法，ボロン酸アフィニティー法等の測定方法がそれぞれ用いられています。

表2　POCT対応機器・試薬（2014年10月現在）

多項目測定機器	AST（GOT），ALT（GPT），γ-GT（γ-GTP），HDL-C，LDL-C，GLU	14機種
	TG，HDL-C，GLU	2機種
	TG，HDL-C，LDL-C，HbA1c	1機種
	TG，HDL-C，HbA1c	1機種
SMBG専用機器	GLU	35機種
専用機器または他検査項目を含む多項目機器	HbA1c	6機種

　一方，SMBG機器の測定原理には，酵素電極法（フラビンアデニンジヌクレオチド結合型グルコースデヒドロゲナーゼ：FAD-GDH法，またはグルコースオキシダーゼ：GOD法），キノプロテイングルコースデヒドロゲナーゼ酵素比色法，グルコースオキシダーゼ−ペルオキシダーゼ：GOD-POD比色法等の測定方法がそれぞれ用いられています。特に，GOD酵素電極法の測定原理を用いた機器が多く市販されています。

2. 測定機器の精度および特性について

（1）測定する場所・測定者・機器・検体

　医療（特に検査）業務に関わっていれば誰しも，「病院や診療所（クリニック）で測った血糖値と，自分で測った血糖値が違う」，「自宅の測定機器で測った血糖値と大きく違っていた」といったような話を聞いたり，質問を受けたりした経験があることでしょう。

　前述の「1. 測定機器について」でも概説したように，血糖値測定についても数多くの製品が販売されており，その測定方法もさまざまです。ここでいう「病院で測った」というのは病院や臨床検査センター（登録衛生検査所）等の臨床検査室での自動分析装置を用いた測定であり，「自分で測った」や「別の測定機器で測った」というのは被検者自身によるSMBG等を指しています。もし，「病棟で測った」，「検体測定室で測った」といったら，POCT対応血糖測定機器であろうと思われます。このように血糖を例にあげても，測定する場所によっても異なりますし，測定方法の異なる測定機器・試薬が何種類も存在しています（表1）。

　また検体は，静脈から採血した全血，それを遠心分離して得られた血漿（血糖測定の場合は，抗凝固剤としてEDTA，ヘパリン，クエン酸塩，フッ化ナトリウム等を含んだ検体も混在する）または血清，耳朶・指先・手のひら・上腕の採血による毛細管全血等，採血部位や採血時の条件，検体成分も実臨床ではさまざまになります。

（2）精度管理

　　臨床検査室の自動分析装置による血糖値測定では，標準物質を用いて校正を行い，既知の濃度の溶液を測定して確認することで測定結果が正しい値となるよう，毎日分析装置の厳密な精度管理を行っています。臨床検査室での血糖測定は標準化も進んでおり，方法間差・施設間差はほとんどなく，真値と仮定できるほどの高い精度で測定が行われています。臨床検査室での血糖測定精度は，低濃度域でほぼ±1 mg/dL，高濃度域でもほぼ±2 mg/dL程度に管理されています。精度管理については第3章 3-1［p.60］も参照してください。

　　一方，SMBGは被検者の日々の血糖コントロール状態を把握する装置であり，正確さを追及するものではありません。SMBG機器の精度保証はISO 15197において，「血糖値75 mg/dL未満では±15 mg/dL以内，血糖値75 mg/dL以上では±20％以内に，測定値の95％以上が入っていること」と規定されています。このため，SMBG機器での測定精度は，70 mg/dLでは55～85 mg/dL，200 mg/dLでは160～240 mg/dLとなり，高血糖になればその許容範囲も必然的に広くなります。

　　医療機器は，人体や生命に与える影響度合いから，クラスⅠ（一般医療機器），クラスⅡ（管理医療機器），クラスⅢ，Ⅳ（高度管理医療機器）の4つに分類されていますが，SMBG機器は，患者（受検者ではない，糖尿病と診断され治療を行っている患者）自身による自宅でのモニタリング（経過・観察）を目的とし，人体や生命に重大な影響を与えるおそれがある機器として，高度管理医療機器のクラスⅢに分類されています。

　　これに対してPOCT対応機器は，医療従事者が使用し管理運用するものであり，一般医療機器であるクラスⅠに分類され，臨床検査室での測定値とほぼ同様の精度が期待できます。現行，医療従事者用の血糖測定器であるPOCT機器は，そのデータに基づき治療（ケア）を行うことを前提としているため，測定誤差要因に対する対策が施されており，精度も±10％以下に是正されています。また，患者（受検者）データのバーコード管理や印刷機能もあるため，転記ミス等のリスクも軽減されます。

3. 測定値に影響を与える因子（検体含む）

　　測定値に影響を与える因子の例として，血糖測定の場合を表3に示しました[2), 4)-7)]。

　　検体として，静脈血と毛細血管血は，血糖測定において空腹時の差は小さいですが，血糖が大きく変動する食後30～120分では差が拡がり，一般には静脈グルコース＜毛細血管グルコースとなることが知られています。血糖値の変動には個人差も大きく，平均で20 mg/dLの差，最大で50 mg/dLの差があるともいわれている。

　　測定方法として，SMBG機器は，末梢全血で測定したものを全血血漿グルコース濃度に換算（静脈血漿換算）して表示している機種が多いですが，静脈血漿換算を行っていない機種もありますので注意しなければなりません。静脈血漿換算している機種の場合，血液のヘマトクリット値（Ht；血液中に占める赤血球の全容積をパーセント表示

表3 血糖値に影響を与える因子

測定機種	採血部位	採血時間	検体の種類	影響因子
自動分析装置	静脈	空腹時	血漿	採血管の種類（解糖阻止剤の有無）
SMBG機器	手指 耳朶 手のひら 上腕	空腹時	全血	貧血，血液透析，腹膜透析，多血，脱水 在宅酸素 還元物質（アスコルビン酸等） 薬剤，グルコース以外の糖 消毒液，果汁 環境温度や湿度，検体量の過不足
POCT対応機器	手指	空腹時	全血	上記の影響を受ける機種もある（機器・試薬の取扱説明書を必ず参照すること）

した値）により，血漿の量が異なると換算される血糖値が異なります。貧血や透析等へマトクリット値が低い場合は血糖値は高値となり，脱水や多血等へマトクリット値が高い場合は低値を示します。

測定原理では，GOD電極法では酸素分圧が高い場合は低値を示し，酸素分圧が低い場合は高値を示します。気温5℃以下の低温や40℃以上の高温環境下に測定器や試薬を保管した場合や，そのような条件下で測定を実施した場合は，機種により高値にも低値にも測定値が表示されます。また，アスコルビン酸やビリルビン，尿酸等の還元性物質が高濃度に存在する場合は，GOD比色法では低値に，GOD電極法では高値に測定されるので注意が必要です。また，採血量が微量であるため，組織液の混入や乾燥・凝固等，わずかな変化でも大きな影響を受けやすくなります。

SMBG測定時で見かけ上「高値」となる影響因子としては，次の①～⑥などを考慮し，さまざまな要因リスクがある可能性を理解しておく必要があります[6]。

①他の糖類の影響（グルコース脱水素酵素（GDH）法で補酵素にピロロキノリンキノンを使用している機器）
②共存物質による影響（還元性物質：アスコルビン酸・尿酸・ビリルビン等）
③PAM（Pralidoxime Iodide）による影響（プラリドキシムヨウ酸素化メチル投与中）
④酸素分圧による影響（呼吸管理，在宅酸素治療中）
⑤環境による影響（夏場および冬場の温度・湿度，機器管理湿度）
⑥ヘマトクリットによる影響（貧血・腎性貧血や透析療法中，新生児）

また，SMBG機器での測定に際しては，次の①～⑤を考慮し，検体を測定に供する必要があります。

①専用コントロール液を用いて機器管理を行う
②手技，機器・試薬の保管状況や測定環境等を確認する
③受検者はよく手洗いを行ってから採血するようにする
④消毒後はよく乾燥させる

⑤受検者が血液を採取する場合は，穿刺部位の手前から押し出すようにする

　前述のような注意を十分払ったうえで，測定装置もその目的に応じて使い分けるとともに，使用している機器の取扱説明書を確認してその機器の特徴や傾向を把握し，受検者に対しては十分な説明を行い，運営責任者は受検者の採血時等には注意を払うことが必要です。

　なお，SMBGについては，本書以外に「薬の影響を考える 臨床検査値ハンドブック第2版」に詳細に記載しているので参考にしてください[7]。

4. 採血用穿刺器具の取り扱いについて（衛生管理含む）

　受検者からの採血のための微量採血穿刺器具には，図1に示すように3タイプあり[8,9]各穿刺器具の特徴を下記に示します。

①器具全体がディスポーザブルタイプの製品であり，単回使用専用であるもの
②穿刺針ならびに周辺部分がディスポーザブルタイプの製品で，針の周辺を含めて交換するために複数人に使用が可能であるもの
③穿刺針は交換するが，穿刺針の周辺がディスポーザブルタイプではないため前回の採血で汚染された場合には，交換した穿刺針が汚染される可能性があり，複数名への使用ができないもの

　「検体測定室」においては，衛生管理（感染防止）の観点からも受検者より採血する

タイプ	針	針の周辺	本体	形状	備考
①器具全体がディスポーザブルタイプ	交換が必要			単回使用	単回使用専用
②針の周辺部分がディスポーザブルタイプであるもの	交換が必要		交換しない	針の周辺を含めて交換	複数人使用可
③針の周辺部分がディスポーザブルタイプでないもの	交換が必要	交換しない	交換しない	保護キャップ／穿刺針／針（交換が必要）／穿刺ボタン／先端カバー／穿刺針固定部／イジェクトボタン／つまみ／針の周辺	複数人使用不可（針を交換しても「針の周辺」に付着する血液からの感染が否定できないため）

図1　微量採血のための穿刺器具について
　　〔厚生労働省：微量採血のための穿刺器具（針の周辺部分がディスポーザブルタイプでないもの）に関する報道発表資料を参考に作成〕

場合は，「1度発射すると2度と針を発射できない」構造となっている，針の再使用防止製品でかつ単回使用専用のディスポーザブルタイプの微量採血穿刺器具（図1①）を必ず使用することが大切です．また，微量採血穿刺器具の取り扱いについては，すでに厚生労働省，独立行政法人医薬品医療機器総合機構，日本感染症学会・日本化学療法学会・日本環境感染学会・日本臨床微生物学会の4学会が，特に図1③のタイプについては穿刺による採血に伴う感染の危険がある器具との見解を公表しています[10]．

万が一にも誤って穿刺時に受検者の血液が，医療器具または機器，測定業務従事者の衣服，測定室内の備品等に血液が付着したまま乾燥してしまうと，その後洗浄しても付着した血液のタンパク質除去が困難となり，その中に存在するウイルスは感染性が約1週間は残る場合があります．また，測定業務従事者が受検者血液に直接触れた場合は，速やかな検査，適切な治療や経過観察等を行うことも必要となります．必要な検査としては，B型肝炎ウイルス（HBV）が該当し，B型肝炎ウイルスによる感染の確認にはHBs抗原の測定を専門医療機関で行う必要があります．

医療器具または機器，衣服，測定室内の備品等の血液付着物についても適切な消毒が行われれば感染のリスクはゼロに近いと考えられますが，リスクをゼロにするには受検者への穿刺器具の使用方法の十分な説明に加え，穿刺器具の廃棄等については感染性廃棄物として取り扱うことが必要です．

一般的な消毒法として，血液媒介感染するウイルス（HBV等）を対象とした消毒は，アルコール綿（消毒用エタノール，70％イソプロパノール）により清拭消毒します（十分にアルコールを含んでいることが大切で，接触時間が重要な要素となります）．または，有効塩素濃度500ppm（0.05％）次亜塩素酸ナトリウムに10分間（20℃）浸漬消毒することが望まれます．

そして「検体測定室」においては，下記のような内容で感染対策マニュアルを作成しておくことも必要です．

①感染症の基礎知識【ウイルス感染についての理解】
②日頃の感染予防対策
　―微量穿刺採血時の注意点【受検者への説明マニュアルの作成と点検】
　―手洗い【受検者および測定者の手洗いマニュアルの作成と点検】
③感染を疑ったときの対応【消毒方法等】
④感染症についての相談・連絡先【（専門）医療機関名等】

「検体測定室感染対策マニュアル」を作成し，定期的（月に1度程度）に「検体測定室」に携わる従事者全員で衛生管理に対してリスク管理を共有する研修会等も行うことが望まれます．

■ 参考文献
1) 〆谷直人：最新POCT（Point of Care Testing）検査と未病．日本未病システム学会雑誌，20(2)，36-43，2014．

2) 日本臨床検査自動化学会・編：POCT ガイドライン．日本臨床検査自動化学会会誌，38（suppl.1），2013．
3) 日本臨床検査自動化学会POC技術委員会・編：POCTが変える医療と臨床検査．じほう，2013．
4) 夏目久美子：「病院の血糖値と自己測定の血糖値が違う」と言われたら―知っておきたい血糖値―．プラクティス，31（1）：38-40，2014．
5) 樋渡良二：POCのトラブル対応と事例．機器・試薬，36（5）：631-632，2013．
6) 山崎家春：血糖のことを理解したうえで，SMBGを説明していますか．機器・試薬，37（5）：599-604，2014．
7) 木村聡・監編，三浦雅一・編：薬の影響を考える 臨床検査値ハンドブック 第2版．じほう，2014．
8) 厚生労働省：微量採血のための穿刺器具（針の周辺部分がディスポーザブルタイプでないもの）の取扱いに関する調査結果について．
http://www.mhlw.go.jp/houdou/2008/08/h0807-2.html
9) 医薬品医療機器総合機構：微量採血のための穿刺器具の取扱いについて．
http://www.info.pmda.go.jp/anzen_pmda/file/iryo_anzen05.pdf
10) 日本感染症学会：微量採血用穿刺器具の取り扱いについて．
http://www.kansensho.or.jp/topics/080717_biryo.html

第3章

精度管理の理解と対応

3-1 精度管理の考え方
3-2 測定機器，試薬，器具，検体等の注意点
3-3 パニック値の理解と対応

● 第3章の解説範囲

法律・規制 （検体測定室に関する ガイドライン等）				
実際の業務 （検体測定室の開設・ 運用，測定業務等）				
	受検者	従事者 （開設者，運営責 任者，精度管理責 任者，測定業務従 事者，補助者）	測定機器，試薬， 穿刺器具等	届出，帳票類 （開設届，標 準作業書等）
	ヒト		モノ	

3-1 精度管理の考え方

　精度管理とは，臨床現場において検査が正確に行われ，正しい検査結果が得られるために必要な管理のことです。測定機器の不安定や試薬の劣化，不適切な検体の採取および取り扱い，手技の拙劣のための検査値のばらつき，検体の取り間違い等，さまざまな要因が結果に影響します。これらの過誤を防止するために，医療機関の臨床検査室では精度管理が実施されています。最近は特に，より良い結果を得るために，総合精度管理の必要性が求められ，検体の正しい採り方，保存法，運搬法から，結果の解釈まで含めた検査に関わるすべての過程を総合的に精度管理を行うよう努めています。

　検体測定室における測定においても，本節で紹介する精度管理について理解し，また測定機器の取り扱い，自採血の採取方法や採取後の取り扱い等を適切に実施して運用することが求められます。

1. 精度管理とは

　ある検査項目の測定結果で100という値が出たとします。100という値が真値であれば問題ありませんが，実際には90あるいは110かもしれません。たとえ100±10（±10の10は，「不確かさの大きさ」）を100と報告した場合でも，真値が90～110の間に95％の確率で存在しているのであれば，その値の信頼性は非常に高いことを意味します。このように，測定した検査項目ごとに「不確かさの大きさ」を設定し，測定結果を保証することを一般に「精度保証（quality assurance）」とよびます。

　測定結果の信頼性をあらわす指標として，「精度」と「確度」の2つの要素があり，精度はばらつきの大きさ，確度は真値との差を示しています（図1）。これら「精度」と「確度」を管理するための精度管理には，大きく「内部精度管理」と「外部精度管理」があり（図2），内部精度管理は自施設内での取り組みで，主に「精度」の管理に重点が置かれ，外部精度管理は自施設と他施設の測定値を比較する等して，「確度」の管理に重点が置かれた取り組みといえます。

（1）内部精度管理

　内部精度管理とは，自施設内で，ある同じ検体（精度管理試料）を，ある1つの測定機器で繰り返し測定したときに，毎回ほぼ同じような測定結果が得られるかどうか，ば

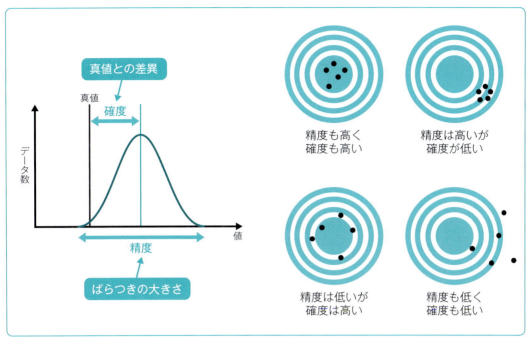

図1 精度と確度

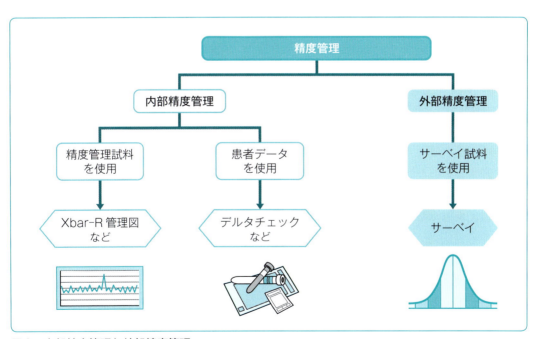

図2 内部精度管理と外部精度管理
※デルタチェック：同一患者の前回値と比較して，その差から検体の取り違えをチェックする方法

〔福田慈弘：POCTにおける精度管理．人間の医学，48（2）：68，2013より引用〕

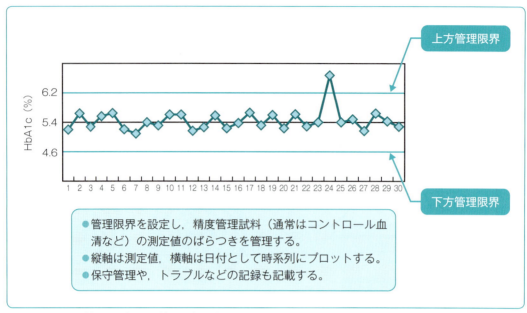

図3　内部精度管理図（Xbar管理図）の例

らつきを管理することによって測定機器の「精度」を管理します。精度を確認するために，広く行われているのがXbar-R管理図法という，管理検体を用いた測定値のモニタリングです。

図3にはXbar管理図を示します。管理図は，横軸に日付，縦軸にその日の平均値Xbarをとります。グラフには総平均Xbarを中心として管理限界線，上方管理限界（UCL）と下方管理限線（LCL）を引きます。測定結果の精度を保証するためには，日々の測定値を精度管理図として記載し，測定結果が管理幅の範囲内にあることを確認します。そのため，あらかじめ管理限界を明確にしておくことが重要で，もし測定結果が管理限界を超えた場合は，原因を調査し，対処しなければなりません。

なお，Xbar管理図の変動要因としては，標準液試薬の変質や劣化，分析機器の異常，温度環境の変化等が考えられます。

（2）外部精度管理

外部精度管理とは，第三者機関から配布される同一の検体（コントロール試料）を複数の施設等で測定して，集計・統計評価し，サーベイ参加施設が施設間の平均値や目標値にどの程度一致した測定結果が得られているか，「確度」を確認するために実施されます。外部精度管理は，日本医師会，日本臨床衛生検査技師会，各都道府県の技師会等が主催して実施されるほか，機器（または試薬）メーカー等によるコントロール試料を用いた自社サーベイ等が広く知られています。特に，日本医師会が毎年実施しているサーベイ「臨床検査精度管理調査」は，病院や臨床検査センター等の臨床検査室をもつ施設の多くが参加する主要な外部精度管理サーベイとなっていますが，検体測定室につ

いては，現在「診療の用に供さない検体検査と定義されている」こと，また「使用される測定機器に対して適切な調査試料が提供できない」こと等の理由から参加はできないとされています。

（3）POCT対応機器の精度管理

　検体測定室におけるPOCT対応機器・試薬の精度管理も，臨床検査室で通常行われているような方法と同じように考えます。測定機器によって，機器の状態を確認できるデバイスが準備されているものもありますが，精度管理試料を用いて日常的に精度管理図を作成し管理していくことが必要です。内部精度管理と外部精度管理を行い，測定結果の質を担保していくことで，信頼性の高い測定結果を受検者に提供することができます。

　なお，POCT対応機器の測定原理（測定方法）によっては，実検体と精度管理試料の挙動が異なる場合があり，特にドライケミストリー法は，一般的な液状試薬と異なった測定結果が得られることが知られているので注意が必要です。

■ 参考文献
1) 日本臨床検査自動化学会編：POCTガイドライン．日本臨床検査自動化学会会誌, 38（suppl.1），2013.
2) 福田慈弘：POCTにおける精度管理．外来簡易検査と精度管理，人間の医学, 48（2）：66-70，2013.

3-2 測定機器，試薬，器具，検体等の注意点

1. 測定機器・試薬の注意点

「検体測定室に関するガイドライン」には，「測定に従事するものは，医師，薬剤師，看護師又は臨床検査技師とする」とあり，測定機器の精度管理についても，「検体測定室ごとに，精度管理責任者（医師，薬剤師又は臨床検査技師）を定め，精度管理責任者による定期的な内部精度管理を実施し，年1回以上，外部精度管理調査に参加するものとする」とあります。検体測定室内で使用されるPOCT対応機器・試薬を扱うのはそうした有資格者だとしても，臨床検査の教育を受けていない操作者である場合も考慮し，添付文書をよく読み，誰がやっても同じ操作になるようなわかりやすいマニュアル「測定機器保守管理標準作業書」（常時・定期的な保守点検，トラブル対応など）〔第4章 4-3：p.81参照〕を作成し，研修等で実際の操作手順を確認・トレーニングしておくとよいでしょう。

なお，機器メーカーや製品によっては，一定期間あるいは一定検体数ごとの定期的なメンテナンスを指定している場合もありますので，添付文書や取扱説明書を参照し，「測定機器保守管理標準作業書」へ記載し，予定表や日誌〔「測定機器保守管理作業日誌」〔第6章：p.217参照〕等〕を作成し実施結果を記録しておくことが重要です。

また検体測定室が個々の薬局等内での開設される場合で，それほど多くの受検者数が見込めないときには，試薬の有効期限，セット個数を考慮し，調達時期や保管条件の管理等に十分注意しておく必要があります。

測定機器の管理と試薬の注意事項を表1に示します[1]。

2. 採血用穿刺器具の注意点

検体測定室では，微量採血のための穿刺器具〔第2章 2-3：p.55，第5章 5-3 表1：p.156〕を使用し，受検者が手指の皮膚を穿刺して微量の採血を行う自己採血のみに限られています。血液を取り扱うことになることから，検体測定室ガイドラインでは，「検体測定室の事業を実施する者は，血液を取り扱うことのリスクを認識し，器具等の衛生管理や単回使用器具の再使用の防止，廃棄に至るまでの間の安全管理等について，従業員への教育・研修や自己採取者への測定に際しての説明・注意喚起を行い，血液に起因

表1　測定機器の管理と試薬の注意事項

- ●測定機器の管理
  ① 使用前後の統一したメンテナンスの実施
  ② 機器のセルフテスト機能やコントロール製品を用いた稼動状態のチェック
  ③ 使用時の試薬架設時期
  ④ 使用後の試薬撤去後の点検
  ⑤ バッテリー充電時期の定期化とスペアバッテリーの用意　など

- ●試薬の注意事項
  ① 有効期限と使用期限（在庫の先入れ先出し）
  ② 試薬ロット管理
  ③ 保冷庫の温度管理・汚染防止策
  ④ 微量試薬の乾燥防止・密閉策
  ⑤ 使用直前の室温化手段や調整試薬の調整手技の統一
  ⑥ 試薬パラメータの機器への入力　など

（日本臨床検査自動化学会 POC推進委員会：POCTガイドライン 第3版，日本臨床検査自動化学会会誌，38（Suppl.1），2013より引用）

表2　穿刺器具の取り扱いに関する注意事項

- ●自己採取用の穿刺器具
  ① 薬事法（昭和35年法律第145号）に基づき承認されたもの
  ② 器具全体がディスポーザブルタイプ（単回使用のもの）で，使用後の危険が解消されているもの
  ③ 受検者に対し，穿刺器具は器具全体がディスポーザブルタイプであることを明示する

- ●穿刺器具の取り扱い等について
  ① 外観を観察し，保護キャップが外れていたり，破損していたりする場合は使用しないこと
  ② 保護キャップを外したらすぐに使用すること
  ③ 複数回，同一部位での穿刺はしないこと
  ④ 穿刺器具の処理は，危険防止の観点から堅牢で耐貫通性のある容器に入れて排出すること
  ⑤ 血液付着物の廃棄の際には，安全な処理の確保の観点から，「廃棄物処理法に基づく感染性廃棄物処理マニュアル」（平成24年5月，環境省）に基づき医療関係機関等から感染性廃棄物を排出する際に運搬容器に付けることとされているバイオハザードマークの付いた容器を原則利用すること

する感染症を防止する責任が伴うことを踏まえて事業を行う必要がある」としています。

検体測定室ガイドラインに記されている穿刺器具の取り扱いに関する注意事項を表2にまとめます。

また「検体測定室に関するガイドラインに係る疑義解釈集（Q&A）」の問9にて，「受検者以外の者が，受検者の手指に触れ，血液の採取を手伝うことはできません」とあり，検体測定室で血液の採取を手伝うことはありませんが，血液との接触の可能性があるた

め、測定業務に従事する者は手袋着用等の血液曝露予防の対策をとることが必要です。

安全対策や従業員への教育・研修等については、「検体測定室感染対策マニュアル」[第6章 図13：p.218]や「測定標準作業書」[第4章 4-3：p.99]等を作成し、衛生管理を徹底することに努めなければなりません。

3. 検体に関する注意点

検体測定室においても、通常の臨床検査室で行われる検査と同様、検体は測定結果に影響を与える可能性があるため重要です。POCT対応機器・試薬においては、自己採取した検体採取時期（血糖測定は空腹時に限る）は特に規定していませんが、生理的変動、食事や薬剤等の影響が認められる可能性のある測定項目は、受検者に対して食事時間（食事内容）、服薬等の有無を確認しておく必要があります［第2章 2-3 表3：p.54、第3章 3-3 表1：p.68参照］。これらは、測定結果の有益な情報となります。

検体は、各種測定機器・試薬で指定された適切な量を確実に採取します。検体量の不足は、正確な測定結果が得られない一因となるからです。例外として、過剰な検体量は、イムノクロマト法による測定項目では正確な結果が得られない場合があるので、注意が必要です。

また、検体採取の環境や状況等により、必要な量の血液採取が困難な場合には、受検者からの無理な自己採取は避けるようにします。

■ 参考文献
1) 日本臨床検査自動化学会 POC推進委員会：POCTガイドライン 第3版. 日本臨床検査自動化学会会誌, 38 (suppl.1), 2013.

3-3 パニック値の理解と対応

1. 基準値とパニック値

　検査値を判定する一般的な目安として，基準値があります。基準値は，運動や食事，飲酒，喫煙，ストレス等の生理的変動因子のある個体を除いたある一定の基準を満たす健康な人々（基準個体）を多数集めて検査し，測定法の原理，試薬や装置等の測定条件を厳密に規定したうえで統計処理を行い，測定値分布の95％の範囲に含まれる値（95％信頼区間）として設定されます。したがって，健常な人でも5％は範囲外であることになります。

　極端値，極異常値は，統計的にまれにみられる検査値で，0.5〜1.0パーセンタイル値以下，99.0〜99.5パーセンタイル値以上の値が多く用いられ，すべての検査項目に存在し得ます。一方，パニック値（panic value：緊急値）とは明らかに基準値から外れていて危険な状態であることを示す値で，「生命が危ぶまれるほど危険な状態にあることを示唆する異常値で，直ちに治療を開始すれば救命し得るが，その診断は臨床的な診察だけでは困難で検査によってのみ可能である」とされています[1]。

　検体測定室で，測定結果とともに基準値の情報を提供するときには，採血方法や測定原理，機器・試薬の種類等によっても値は異なり，あくまでも一般的な目安だと考え，自分自身が健康であるときの値がどのくらいであるか，健康判断のうえで知ることが大切だと考えます。

　検体測定室で測定可能な検査項目，AST（GOT），ALT（GPT），γ-GT（γ-GTP），中性脂肪（TG），HDLコレステロール（HDL-C），LDLコレステロール（LDL-C），血糖，HbA1cのパニック値，薬剤および干渉物質の影響等をそれぞれ表1に示しました[2,3]。なお，中性脂肪，HDLコレステロール，LDLコレステロールにおけるパニック値についての報告は見当たりません。

　検体測定室においてパニック値（もしくはパニック値と見誤るような測定値）が出たら，受検者に再度測定することを依頼し，再測定を実施することが必要です。再測定を行っても同様な測定値であった場合は，下記にあげるようなトラブル原因（要因）もあわせて考慮すべきと考えられます。

表1 検体測定室の測定項目で予想されるパニック値，薬剤影響および干渉物質について

検査項目	単位	基準値 （臨床検査で汎用 されている値）	パニック値	薬剤および干渉物質の影響など
AST (GOT)	U/L	10～40	1,000<	高値：細胞障害型を示す薬剤（抗結核薬，アニリン系鎮痛解熱薬），アンジオテンシン変換酵素阻害薬 等 低値：抗リウマチ薬 等
ALT (GPT)	U/L	5～45	1,000<	同上
γ-GT (γ-GTP)	U/L	男性：80以下 女性：30以下	報告なし	高値：胆汁うっ滞型肝障害を起こす薬剤，抗てんかん薬（バルビツール酸系薬）やクロルプロマジン 等
TG	mg/dL	30～149	報告なし	高値：抗真菌薬，降圧薬，経口避妊薬，ステロイド，男性ホルモン 等 低値：脂質異常治療薬であるスタチン，陰イオン交換樹脂，フィブラート系薬，ニコチン酸誘導体，EPA 等
HDL-C	mg/dL	男性：40～85 女性：40～95	報告なし	高値：脂質異常症治療薬，女性ホルモン剤（卵胞ホルモン：エストロゲン），インスリン 等 低値：降圧薬，女性ホルモン剤（黄体ホルモン：プロゲステロン）等
LDL-C	mg/dL	65～139	報告なし	低値：脂質異常症治療薬であるスタチン，陰イオン交換樹脂，フィブラート系薬，ニコチン酸誘導体，プロブコール 等
血糖	mg/dL	70～109	50> 350<	高値：副腎皮質ホルモン，抗ウイルス薬，免疫抑制薬，脂質異常症治療薬，呼吸器系に作用する薬剤，神経に作用する薬剤 等 低値：糖尿病治療薬（インスリンアナログ，インスリン，スルホニル尿素類），降圧薬（β遮断薬）等
HbA1c	%	4.6～6.2 （NGSP値）	12	低値：造血薬（鉄剤やエリスロポエチン）

（日本臨床検査医学会ガイドライン作成委員会・編：臨床検査のガイドライン JSLM2012, pp391-396, 2012, および木村聡・監編, 三浦雅一・編：薬の影響を考える 臨床検査値ハンドブック 第2版，じほう, 2014 より参考に作成）

● 検体測定室における，パニック値と見誤る測定値が出ると考えられるトラブル原因（要因）

①検体測定室の環境

　　極度な低温・高温および多湿環境は避けるべきで，温度および湿度は適切か，各測定機器の設置場所等について取扱説明書を十分に参照する。ただし，一般にはPOCT対応機器の使用環境条件は，温度が18～30℃，相対湿度が10～90％（結露がない）である。

②試薬の保管・取り扱い

　試薬保管については冷蔵保存か室温保存か，使用期限を過ぎて使用していないか，試薬の使用方法について正しい手順で使用しているか，各測定機器等の取扱説明書を十分に参照する。

③各測定機器のセルフテスト機能やコントロール製品を用いた稼働状況の不備

　測定前の機器のキャリブレーション（校正）が正しく行われているか，正しい操作手順で行われているか，各測定機器の取扱説明書を十分に参照する。

④手指穿刺時の手洗い不足

　消毒用アルコールが十分乾燥していない，軟膏やハンドクリーム等が十分に除去しきれていないこと等によるコンタミネーション。

⑤受検者のヘマトクリット値，薬剤および干渉物質の影響等

　本書，第2章 2-3「3. 測定値に影響を与える因子」[p.53]を参照。

　だだし，上記内容等を除外しても異常な値（パニック値）であれば，直ちに受検者に対して適切な医療機関への受診勧奨を行い，迅速・確実に臨床医に伝達される手段（または緊急時対策）を検体測定室でも構築する必要があります。

■ 参考文献
1) 日本臨床検査医学会包括医療検討委員会，厚生労働省・編：検査データの意義：基準値・パニック値について．臨床検査のガイドライン2005/2006　症候編・疾患編・検査編，pp293-297，2005.
2) 日本臨床検査医学会ガイドライン作成委員会・編：基準範囲　パニック値／緊急報告値．臨床検査のガイドライン JSLM2012, pp391-396, 2012.
http://jslm.info/GL2012/80.pdf
3) 木村聡・監編，三浦雅一・編：薬の影響を考える　臨床検査値ハンドブック　第2版．じほう，2014.

第4章

検体測定室の開設

4-1　検体測定室の開設スケジュール
4-2　検体測定室の開設に関わる準備と届出
4-3　検体測定室の運用に必要な標準作業書
4-4　関係団体との連携

● 第4章の解説範囲

法律・規制 （検体測定室に関する ガイドライン等）					
実際の業務 （検体測定室の開設・ 運用，測定業務等）					
	受検者	従事者 （開設者，運営責任者，精度管理責任者，測定業務従事者，補助者）	測定機器，試薬，穿刺器具等	届出，帳票類 （開設届，標準作業書等）	
	ヒト		モノ		

検体測定室の開設スケジュール

検体測定室開設に関わる作業工程を大別したうえで，時間軸に沿って整理したものを図1に示します。図1では，大きく「検体測定室内」，「地域医療連携」，「届出」の3つの区分に分けて整理しています。そして，それぞれの区分のなかで，どのような準備を

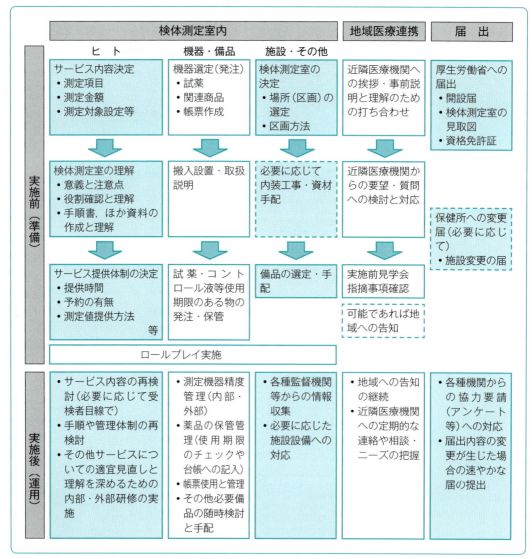

図1　検体測定室開設の流れとその作業工程

する必要があるかを確認できます。それぞれの作業は次節4-2［p.74］および第5章［p.142］とリンクし，さらに関連書類の作成などに関しては第6章［p.206］とリンクしています。

また，表1には検体測定室の開設を進める際の事前作業内容をまとめました。作業の済んだところにチェックを入れていくことで，未対応のところがわかりやすくなると思いますので，チェック表としてもお使いください。

なお実施の準備ばかりでなく，事業開始後も，日々の作業や，地域連携のために定期的な医療機関への報告等，配慮が必要です。

表1 検体測定室の開設を進める際の作業内容

届　出	☐ 検体測定室届出に関わる作業です。資料作成の詳細は，第6章［p.206］を参照してください。
地域医療連携	☐ 地域の医療施設や医師会との連携が，検体測定室ガイドラインで求められています。医療機関に検体測定事業について提案・説明する場合には，事業について理解してもらえるよう資料（本書等を含め，医師や関係者に実施の趣旨や提供サービスの内容がわかるもの）を準備して，伺うのがよいでしょう。
検体測定室内	☐ 検体測定室に備えるさまざまな資料や機器備品の準備をまとめました。資料は，第5章［p.142］，および第6章［p.206］を確認してください。
	☐ ヒト…実際に提供するサービスを決定するための承諾書（同意書）内容の検討等に加え，運営責任者をはじめ関わるスタッフへの事業理解，ロールプレイ等の研修実施等があります。
	☐ 機器・備品…提供する測定項目にあわせた機器をそろえる必要があります。試薬を含め，納品までに時間がかかることもあります。事業開始日よりさかのぼって，機器のデモ依頼や選定等を進めておく必要があります。
	☐ 施設・その他…施設は，薬局の交付カウンターを使うケースにおいても，仕切りを設置する等の工事が伴う場合があると考えられます。サービス提供開設日に間にあうよう，余裕をもって進めておく必要があります。

4-2 検体測定室の開設に関わる準備と届出

1. 開設スケジュール

　検体測定室開設までのスケジュール例を図1，図2に示しました。それぞれ，図1が常設測定用，図2が臨時測定用で，あくまで一例を示しています。

　検体測定室の開設が決まったら，できるだけ早く開設書類（図3，6等）を準備し，提出してください。開設書類に不備があっても厚生労働省から修正等の連絡はありませんので，提出後7日間連絡がなければ，厚生労働省医政局地域医療計画課医療関連サービス室に電話して確認するのがよいでしょう。万全を期するのであれば送信時に書類が届いたか，不備がないかどうか確認することも考慮してください（現在，申請書類の提出はメール送信が推奨されています）。

　測定に使用する試薬等は，注文してからすぐに届くとは限りませんので，在庫がなくなった場合等について，医薬品卸の担当者と確認しておきましょう。

　従事者研修については，薬剤師会等の複数の組織にまたがって行う場合，準備期間として2週間は必要となります。開設前までにオペレーションの実務を従事者全員が理解・確認しておきます。

　特に臨時測定の場合には，開設場所が，たくさんの人が往来するような場所でないか，十分な明るさがあり埃がたたない場所であるか等，しっかりと確認したうえで実施しなければなりません。そして安全を確保するための倒れにくい衝立等，設備の準備が必要になります。またスケジュール表に書かれていませんが，実際の開催時期（日時），案内期間・方法（パンフレットの配布等）を加味して，数カ月前から準備しておく必要があります。臨時測定の計画をしっかり立て，余裕をもって準備を始めることをおすすめします。

　また，検査結果のデータを研究発表等で利用する場合には，受検者の同意が必要です。さらに大学等の倫理委員会を通さなければなりません。倫理委員会の開催によっては数カ月以上かかる場合があり，3カ月〜半年以上前には倫理委員会へ申請することをおすすめします。倫理委員会を通すことについて不明な点があれば，スマートヘルスケア協会でも対応を紹介しますのでお問い合わせください。

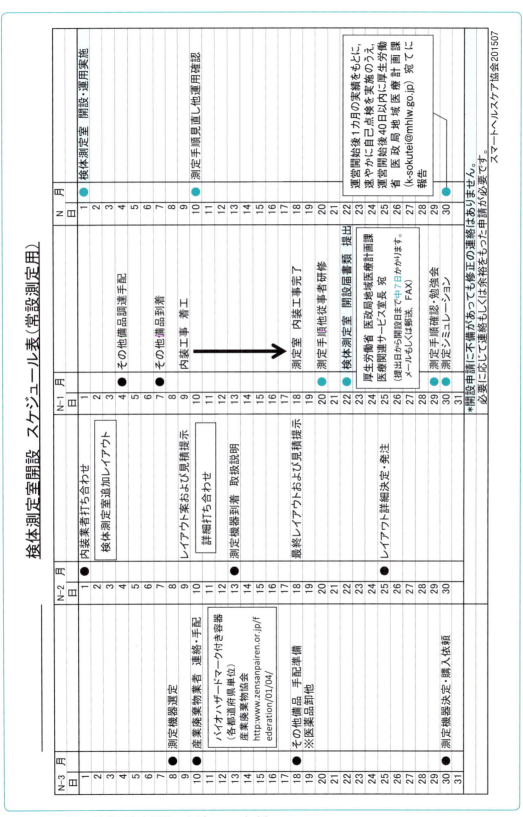

図1　常設測定用検体測定室開設スケジュール表 例

検体測定室開設 スケジュール表（臨時測定用）

N-2月 日		N-1月 日		N月 日		N+1月 日	
1		1	● 各種業者打ち合わせ	1	● 臨時測定室 開設・測定	1	
2		2	実施に向けた打ち合わせ	2	→	2	
3		3	測定機器台数確保	3	● 測定終了 撤去作業	3	
4		4	パーテーション	4	● 各種管理業務	4	
5		5	その他機器員・人員等	5		5	
6		6		6		6	
7		7		7		7	
8	● 実施内容確認	8	● 必要機器備品発注・手配	8		8	医療廃棄物確認・廃棄
9		9		9		9	取得情報管理
10	● 産業廃棄物業者 連絡・手配	10		10		10	機器・備品類確認返却等 その他終了作業
11		11		11		11	
12	バイオハザードマーク付き容器	12	● 測定機器備品到着	12		12	
13	（各都道府県単位）	13		13		13	
14	産業廃棄物協会	14	● 従事者研修（できれば現地で）	14		14	
15	http:www.zensanpairen.or.jp/f	15	機器取扱説明	15	● 取得情報集計・分析作業	15	
16	ederation/01/04/	16	各種帳票説明・記入実践	16	（必要に応じて）	16	
17		17	衛生・情報管等管理	17		17	
18	● 臨時用計画策定	18		18		18	
19		19	● 検体測定室臨時開設届提出	19		19	
20	会場図面よりレイアウト確認	20	厚生労働省 医政局地域医療計画課	20		20	
21	測定人数確認	21	医療関連サービス室長 宛	21		21	
22	測定機器・パーテーション・人	22	（提出日から開設日まで中7日かかります。	22	● 集計結果報告	22	
23	員・その他必要事項確認	23	メールもしくは郵送、FAX）	23		23	
24		24		24		24	
25		25		25		25	
26		26		26		26	
27		27		27		27	
28		28		28		28	
29		29		29		29	
30	● 臨時用測定計画確定	30	● 会場設営・各種シミュレーション	30		30	
31				31			

＊開設申請に不備があっても修正の連絡はありません。
必要に応じて連絡もしくは余裕をもった申請が必要です。

スマートヘルスケア協会 201507

図2　臨時測定用検体測定室開設スケジュール表 例

2. 各種届書（開設，変更，廃止・休止・再開）

　検体測定室開設，変更，廃止・休止・再開届書は，メールで送信することを基本とし，郵便またはFAXでも送付可能です。検体測定室ガイドラインの別添の様式にはメール送信の記述はありませんが，図3～5の届書には，メールアドレスの記入欄を設けています。これは検体測定室ガイドラインが出された後に，厚生労働省からの指示でメールアドレスを記載することになったためです。現在は，備考欄に書き加えることになっていますので注意してください。

　そして開設届書には，以下の書類を添付して送付することになっています。

① 運営責任者となる者に係る免許証の写し…全員分
② 精度管理責任者となる者に係る免許証の写し…全員分

　届出に変更がある場合は，変更が生じた日から30日以内に，変更届書（GL 別添の様式②）を医政局地域医療計画課医療関連サービス室長に届け出ます。なお，運営責任者および精度管理責任者に変更があった場合は，新規に加わった者に係る免許証の写しを添付すること，また検体測定室の場所に変更があった場合には，新規の検体測定室の配置図を添付して届け出ることとされています。

　また，「検体測定室の自己点検結果と今後のガイドライン運用について」（平成27年2月18日 医政地発0218第2号）では，「運営開始後3カ月を超えて業務を行わない場合は，休止ではなく廃止として取り扱うこととする」とあり，検体測定室運用開始後3カ月以上，検体測定室サービスの業務がなされなかった場合は，廃止と取り扱われてしまいますので注意が必要です。したがって，「検体測定室を開設しようとする者は，運営開始の準備が整った後に開設を届け出ること」とあるように，開設届書を提出後，速やかに運営を開始できるようスケジュールを立てましょう。また，もし運営開始後3カ月たっても業務を行わない場合には，「検体測定室の廃止を届け出ること」とされています。

図3　検体測定室開設届書（記入例）

検体測定室　開設届書（記入例）　様式1

届出番号（※開設者による記入は不要）	受理された場合「第〇〇号」と記入され返信されます
検体測定室の名称	〇〇薬局〇〇店
所在地	〒000-0000　〇〇県〇〇市〇〇町〇〇-〇〇
測定項目	ヘモグロビンA1c，血糖値，中性脂肪値，HDLコレステロール値，LDLコレステロール値
開始日（年月日）　※開始日の7日前	平成　〇〇年　〇〇月　〇〇日
期間を定めて行う場合はその実施期間　※健康フェアなど	開始日（年月日）平成　年　月　日　／　廃止日（年月日）平成　年　月　日
衛生管理等を含めた運営に係る責任者	氏名　測定　太郎　　測定　二郎／資格の種類　薬剤師　薬剤師
精度管理を職務とする者	氏名　測定　花子／資格の種類　薬剤師
備考（メールアドレス）	月〜水・金は測定太郎，木・土・日は測定二郎を運営管理責任者とする　e-mail：〇〇yakkyoku@xx.co.jp　薬局宛　個人宛

吹き出し注記：
- 健康フェアなどの場合は実施期間を記載
- 複数の運営責任者を置く場合等には理由を記載
- GLにはメールアドレスの記入欄はありませんが，あると便利だということで記載しています

上記により，検体測定室の開設を行います。
平成　〇〇年　〇〇月　〇〇日

受理された場合この部分に
　受理の日付と医政局地域医療計画課の印
　受領日付印
が押印されて返送されます

住所（法人にあっては，主たる事務所の所在地）
〒000-0000
〇〇県〇〇市〇〇町〇〇-〇〇
氏名（法人にあっては，名称及び代表者の氏名）
株式会社〇〇薬局　代表取締役　測定　太郎　印

吹き出し：責任者ではなく代表者を記載する　住所も法人事務所の住所を記載

厚生労働省医政局地域医療計画課
医療関連サービス室長　　殿

開設届に関するご案内
- 開設届書に不備がない場合，届出番号を記入した写しを交付します。
- 手数料は不要です。
- 開設届書は原則メール〈k-sokutei@mhlw.go.jp〉送付でお願いします。
- 郵送，FAX でも受け付けています。

スマートヘルスケア協会201507

図4　検体測定室変更届書（記入例）

検体測定室　変更届書（記入例）　様式2

届出番号	第〇〇号　届出年月日　平成〇〇年〇〇月〇〇日
検体測定室の名称	〇〇薬局〇〇店
所在地	〒000-0000　〇〇県〇〇市〇〇町〇〇-〇〇
変更内容	変更前：運営管理責任者の変更　月〜水・金＝測定太郎，木・土・日＝測定二郎／変更後：運営管理責任者の変更　月〜水・金＝測定太郎，木・土・日＝測定三郎
備考（メールアドレス）	月〜水・金は測定太郎，木・土・日は測定三郎を運営管理責任者とする　e-mail：〇〇yakkyoku@xx.co.jp　薬局宛　個人宛

上記により，検体測定室の届出の変更を行います。
平成　〇〇年　〇〇月　〇〇日

住所（法人にあっては，主たる事務所の所在地）
〒000-0000
〇〇県〇〇市〇〇町〇〇-〇〇
氏名（法人にあっては，名称及び代表者の氏名）
株式会社〇〇薬局　代表取締役　測定　太郎　印

厚生労働省医政局地域医療計画課
医療関連サービス室長　　殿

変更届書に関するご案内
- 手数料は不要です。
- 変更届書は原則メール〈k-sokutei@mhlw.go.jp〉送付でお願いします。
- 郵送，FAX でも受け付けています。

スマートヘルスケア協会201507

図5　検体測定室廃止・休止・再開届書（記入例）

3. 検体測定室の配置図

　検体測定室の配置図例を図6に示しますが，あくまで一例です．保健所に提出しているような建物の平面図（構造図）を用いて，開設届に添付して申請します．手書きでも受け付けてもらえます．

　図6の場合，待合室に新たな壁を作り構造に変更があるので，保健所にも再提出するべきです．また，カウンターの一角等を利用し，新たな仕切りを作らない場合等，大きな構造変更がない場合においても，最初に保健所へ申請した時点の機能・用途から変更があったと考え，再提出したほうがよいと思われます．

4. 自己点検表の提出

　「検体測定室の自己点検結果と今後のガイドラインの運用について」では，検体測定室の運営にあたって，ガイドラインを遵守していない事例が確認されたとのことから，ガイドライン遵守を促進させるため，「今後，新たに開設する検体測定室を含めて自己点検を実施していない施設については，運営開始後1カ月の実績を基に，速やかに自己

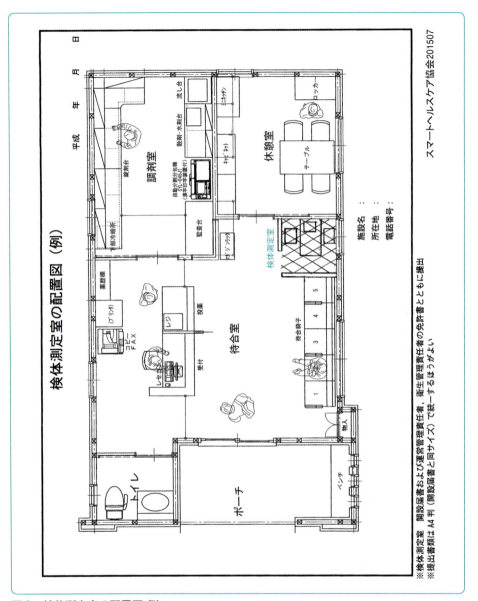

図6　検体測定室の配置図 例

　点検を実施の上，運営開始後40日以内に医政局地域医療計画課の専用メールアドレス（k-sokutei@mhlw.go.jp）宛てに報告すること」とされました。なお，自己点検の結果，改善が必要な場合や，当該結果を提出しない場合には，引き続き，指導等を行うとしています。

4-3 検体測定室の運用に必要な標準作業書

　測定機器の保守管理や測定業務は，実施する者が異なっても，検体測定室内で標準的な取り扱いがなされることが必須です。標準的な取り扱いのためには，運営責任者が他の従事者と作業手順を共有し，作業の条件や方法，使用機材や設備等について示された文書を整備する必要があります。検体測定室ガイドラインでは，以下の2つの標準作業書を作成し，その手順に沿って実施するよう求めています。

① 測定機器保守管理標準作業書
② 測定標準作業書

　本節では，各標準作業書の例として，機器ごとに紹介しますので参考にしてください。

1. 測定機器保守管理標準作業書

　測定機器の保守管理業務に関しては，実施する者が異なっても標準的な取り扱いがなされることが必要です。また，標準的な取り扱いのためには，関わる精度管理責任者が，運営責任者や測定従事者と作業内容を理解し，作業手順を共有するために，作業の条件や方法，使用機材や設備等について示された文書が必要となります。

　検体測定室に関するガイドラインでは，別表で，「一　常時行うべき保守点検の方法」，「二　定期的な保守点検に関する計画」，「三　測定中に故障が起こった場合の対応（検体の取扱いを含む。）に関する事項」，「四　作成及び改定年月日」の内容を記載した測定機器保守管理標準作業書を作成することとなっています。

　すでに検体測定サービスを提供している施設で，使用している測定機器のマニュアルにおける精度管理に関わるページのリスト（A4判1ページ）を利用している例を見せてもらったことがあります。しかし，このような測定機器保守管理標準作業書を見て，スタッフ間で知識と手順を共有し，正しく精度管理を行うことは難しいと思われます。また，提供する測定サービスが異なれば，機器の利用方法や手順が変わることもあります。したがって，本項では，測定機器保守管理標準作業書を図1に示すような内容構成で機器ごとに例示しますが，各検体測定室の運用にあった内容に加筆修正して利用してください。

　※本項で示すのはあくまで一例です。測定機器・試薬の添付文書をよく読み，実際の運用を確認したうえで作成してください。

測定機器保守管理標準作業書　内容構成

・表紙
・目次
・保守管理対象機器名・修理担当窓口（連絡先）
・【一　常時行うべき保守点検の方法】
　　1．測定機器の測定前チェック
・【二　定期的な保守点検に関する計画】
　　※機種ごとに異なり，定期的なメンテナンスの方法や外部精度管理などを記載しています。
・【三　測定中に故障が起こった場合の対応（検体の取扱を含む。）に関する事項】
　　1．現場対応
・【四　作成及び改定年月日】

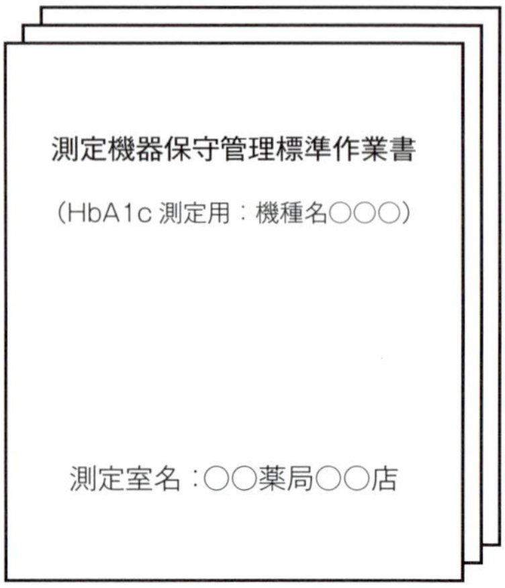

　　：例示する項目

測定機器保守管理標準作業書
(HbA1c測定用：機種名○○○)

測定室名：○○薬局○○店

※本書掲載機器（販売会社）〔測定項目〕
　a．スポットケム バナリスト　（アークレイ）〔HbA1c〕
　b．ポケットケム BG　（アークレイ）〔血糖〕
　c．アリーア Afinion アナライザー　（アリーア メディカル）〔HbA1c・脂質〕
　d．A1c GEAR　（三和化学研究所，協和メデックス）〔HbA1c〕
　e．A1c iGear　（三和化学研究所，協和メデックス）〔HbA1c〕
　f．メディセーフフィット　（テルモ）〔血糖〕
　g．Quo-Lab メーター　（ニプロ）〔HbA1c〕
　h．cobas b 101　（ロシュ・ダイアグノスティックス）〔HbA1c・脂質〕

図1　測定機器保守管理標準作業書の内容構成

測定機器保守管理標準作業書

a. スポットケム バナリスト （アークレイ）〔HbA1c測定用〕

※あくまで作成案であり，ガイドライン等および測定機器・試薬の添付文書をよく読み，実際の運用を確認したうえで作成してください。

保守管理対象機器：スポットケム バナリスト（アークレイ株式会社）

－修理担当窓口－

アークレイ　お客様相談室
　　フリーダイヤル　0120-103-400（平日8：30～18：00，土曜8：30～12：00）

【一　常時行うべき保守点検の方法】
▶1. 測定機器の測定前チェック
　① 使用開始前に装置外装，チップカバーに汚れが付着していないことを確認する。汚れが付着している場合は，取扱説明書「10-2 外装の清掃」および「10-3 チップカバーの清掃」の手順に従い，清掃を実施する。
　② 装置の電源をオンにし，自己点検および起動準備が正常に完了し，「メインメニュー」が表示されることを確認する。正常に完了しない場合は，取扱説明書「第11章 トラブルシューティング」を参照し，適切な対応を実施する。
　③ これらの作業を業務開始前に行い，使用中および使用後も必要に応じて上記チェックを行う。
　④ 以上の状況を【測定作業日誌】へ記録し，不具合の場合は上記修理担当窓口へ装置の製造番号を控えたうえで連絡，対応について指示を仰ぎ速やかに改善を図る。
　⑤ また，その状況と結果を【使用測定機器台帳】へ記録する。

【二　定期的な保守点検に関する計画】
▶1. 光学点検
　① 少なくとも30日に1回は光学点検を行う。
　② 取扱説明書「6-1 光学点検」の記載に従い実施する。
　③ また，その状況と結果を【精度管理台帳】へ記録し，不具合の場合は上記修理担当窓口へ装置の製造番号を控えたうえで連絡，対応について指示を仰ぎ速やかに改善を図り，【使用測定機器台帳】へ記録する。

▶2. QC測定
　① 定期的に取扱説明書「6-2 コントロール登録」および「6-3 QC測定」の記載に従い実施する。
　② また，その状況と結果を【精度管理台帳】へ記録し，不具合の場合は上記修理担当窓口へ装置の製造番号を控えたうえで連絡，対応について指示を仰ぎ速やかに改善を

図り，【使用測定機器台帳】へ記録する。

▶ 3. 外部精度管理用試料測定
① 年に1回〇月に「検体測定室に関するガイドライン」の記載に従い実施する。
② その結果，精度に問題のある場合は速やかに上記修理担当窓口へ装置の製造番号を控えたうえで連絡，対応について指示を仰ぎ速やかに改善を図る。
③ また，その状況と結果を【精度管理台帳】，不具合の場合は【使用測定機器台帳】へ記録する。

【三　測定中に故障が起こった場合の対応（検体の取扱を含む。）に関する事項】
▶ 1. 現場対応
① 状況を的確に把握し受検者と従事者の安全を確保する。そのために必要な手段を講じる。
② 取扱説明書「第11章 トラブルシューティング」を参照し，適切な対応を実施する。
③ 取扱説明書を参照しても解消しない場合は，上記修理担当窓口へ装置の製造番号を控えたうえで連絡，対応について指示を仰ぎ速やかに改善を図り，【使用測定機器台帳】へ記録する。
④ その際に機器の移動や電源などの対応がある場合には，検体の取り扱いに細心の注意を払い，不測の事態が起こらないように最大限の注意を払う。
⑤ 故障から復旧後，再度測定を行う場合には，新しい試薬チップを準備し，血液の採取から再度行う。
⑥ この場合，測定前に内部精度管理として測定前チェックを行い【測定作業日誌】へ記録する。

【四　作成及び改定年月日】

作成日	改定年月日	作成者	承認者	備考
2014年7月1日		〇〇〇〇	△△△△	
	2014年7月11日	〇〇〇〇	△△△△	Q&A集への対応

測定機器保守管理標準作業書

b．ポケットケム BG （アークレイ）〔血糖測定用〕

※あくまで作成案であり，ガイドライン等および測定機器・試薬の添付文書をよく読み，実際の運用を確認したうえで作成してください。

保守管理対象機器：ポケットケム BG（アークレイ株式会社）

－修理担当窓口－

アークレイ　お客様相談室
　　　フリーダイヤル　0120-103-400（平日8：30～18：00，土曜8：30～12：00）

【一　常時行うべき保守点検の方法】
▶ 1．測定機器の測定前チェック
① 使用開始前に装置やバーコード読取窓に汚れが付着していないことを確認する。汚れが付着している場合は，取扱説明書「4.1 日常のお手入れ」の手順に従い，清掃・消毒を実施する。
② 装置の電源をオンにし，表示部が全て点灯することを確認する。電源が入らないときは，取扱説明書「5.2.1 電源が入らないときは」を参照し，適切な対応を実施する。
③ これらの作業を業務開始前に行い，使用中および使用後も必要に応じて上記チェックを行う。
④ 以上の状況を【測定作業日誌】へ記録し，不具合の場合は上記修理担当窓口へ装置の製造番号を控えたうえで連絡，対応について指示を仰ぎ速やかに改善を図る。
⑤ また，その状況と結果を【使用測定機器台帳】へ記録する。

【二　定期的な保守点検に関する計画】
▶ 1．QC測定
① 定期的に，取扱説明書「2.4 QC測定（精度管理測定）」の記載に従い実施する。
② また，その状況と結果を【精度管理台帳】へ記録し，不具合の場合は上記修理担当窓口へ装置の製造番号を控えたうえで連絡，対応について指示を仰ぎ速やかに改善を図り，【使用測定機器台帳】へ記録する。

▶ 2．外部精度管理用試料測定
① 年に1回○月に「検体測定室に関するガイドライン」の記載に従い実施する。
② その結果，精度に問題のある場合は速やかに上記修理担当窓口へ装置の製造番号を控えたうえで連絡，対応について指示を仰ぎ速やかに改善を図る。
③ また，その状況と結果を【精度管理台帳】，不具合の場合は【使用測定機器台帳】へ記録する。

【三　測定中に故障が起こった場合の対応（検体の取扱を含む。）に関する事項】

▶1. 現場対応

① 状況を的確に把握し受検者と従事者の安全を確保する。そのために必要な手段を講じる。

② 取扱説明書「第5章 トラブル対策」を参照し，適切な対応を実施する。

③ 取扱説明書を参照しても解消しない場合は，上記修理担当窓口へ連絡し，装置の製造番号を控えたうえで連絡，対応について指示を仰ぎ速やかに改善を図り，【使用測定機器台帳】へ記録する。

④ その際に機器の移動や電源などの対応がある場合には，検体の取り扱いに細心の注意を払い，不測の事態が起こらないように最大限の注意を払う。

⑤ 故障から復旧後，再度測定を行う場合には，新しいBGセンサーを準備し，血液の採取から再度行う。

⑥ この場合，測定前に内部精度管理として測定前チェックを行い【測定作業日誌】へ記録する。

【四　作成及び改定年月日】

作成日	改定年月日	作成者	承認者	備考
2014年7月1日		○○○○	△△△△	
	2014年7月11日	○○○○	△△△△	Q&A集への対応

測定機器保守管理標準作業書

c．アリーア Afinion アナライザー（アリーア メディカル）〔HbA1cおよび脂質測定用〕

※あくまで作成案であり，ガイドライン等および測定機器・試薬の添付文書をよく読み，実際の運用を確認したうえで作成してください。

保守管理対象機器：アリーア Afinion アナライザー（アリーアメディカル株式会社）

－修理担当窓口－
アリーア メディカル株式会社　アリーアハローライン（お客様相談室）
　　フリーダイヤル　0120-1874-86（受付時間　9：00～17：00　土日祝除く）

【一　常時行うべき保守点検の方法】

▶ 1．測定機器の測定前チェック

① 使用開始前に本体外部およびカートリッジチャンバー内部に汚れが付着していないことを確認する。また動作環境（室温18～30℃で単独の電源使用，水平で安定した直射日光を避けられる場所で周囲10センチ以上の空間を空ける，電磁波を発生する機材が稼働していない，など）についても同様に確認する。
　汚れが付着している場合は，取扱説明書「■クリーニング及び保守」の手順に従い，清掃・消毒を実施する。

② 装置の電源をオンにし，セルフテストおよびウォーミングアップが正常に完了し，スタンバイ状態になることを確認する。
　正常に完了しない場合（赤LED点滅，タッチスクリーン上に内容表示）は，取扱説明書「インフォメーションコード及びトラブルシューティング」を参照し適切な対応を実施する。

③ これらの作業を業務開始前に行い，使用中および使用後も必要に応じて上記チェックを行う。

④ 以上の状況を【測定作業日誌】へ記録し，不具合の場合は上記修理担当窓口へ装置の製造番号を控えたうえで連絡，対応について指示を仰ぎ速やかに改善を図る。

⑤ また，その状況と結果を【使用測定機器台帳】へ記録する。

【二　定期的な保守点検に関する計画】

▶ 1．カートリッジチャンバーのクリーニング

① 毎月30日（月末）に，業務開始前に汚れの有無にかかわらず毛羽立たない綿棒などでカートリッジチャンバー内のクリーニングを行う（月1回）。

② 取扱説明書「カートリッジチャンバーのクリーニング」の記載に従い実施する。

③ また，その状況と結果を【精度管理台帳】へ記録し，不具合の場合は上記修理担当窓口へ装置の製造番号を控えたうえで連絡，対応について指示を仰ぎ速やかに改善を図り，【使用測定機器台帳】へ記録する。

▶2. コントロール溶液測定
　① テストカートリッジ購入，ロット変更，保存状態が適正でなかったとき，測定結果が予期される結果と大きく異なったとき，もしくは毎月30日（月末）のカートリッジチャンバーのクリーニングの際に，取扱説明書の「5. 品質管理」を確認のうえ「測定手順」の記載に従い実施する。
　② また，その状況と結果を【精度管理台帳】へ記録し，不具合の場合は上記修理担当窓口へ装置の製造番号を控えたうえで連絡，対応について指示を仰ぎ速やかに改善を図り，【使用測定機器台帳】へ記録する。

▶3. 外部精度管理用試料測定
　① 年に1回○月に「検体測定室に関するガイドラインについて」の記載に従い実施する。
　② その結果精度に問題のある場合は速やかに上記修理担当窓口へ装置の製造番号を控えたうえで連絡，対応について指示を仰ぎ速やかに改善を図る。
　③ また，その状況と結果を【精度管理台帳】，不具合の場合は【使用測定機器台帳】へ記録する。

【三　測定中に故障が起こった場合の対応（検体の取扱を含む。）に関する事項】
▶1. 現場対応
　① 状況を的確に把握し受検者と従事者の安全を確保する。そのために必要な手段を講じる。
　② 取扱説明書「インフォメーション及びトラブルシューティング」を参照し，適切な対応を実施する。
　③ 取扱説明書を参照しても解消しない場合は，上記修理担当窓口へ連絡し，装置の製造番号を控えたうえで連絡，対応について指示を仰ぎ速やかに改善を図り，【使用測定機器台帳】へ記録する。
　④ その際に機器の移動や電源などの対応がある場合には，検体の取り扱いに細心の注意を払い，不測の事態が起こらないように最大限の注意を払う。
　⑤ 故障から復旧後，再度測定を行う場合には，新しいカートリッジを準備し，血液の採取から再度行う。
　⑥ この場合，測定前に内部精度管理として測定前チェックを行い【測定作業日誌】へ記録する。

【四　作成及び改定年月日】

作成日	改定年月日	作成者	承認者	備考
2014年7月1日		○○○○	△△△△	
	2014年7月11日	○○○○	△△△△	Q&A集への対応

測定機器保守管理標準作業書

d. A1c GEAR S　（三和化学研究所）〔HbA1c測定用〕
　　A1c GEAR K　（協和メデックス）〔HbA1c測定用〕

※あくまで作成案であり，ガイドライン等および測定機器・試薬の添付文書をよく読み，実際の運用を確認したうえで作成してください。

保守管理対象機器：A1c GEAR S（株式会社三和化学研究所）
　　　　　　　　　　A1c GEAR K（協和メデックス株式会社）

－お客様コール受付窓口－

株式会社三和化学研究所
　　　コンタクトセンター　0120-19-8130
　　　　　　　　　　　（受付時間　9：00～17：00　祝日および弊社休業日を除く）

協和メデックス株式会社
　　　お問い合わせ窓口　0120-800698（受付時間　9：00～17：40　土日祝除く）

【一　常時行うべき保守点検の方法】

▶ 1．日常保守
　① 必要に応じて操作部・表示部を含め外装を清掃する。
　　　薄めた中性洗剤または，薄めたアルコールを柔らかい布に含ませ，固くしぼって汚れを拭き取る。
　② 以上の状況を【測定作業日誌】へ記録する。

【二　定期的な保守点検に関する計画】

▶ 1．3カ月ごとの保守
　① 電源をオフにして電源プラグをコンセントから抜く。
　② 扉の内側，フィルターを清掃する。フィルターを本体から取り外し，掃除機等でほこりを吸い取る。
　③ また，その状況と結果を【精度管理台帳】へ記録する。

▶ 2．外部精度管理用試料測定
　① 年に1回，「検体測定室に関するガイドライン」の記載に従い，外部精度管理を実施する。
　② また，その状況と結果を【精度管理台帳】，不具合の場合は【使用測定機器台帳】へ記録する。

【三　測定中に故障が起こった場合の対応（検体の取扱を含む。）に関する事項】
　① 取扱説明書「故障かなと思ったら」を参照し，適切な対応を実施する。
　② 取扱説明書を参照しても解消しない場合は，上記お客様コール受付窓口へ連絡し，改善を図り，【使用測定機器台帳】へ記録する。
　③ 再度測定を行う場合には，新しい試薬を準備し，血液の採取から再度行う。

【四　作成及び改定年月日】

作成日	改定年月日	作成者	承認者	備考
2014年7月1日		○○○○	△△△△	
	2014年7月11日	○○○○	△△△△	Q&A集への対応

測定機器保守管理標準作業書

e. A1c iGear S （三和化学研究所）〔HbA1c測定用〕
A1c iGear K （協和メデックス）〔HbA1c測定用〕

※あくまで作成案であり，ガイドライン等および測定機器・試薬の添付文書をよく読み，実際の運用を確認したうえで作成してください。

保守管理対象機器：A1c iGear S（株式会社三和化学研究所）
　　　　　　　　　　A1c iGear K（協和メデックス株式会社）

－お客様コール受付窓口－
株式会社三和化学研究所
　　コンタクトセンター　0120-19-8130
　　　　　　　　　　（受付時間　9：00～17：00　祝日および弊社休業日を除く）
協和メデックス株式会社
　　お問い合わせ窓口　0120-800698（受付時間　9：00～17：40　土日祝除く）

【一　常時行うべき保守点検の方法】
▶1．日常保守
　①　必要に応じて操作部・表示部を含め外装を清掃する。
　　　薄めた中性洗剤を柔らかい布に含ませ，固くしぼって汚れを拭き取る。ただし有機溶剤やアルコールは使用しない。塗料が剥がれるおそれがある。
　②　以上の状況を【測定作業日誌】へ記録する。

【二　定期的な保守点検に関する計画】
▶1．3カ月ごとの保守
　①　電源をオフにして電源プラグをコンセントから抜く。
　②　扉の内側，フィルターを清掃する。フィルターを本体から取り外し，掃除機等でほこりを吸い取る。
　③　また，その状況と結果を【精度管理台帳】へ記録する。

▶2．外部精度管理用試料測定
　①　年に1回，「検体測定室に関するガイドライン」の記載に従い，外部精度管理を実施する。
　②　また，その状況と結果を【精度管理台帳】，不具合の場合は【使用測定機器台帳】へ記録する。

【三　測定中に故障が起こった場合の対応（検体の取扱を含む。）に関する事項】

① 取扱説明書「故障かなと思ったら」を参照し，適切な対応を実施する。
② 取扱説明書を参照しても解消しない場合は，上記お客様コール受付窓口へ連絡し，改善を図り，【使用測定機器台帳】へ記録する。
③ 再度測定を行う場合には，新しい試薬を準備し，血液の採取から再度行う。

【四　作成及び改定年月日】

作成日	改定年月日	作成者	承認者	備考
2014年7月1日		○○○○	△△△△	
	2014年7月11日	○○○○	△△△△	Q&A集への対応

測定機器保守管理標準作業書

f．メディセーフフィット（テルモ）〔血糖測定用〕

※あくまで作成案であり，ガイドライン等および測定機器・試薬の添付文書をよく読み，実際の運用を確認したうえで作成してください。

保守管理対象機器：メディセーフフィット（テルモ株式会社）

－製品に関するお問い合わせ窓口－
テルモ株式会社　テルモ・コールセンター
　　メディセーフ（糖尿病関連商品）専用　0120-76-8150（24時間365日受付）

【一　常時行うべき保守点検の方法】
▶1．測定機器の測定前チェック
　① 使用開始前に外観の汚れの付着，破損等がないか確認する。
　　汚れが付着している場合は，取扱説明書「お手入れ方法」の手順に従い，清掃・消毒を実施する。
　② 装置の電源をオンにし，表示部に欠けがないことを確認する。
　③ これらの作業を業務開始前に行い，使用中および使用後も必要に応じて上記チェックを行う。
　④ 以上の状況を【測定作業日誌】へ記録し，不具合の場合は上記修理担当窓口へ装置の製造番号を控えたうえで連絡，対応について指示を仰ぎ速やかに改善を図る。
　⑤ また，その状況と結果を【使用測定機器台帳】へ記録する。

▶2．測定機器の自動チェック
　① 測定用チップ装着後，「OK」（オーケー表示）および「血液をつける」が表示されることを確認する。
　　「OK」（オーケー表示）および「血液をつける」以外の表示がされたときは，取扱説明書「表示ごとの対処方法」の手順に従い，対応すること。
　② また，その状況と対応結果を【使用測定機器台帳】へ記録する。

【二　定期的な保守点検に関する計画】
▶1．電池交換
　① メインパネルに「電池不足　早めに電池を交換」，「電池切れ　電池を交換」の表示が出た場合には取扱説明書「困ったときには」の記載に従いできるだけ早めに電池（リチウム電池CR2032）を2個とも新しいものと交換する。
　② また，その状況と結果を【精度管理台帳】へ記録し，不具合の場合は上記窓口へ装置の製造番号を控えたうえで連絡，対応について指示を仰ぎ速やかに改善を図り，【使用測定機器台帳】へ記録する。

▶ 2. 外部精度管理用試料測定
　① 年に1回〇月に「検体測定室に関するガイドライン」の記載に従い，外部精度管理を実施する（外部精度管理はテルモでは行っていません）。
　② その結果精度に問題のある場合は速やかに上記窓口へ装置の製造番号を控えたうえで連絡，対応について指示を仰ぎ速やかに改善を図る。
　③ また，その状況と結果を【精度管理台帳】，不具合の場合は【使用測定機器台帳】へ記録する。

【三　測定中に故障が起こった場合の対応（検体の取扱を含む。）に関する事項】
▶ 1. 現場対応
　① 状況を的確に把握し受検者と従事者の安全を確保する。そのために必要な手段を講じる。
　② 取扱説明書「困ったときには」を参照し，適切な対応を実施する。
　③ 取扱説明書を参照しても解消しない場合は，上記窓口へ連絡し，対応について指示を仰ぎ速やかに改善を図り，【使用測定機器台帳】へ記録する。
　④ その際に機器の移動や電源などの対応がある場合には，検体の取り扱いに細心の注意を払い，不測の事態が起こらないように最大限の注意を払う。
　⑤ 故障から復旧後，再度測定を行う場合には，新しい測定用チップを準備し，血液の採取から再度行う。
　⑥ この場合，測定前に内部精度管理として測定前チェックを行い【測定作業日誌】へ記録する。

【四　作成及び改定年月日】

作成日	改定年月日	作成者	承認者	備考
2014年7月1日		○○○○	△△△△	
	2014年7月11日	○○○○	△△△△	Q&A集への対応

測定機器保守管理標準作業書

g．Quo-Labメーター　（ニプロ）〔HbA1c測定用〕

※あくまで作成案であり，ガイドライン等および測定機器・試薬の添付文書をよく読み，実際の運用を確認したうえで作成してください。

保守管理対象機器：Quo-Labメーター（ニプロ株式会社）

－お問い合わせ窓口－

ニプロ株式会社　企画開発技術事業部　06-6373-3168（土日祝除く）

【一　常時行うべき保守点検の方法】

▶1．測定機器の測定前チェック

① 使用開始前に装置表面，バーコードスキャナーに汚れが付着していないことを確認する。

　　また動作環境（室温18～30℃でアースのあるコンセント使用，水平で安定した直射日光を避けられる場所に設置，機器背面の換気口をふさがないなど）についても同様に確認する。

　　汚れが付着している場合は，ユーザーガイド「5．保守」の手順に従い，清掃・消毒を実施する。

② 装置の電源を接続し，セルフチェックおよびウォームアップが正常に完了し，スタンバイ状態になることを確認する。正常に完了しない場合は，ユーザーガイド「6．トラブルシューティング」を参照し適切な対応を実施する。

③ これらの作業を業務開始前に行い，使用中および使用後も必要に応じて上記チェックを行う。

④ 以上の状況を【測定作業日誌】へ記録し，不具合の場合は上記お問合わせ窓口へ装置の製造番号を控えたうえで連絡，対応について指示を仰ぎ速やかに改善を図る。

⑤ また，その状況と結果を【使用測定機器台帳】へ記録する。

【二　定期的な保守点検に関する計画】

▶1．電源入れ直しによるQuo-Labメーターのセルフチェック

① 少なくとも週1回は電源をオン／オフ（オフの後，最低10秒間空けてオン）し，内部のセルフチェックを作動させる（ユーザーガイド「5．保守」を参照）。

② また，その状況と結果を【精度管理台帳】へ記録し，不具合の場合は上記お問い合わせ窓口へ装置の製造番号を控えたうえで連絡，対応について指示を仰ぎ速やかに改善を図り，【使用測定機器台帳】へ記録する。

▶2．コントロールの測定

① テストカートリッジの新規購入やロット変更時，保存状態や操作方法などに何らか

の懸念があるとき，測定結果が予期される結果と大きく異なったとき，また，施設や規制等の指定する品質基準に準拠して，ユーザーガイド「コントロールの測定」または「Quo-Lab HbA1c コントロール 使用説明書」の記載に従い実施する。

② また，その状況と結果を【精度管理台帳】へ記録し，不具合の場合は上記お問い合わせ窓口へ装置の製造番号を控えたうえで連絡，対応について指示を仰ぎ速やかに改善を図り，【使用測定機器台帳】へ記録する。

▶ 3. 外部精度管理用試料測定

① 年に1回〇月に「検体測定室に関するガイドライン」の記載に従い実施する。

② その結果，精度に問題のある場合は速やかに上記お問い合わせ窓口へ装置の製造番号を控えたうえで連絡，対応について指示を仰ぎ速やかに改善を図る。

③ また，その状況と結果を【精度管理台帳】，不具合の場合は【使用測定機器台帳】へ記録する。

【三 測定中に故障が起こった場合の対応（検体の取扱を含む。）に関する事項】

▶ 1. 現場対応

① 状況を的確に把握し受検者と従事者の安全を確保する。そのために必要な手段を講じる。

② ユーザーガイド「6. トラブルシューティング」を参照し，適切な対応を実施する。

③ ユーザーガイドを参照しても解消しない場合は，上記お問い合わせ窓口へ，装置の製造番号を控えたうえで連絡し，対応について指示を仰ぎ速やかに改善を図り，【使用測定機器台帳】へ記録する。

④ その際に機器の移動や電源などの対応がある場合には，検体の取り扱いに細心の注意を払い，不測の事態が起こらないように最大限の注意を払う。

⑤ 故障から復旧後，再度測定を行う場合には，新しいカートリッジを準備し，血液の採取から再度行う。

⑥ この場合，測定前に内部精度管理として測定前チェックを行い【測定作業日誌】へ記録する。

【四 作成及び改定年月日】

作成日	改定年月日	作成者	承認者	備考
2014年7月1日		〇〇〇〇	△△△△	
	2014年7月11日	〇〇〇〇	△△△△	Q&A集への対応

測定機器保守管理標準作業書

h．cobas b 101 （ロシュ・ダイアグノスティックス）〔HbA1cおよび脂質測定用〕

※あくまで作成案であり，ガイドライン等および測定機器・試薬の添付文書をよく読み，実際の運用を確認したうえで作成してください。

保守管理対象機器：cobas b 101（ロシュ・ダイアグノスティックス株式会社）

－修理担当窓口－

ロシュ・ダイアグノスティックス株式会社
　　カスタマーサポートセンター　フリーダイヤル　0120-642-906

【一　常時行うべき保守点検の方法】

▶ 1．測定機器の測定前チェック

①　使用開始前に装置表面，内部，タッチスクリーン，バーコードスキャナーに汚れが付着していないことを確認する。
　　汚れが付着している場合は，取扱説明書「9. 装置の清掃及び消毒」の手順に従い，清掃・消毒を実施する。

②　装置の電源をオンにし，セルフテストおよびウォームアップが正常に完了し，「メインメニュー」が表示されることを確認する。
　　正常に完了しない場合は，取扱説明書「10. トラブルシューティング」を参照し適切な対応を実施する。

③　これらの作業を業務開始前に行い，使用中および使用後も必要に応じて上記チェックを行う。

④　以上の状況を【測定作業日誌】へ記録し，不具合の場合は上記修理担当窓口へ装置の製造番号を控えたうえで連絡，対応について指示を仰ぎ速やかに改善を図る。

⑤　また，その状況と結果を【使用測定機器台帳】へ記録する。

【二　定期的な保守点検に関する計画】

▶ 1．光学チェック測定

①　1日1回業務開始前に光学チェックにより点検を行う。
②　取扱説明書「6.2 光学チェック」の記載に従い実施する。
③　また，その状況と結果を【精度管理台帳】へ記録し，不具合の場合は上記修理担当窓口へ装置の製造番号を控えたうえで連絡，対応について指示を仰ぎ速やかに改善を図り，【使用測定機器台帳】へ記録する。

▶ 2．コントロール溶液測定

①　月に1回〇日（休日の場合はその翌営業日）に取扱説明書「6.1 コントロール溶液測定」の記載に従い実施する。

② この他，新しい試薬ディスク使用開始時，コントロール溶液の新しいバイアル開封時にも同様に行う。
③ また，その状況と結果を【精度管理台帳】へ記録し，不具合の場合は上記修理担当窓口へ装置の製造番号を控えたうえで連絡，対応について指示を仰ぎ速やかに改善を図り，【使用測定機器台帳】へ記録する。

▶ 3. 外部精度管理用試料測定
① 年に1回〇月に取扱説明書「6.3 外部精度管理用試料測定」の記載に従い実施する。
② その結果，精度に問題のある場合は速やかに上記修理担当窓口へ装置の製造番号を控えたうえで連絡，対応について指示を仰ぎ速やかに改善を図る。
③ また，その状況と結果を【精度管理台帳】，不具合の場合は【使用測定機器台帳】へ記録する。

【三 測定中に故障が起こった場合の対応（検体の取扱を含む。）に関する事項】
▶ 1. 現場対応
① 状況を的確に把握し受検者と従事者の安全を確保する。そのために必要な手段を講じる。
② 取扱説明書「10. トラブルシューティング」を参照し，適切な対応を実施する。
③ 取扱説明書を参照しても解消しない場合は，上記修理担当窓口へ，装置の製造番号を控えたうえで連絡し，対応について指示を仰ぎ速やかに改善を図り，【使用測定機器台帳】へ記録する。
④ その際に機器の移動や電源などの対応がある場合には，検体の取り扱いに細心の注意を払い，不測の事態が起こらないように最大限の注意を払う。
⑤ 故障から復旧後，再度測定を行う場合には，新しい試薬ディスクを準備し，血液の採取から再度行う。
⑥ この場合，測定前に内部精度管理として測定前チェックを行い【測定作業日誌】へ記録する。

【四 作成及び改定年月日】

作成日	改定年月日	作成者	承認者	備考
2014年7月1日		〇〇〇〇	△△△△	
	2014年7月11日	〇〇〇〇	△△△△	Q&A集への対応

2. 測定標準作業書

　測定業務に関しては，実施する者が異なっても標準的な取り扱いがなされることが必要です。また，標準的な取り扱いのためには，関わる運営責任者がほかの測定業務従事者や補助者と作業内容を理解し，作業手順を共有するために，作業の条件や方法，使用機材や設備等について示された文書が必要となります。

　検体測定室に関するガイドラインでは，別表で，「一　測定の実施方法」，「二　測定用機械器具の操作方法」，「三　測定に当たっての注意事項」，「四　作成及び改定年月日」の内容を記載した測定標準作業書を作成することとなっています。

　すでに検体測定事業を提供している施設で，手順をフローチャートで書いた資料（A4判1ページ）を利用されている例を見せていただいたことがあります。しかし，このような測定標準作業書を見て，スタッフ間で知識と手順を共有し，受検者に対して均一な対応をすることは難しいと思われます。また，提供する測定サービスが異なれば，機器の利用方法や手順が変わることもあります。したがって本項では，測定標準作業書を図2に示すような内容構成で機器ごとに例示しますが，各検体測定室の運用にあった内容に加筆修正して利用してください。

　　※本項で示すのはあくまで一例です。検体測定室の運用形態によって対応や手順が変わることが考えられますので，実際の運用を確認したうえで作成してください。

測定標準作業書　内容構成

- 表紙
- 目次
- 【一　測定の実施方法】
    1. 事前準備および測定前のチェック
    2. 受検者対応
    3. 測定方法
    4. 測定中および測定後の作業
- 【二　測定用機械器具の操作方法】
    1. 利用機器
    2. 使用環境
    3. 始動と終了
    4. 検体の測定
- 【三　測定に当たっての注意事項】
    1. 検体測定室の場所の環境管理
    2. 採血および測定
    3. 衛生環境
    4. 結果の報告と情報提供
    5. 書類作成
- 【四　作成及び改定年月日】
- 各機器の自己採血による測定手順
  （A4用紙サイズの受検者説明用）
  ［第5章 5-3 自己採血による測定手順──機器別：p.155 を参照］

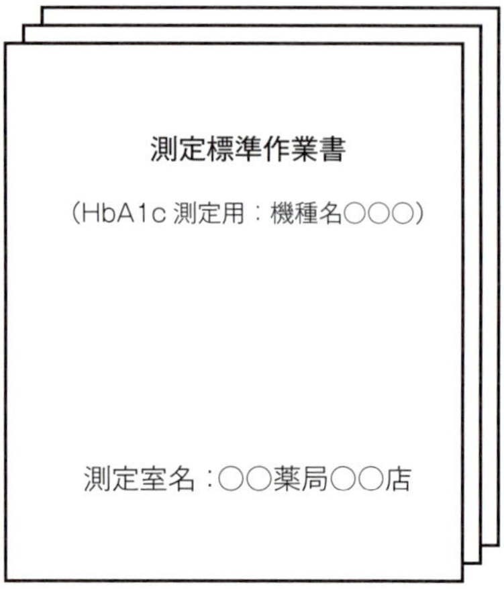

　　　　　　　　　　　　　　■：例示する項目

測定標準作業書
（HbA1c 測定用：機種名○○○）

測定室名：○○薬局○○店

※本書掲載機器（販売会社）〔測定項目〕
　a. スポットケム バナリスト　（アークレイ）〔HbA1c〕
　b. ポケットケム BG　（アークレイ）〔血糖〕
　c. アリーア Afinion アナライザー　（アリーア メディカル）〔HbA1c・脂質〕
　d. A1c GEAR　（三和化学研究所，協和メデックス）〔HbA1c〕
　e. A1c iGear　（三和化学研究所，協和メデックス）〔HbA1c〕
　f. メディセーフフィット　（テルモ）〔血糖〕
　g. Quo-Lab メーター　（ニプロ）〔HbA1c〕
　h. cobas b 101　（ロシュ・ダイアグノスティックス）〔HbA1c・脂質〕

図2　測定標準作業書の内容構成

測定標準作業書

a. スポットケム バナリスト （アークレイ）〔HbA1c測定用〕

※あくまで作成案であり，ガイドライン等および測定機器・試薬の添付文書をよく読み，実際の運用を確認したうえで作成してください。

【一　測定の実施方法】

▶ 1. 事前準備および測定前のチェック

　① 運営責任者，測定業務従事者，業務補助者がそろい，実施に関わる作業手順を確認する。

　② 検体測定室に備えるべき機器，備品および掲示物がそろっていることを，【備品チェック一覧表】を用いて確認する。

　③ 緊急時に利用する可能性のある，簡易ベッド等の備品等についても，設置場所を確認し，対応手順を確認する。

　④ 【測定機器保守管理標準作業書】に従い，測定機器が正常に起動していることを確認する。

　⑤ 検体測定室内で受検者に対応するときは，【検体測定室感染対策マニュアル】に従い，白衣を着用し，感染性物質に接する可能性に応じて，マスクおよび手袋（パウダーフリー）を着用すること。なお，手袋は，測定ごとの交換が原則である。

▶ 2. 受検者対応

　① 検体測定室内では，原則，薬局（検体測定室開設施設）内にある水道設備を用いて，手をきれいに洗浄していただく。

　② 臨検体測定サービス申込書兼承諾書の内容説明は，原則ブース内に入る前に，一通り説明をすることが望ましい。

　③ 臨測定結果を記入する【測定結果表】を受検者に説明し，測定数値の見方や意味についてもご理解いただく。

　④ 検体測定室で最初に受検者に対応する際に，業務担当の明示と自己紹介を行う。

　⑤ 検体測定室内では，【申込書兼承諾書】の内容を，運営責任者が口頭で説明する。

　⑥ 別添の【自己採血による測定手順】を受検者に見せながら，測定作業の流れもあわせて説明し，自分で採血することを十分に説明する。

　⑦ 説明後，受検者の同意がいただけた場合には，「同意する」欄へのチェックと連絡先等の記入をしていただく。

　⑧ 【自己採血による測定手順】に沿って自己採血および測定を実施し，結果が出次第，測定結果を受検者と確認しながら【測定結果表】に記入し受検者へお渡しする。

　⑨ くれぐれも，ガイドラインで指示されている疾患の罹患者や，自己採血のできない方には，測定サービスを実施しないこと。

　注）臨表示のある②および③については，臨時開設の場合に効率よく対応するための一例です。場合によっては常設の検体測定室においても実施できる項目です。

▶ 3. 測定方法
　① 別添の【自己採血による測定手順】に基づいて，実施する。
　　※ 採血および測定手順は，【自己採血による測定手順】を参照。
　② 測定に関わる備品セットは，運営責任者もしくは測定業務従事者が準備する。
　③ 穿刺の前に，一度測定する側の腕を下に伸ばし，血液を手先に集めるようにする。
　④ 穿刺は，机の上に指を置き，上から穿刺するようにする。
　⑤ キャピラリーへの血液の採取から，測定機器への挿入および測定開始まで直ちに実施すること。時間がかかってしまった場合は，新しい測定用チップを準備し，血液の採取から再度行う。
　⑥ 測定機器への測定用チップの設置および廃棄は，運営責任者もしくは測定業務従事者が手袋を装着して行う。なお，機器やテーブルをむやみに触ることなく，血液の汚染が決して起こらぬよう配慮すること。
　⑦ 使用後の穿刺器具，アルコール綿，測定用チップなどは，使用後速やかに感染性廃棄物入れに廃棄すること。

▶ 4. 測定中および測定後の作業
　① 試薬チップを測定機器で測定中に，測定数値の見方など一般的な説明を行い，受検者に判断していただくための理解を深める。
　② 検体測定中および測定後に，【検体測定室　測定受付および試薬台帳】と【検体測定結果管理台帳】の記入を行う。この作業は，受検者へ業務担当の明示と自己紹介を行った業務補助者等が行う場合もある。
　③ 結果をプリントした紙を受検者と確認し【測定結果表】に転記し，お渡しする。なお，結果が記されたプリントは，【検体測定結果管理台帳】に原本として貼付する。
　④ すべての受検者に，特定健康診査や健康診断の受診勧奨をし，測定結果による診断等に関する質問があった場合は，回答せずにかかりつけ医への相談等をするよう助言にとどめること。
　⑤ 受検者が検体測定室を出た後，再度汚染の確認とともにテーブルを清拭し，次の受検者を迎えるための準備を行う。

【二　測定用機械器具の操作方法】
　※　詳細な機器の使用方法については，利用する機器の取扱説明書を確認すること
▶ 1. 利用機器
　　機器名称　スポットケム　バナリスト
　　販売会社　アークレイ株式会社

▶ 2. 使用環境
　① 直射日光が直接当たる場所や，過度または急な温度変化が起こる場所に設置しないこと。

② 振動のない，安定した水平なテーブル面に設置すること．
③ 機器の背面にある吸気口の機能が妨げられぬように設置すること．
④ 起動時に，機器に衝撃を与えたり，むやみに移動させたりしないこと．

▶ 3. 始動と終了
① 設置後，初めての始動時
　i 電源をオンにし，自己点検および起動準備が行われる．
　ii 正常に終了後，メインメニューが表示される．
　iii 初期設定として「7-2 日時の設定」「7-7 システム設定」を行う．
② 2回目以降の始動時
　i 電源をオンにし，自己点検および起動準備が行われる．
　ii 正常に終了後，メインメニューが表示される．
③ 終了手順
　i 装置が測定中でないことを確認する．
　　※ 不適切な電源オフを行うと，実施中であった検体は測定が行われず，新しい検体および測定用チップを用いて再度実施する必要がある．
　ii 装置内にチップが残っていないことを確認し，電源をオフにする．

▶ 4. 検体の測定
① メイン画面の［START］ボタンを押す．
② 検体の入った測定用チップが準備できたら，［開く］ボタンを押し，装置のカバーを開ける．
③ 測定用チップをチップホルダーにセットする．なお，測定用チップに試料が付着していないことを確認してから装置に取り付けること．
④ チップカバー，装置カバーを閉じ［OK］ボタンを押すと測定が開始される．
⑤ 測定が終了すると，結果が画面に表示され，プリンタから結果が印字される．
⑥ スポットケム バナリストのカバーを開け，測定用チップを取り出し廃棄する．
⑦ スポットケム バナリストのカバーを閉じる．

【三　測定に当たっての注意事項】
※「検体測定室に関するガイドライン」，および「検体測定室に関するガイドラインに係る疑義解釈集（Q&A）」を守り実施する．

▶ 1. 検体測定室の場所の環境管理
① 検体測定室では，血液を扱うことから，飛沫感染等の感染防止を図る必要がある．したがって，受検者の自己採取等に支障がないよう他の場所と仕切りで区別し，十分な広さを確保するものとする．
② 検体測定室は，十分な照明の確保，防塵，防虫等への措置に対応し，適切に行うこと．

③ 検体の測定値に異常等が出るような場合は，内部精度管理を実施し，実施が難しい状態であれば，検体測定室の利用を中止する。

▶ 2. 採血および測定

① 穿刺および採血行為は，受検者自身に行っていただくこと。必要な情報提供は，十分に行うこと。
② 採血の実施中および実施後に気分が悪くなるなどの急変があった場合は，周りの運営責任者等に連絡をとり，簡易ベッドで休ませるとともに，必要に応じて【受検者の体調急変時に対する救急通報体制の手順書】にしたがって適切に対応すること。
③ 測定が適切に行われなかった場合や，異常値を示した場合には，受検者と相談し，再度実施するかを決定すること。なお，適切に行われなかった理由が測定機器によるものであった場合は，【測定機器保守管理標準作業書】に基づいて，直ちに内部精度管理を実施すること。
④ 採血後，必ず手袋を装着して，検体を入れた試薬チップのカバーが確実に閉まっているかを確認し，測定機器にセットする。

▶ 3. 衛生環境

① 運営責任者等は，感染防止を基本とした個人用防具を【検体測定室感染対策マニュアル】に基づいて適切に使用し，感染経路の予防策を実施すること。
② ディスポーザブルの穿刺器具や血液をぬぐったアルコール綿等は，使用後直ちに専用の感染性廃棄物処理用の容器に入れること。
③ 検体測定室内のテーブル等は，適宜清拭等をして，衛生環境の整備に努めること。

▶ 4. 結果の報告と情報提供

① 受検者には，実施前の時間を利用して，測定の結果に関する数値を理解するための一般的な情報提供を行う。
② 受検者には，測定結果に基づいた判定や情報提供はしないこと。
③ 受検者への測定結果報告は，測定値と測定項目の基準値のみにとどめること。なお，測定結果による診断等に関する質問があった場合は，回答せず，かかりつけ医への相談等をするよう助言にとどめること。ただし，特定の医療機関のみを受検者に紹介しないこと。また，測定結果を踏まえた物品購入の勧奨は行わないこと。
④ 受検者には，測定結果の値にかかわらず，特定健康診査や健康診断の受診勧奨をすること。

▶ 5. 書類作成

① 書類は，実施後速やかに記録を残すこと。

【四　作成及び改定年月日】

作成日	改定年月日	作成者	承認者	備考
2014年7月1日		○○○○	△△△△	
	2014年7月11日	○○○○	△△△△	Q&A集への対応

測定標準作業書

b．ポケットケム BG （アークレイ）〔血糖測定用〕

※あくまで作成案であり，ガイドライン等および測定機器・試薬の添付文書をよく読み，実際の運用を確認したうえで作成してください。

【一　測定の実施方法】

▶1．事前準備および測定前のチェック

① 運営責任者，測定業務従事者，業務補助者がそろい，実施に関わる作業手順を確認する。

② 検体測定室に備えるべき機器，備品および掲示物がそろっていることを，【備品チェック一覧表】を用いて確認する。

③ 緊急時に利用する可能性のある，簡易ベッド等の備品等についても，設置場所を確認し，対応手順を確認する。

④ 【測定機器保守管理標準作業書】に従い，測定機器が正常に起動していることを確認する。

⑤ 検体測定室内で受検者に対応するときは，【検体測定室感染対策マニュアル】に従い，白衣を着用し，感染性物質に接する可能性に応じて，マスクおよび手袋（パウダーフリー）を着用すること。なお，手袋は，測定ごとの交換が原則である。

▶2．受検者対応

① 検体測定室内では，原則，薬局（検体測定室開設施設）内にある水道設備を用いて，手をきれいに洗浄していただく。

② 臨検体測定サービス申込書兼承諾書の内容説明は，原則ブース内に入る前に，一通り説明をすることが望ましい。

③ 臨測定結果を記入する【測定結果表】を受検者に説明し，測定数値の見方や意味についてもご理解いただく。

④ 検体測定室で最初に受検者に対応する際に，業務担当の明示と自己紹介を行う。

⑤ 検体測定室内では，【申込書兼承諾書】の内容を，運営責任者が口頭で説明する。

⑥ 別添の【自己採血による測定手順】を受検者に見せながら，測定作業の流れもあわせて説明し，自分で採血することを十分に説明する。

⑦ 説明後，受検者の同意がいただけた場合には，「同意する」欄へのチェックと連絡先等の記入をしていただく。

⑧ 【自己採血による測定手順】に沿って自己採血および測定を実施し，結果が出次第，測定結果を受検者と確認しながら【測定結果表】に記入し受検者へお渡しする。

⑨ くれぐれも，ガイドラインで指示されている疾患の罹患者や，自己採血のできない方には，測定サービスを実施しないこと。

注）臨表示のある②および③については，臨時開設の場合に効率よく対応するための一例です。場合によっては常設の検体測定室においても実施できる項目です。

▶3. 測定方法
① 別添の【自己採血による測定手順】に基づいて，実施する。
　※　採血および測定手順は，【自己採血による測定手順】を参照。
② 測定に関わる備品セットは，運営責任者もしくは測定業務従事者が準備する。
③ 穿刺の前に，一度測定する側の腕を下に伸ばし，血液を手先に集めるようにする。
④ 穿刺は，机の上に指を置き，上から穿刺するようにする。
⑤ 血液が出たらすぐにBGセンサーの先端を血液につけ，吸引確認窓の全面が赤くなるまで十分に血液を吸引する。時間がかかってしまった場合は，新しいBGセンサーを準備し，血液の採取から再度行う。
⑥ 測定機器へのBGセンサーの挿入および廃棄は，運営責任者もしくは測定業務従事者が手袋を装着して行う。なお，測定器やテーブルをむやみに触ることなく，血液の汚染が決して起こらぬよう配慮すること。
⑦ 使用後の穿刺器具，アルコール綿，BGセンサーなどは，使用後速やかに感染性廃棄物入れに廃棄すること。

▶4. 測定中および測定後の作業
① 測定数値の見方など一般的な説明を行い，受検者が判断していただくための理解を深める。
② 検体測定中および測定後に，【検体測定室　測定受付および試薬台帳】と【検体測定結果管理台帳】の記入を行う。この作業は，受検者へ業務担当の明示と自己紹介を行った業務補助者等が行う場合もある。
③ 結果を受検者と確認しながら【測定結果表】に転記し，お渡しする。
④ すべての受検者に，特定健康診査や健康診断の受診勧奨をし，測定結果による診断等に関する質問があった場合は，回答せずにかかりつけ医への相談等をするよう助言にとどめること。
⑤ 受検者が検体測定室を出た後，再度汚染の確認とともにテーブルを清拭し，次の受検者を迎えるための準備を行う。

【二　測定用機械器具の操作方法】
※　詳細な機器の使用方法については，利用する機器の取扱説明書を確認すること。

▶1. 利用機器
　　機器名称　ポケットケム BG
　　販売会社　アークレイ株式会社

▶2. 使用環境
① 周囲温度：8〜40℃
② 相対湿度：20〜80％（ただし結露なきこと）
③ 強い衝撃や振動を与えないこと。

▶ 3. 始動と終了
　① 設置後，初めての始動時
　　ⅰ　電源をオンにし，「起動」画面が表示された後，「メニュー」画面が表示される。
　　ⅱ　取扱説明書「3.1 機器設定」の記載にしたがい初期設定を行う。
　　　※　「ID管理機能」については，取扱説明書「3.1.6 各種ID入力に関する設定」を参照し，患者ID・測定者ID・センサーIDを「読み取らない」設定にしておく。
　　ⅲ　初期設定終了後，「メニュー」画面が表示される。
　② 2回目以降の始動時
　　ⅰ　電源をオンにし，「起動」画面が表示された後，「メニュー」画面が表示される。
　③ 終了手順
　　ⅰ　装置が測定中でないことを確認する。
　　　※　不適切な電源オフを行うと，実施中であった検体は測定が行われず，新しい検体および試薬を用いて再度実施する必要がある。
　　ⅱ　[●]ボタンを押して，電源を切る。
　　　※　BGセンサーを抜く前に[●]ボタンを押すと「[W-7]センサーを破棄してください」と表示される。BGセンサーを抜くと自動的に電源が切れる。

▶ 4. 検体の測定
　① 「メニュー」画面から[測定]を選択する。
　② BGセンサーをボトルから1枚取り出し，測定器のセンサー挿入口に挿入する。
　③ 手指を消毒し，穿刺していただく。
　④ BGセンサーの先端を下に向けて測定器を持ち，BGセンサーの先端を血液に付着させて吸引し，「ピッ」と鳴ったら速やかに血液から測定器を離す。
　⑤ 測定結果が画面に表示される。
　⑥ センサー廃棄レバーをスライドさせて，BGセンサーを破棄する。

【三　測定に当たっての注意事項】
　※　「検体測定室に関するガイドライン」，および「検体測定室に関するガイドラインに係る疑義解釈集（Q&A）」を守り実施する。

▶ 1. 検体測定室の場所の環境管理
　① 検体測定室では，血液を扱うことから，飛沫感染等の感染防止を図る必要がある。したがって，受検者の自己採取等に支障がないよう他の場所と仕切りで区別し，十分な広さを確保するものとする。
　② 検体測定室は，十分な照明の確保，防塵，防虫等への措置に対応し，適切に行うこと。
　③ 検体の測定値に異常等が出るような場合は，内部精度管理を実施し，実施が難しい状態であれば，検体測定室の利用を中止する。

▶ 2. 採血および測定
　① 穿刺および採血行為は，受検者自身に行っていただくこと。必要な情報提供は，十分に行うこと。
　② 採血の実施中および実施後に気分が悪くなるなどの急変があった場合は，周りの運営責任者等に連絡をとり，簡易ベッドで休ませるとともに，必要に応じて【受検者の体調急変時に対する救急通報体制の手順書】に従って適切に対応すること。
　③ 測定が適切に行われなかった場合や，異常値を示した場合には，受検者と相談し，再度実施するかを決定すること。なお，適切に行われなかった理由が測定機器によるものであった場合は，【測定機器保守管理標準作業書】に基づいて，直ちに内部精度管理を実施すること。

▶ 3. 衛生環境
　① 運営責任者等は，感染防止を基本とした個人用防具を【検体測定室感染対策マニュアル】に基づいて適切に使用し，感染経路の予防策を実施すること。
　② ディスポーザブルの穿刺器具や血液をぬぐったアルコール綿等は，使用後直ちに専用の感染性廃棄物処理用の容器に入れること。
　③ 検体測定室内のテーブル等は，適宜清拭等をして，衛生環境の整備に努めること。

▶ 4. 結果の報告と情報提供
　① 受検者には，実施前の時間を利用して，測定の結果に関する数値を理解するための一般的な情報提供を行う。
　② 受検者には，測定結果に基づいた判定や情報提供はしないこと。
　③ 受検者への測定結果報告は，測定値と測定項目の基準値のみにとどめること。なお，測定結果による診断等に関する質問があった場合は，回答せず，かかりつけ医への相談等をするよう助言にとどめること。ただし，特定の医療機関のみを受検者に紹介しないこと。また，測定結果を踏まえた物品購入の勧奨は行わないこと。
　④ 受検者には，測定結果の値にかかわらず，特定健康診査や健康診断の受診勧奨をすること。

▶ 5. 書類作成
　① 書類は，実施後速やかに記録を残すこと。

【四　作成及び改定年月日】

作成日	改定年月日	作成者	承認者	備考
2014年7月1日		○○○○	△△△△	
	2014年7月11日	○○○○	△△△△	Q&A集への対応

測定標準作業書

c. アリーア Afinionアナライザー （アリーア メディカル）〔HbA1cおよび脂質測定用〕

※あくまで作成案であり，ガイドライン等および測定機器・試薬の添付文書をよく読み，実際の運用を確認したうえで作成してください。

【一 測定の実施方法】

▶1. 事前準備および測定前のチェック

① 運営責任者，測定業務従事者，業務補助者がそろい，実施に関わる作業手順を確認する。

② 検体測定室に備えるべき機器，備品および掲示物がそろっていることを，【備品チェック一覧表】を用いて確認する。

③ 緊急時に利用する可能性のある，簡易ベッド等の備品等についても，設置場所を確認し，対応手順を確認する。

④ 【測定機器保守管理標準作業書】に従い，測定機器が正常に起動していることを確認する。

⑤ 検体測定室内で受検者に対応するときは，【検体測定室感染対策マニュアル】に従い，白衣を着用し，感染性物質に接する可能性に応じて，マスクおよび手袋（パウダーフリー）を着用すること。なお，手袋は，測定ごとの交換が原則である。

▶2. 受検者対応

① 検体測定室内では，原則，薬局（検体測定室開設施設）内にある水道設備を用いて，手をきれいに洗浄していただく。

② ㊞検体測定サービス申込書兼承諾書の内容説明は，原則ブース内に入る前に，一通り説明をすることが望ましい。

③ ㊞測定結果を記入する【測定結果表】を受検者に説明し，測定数値の見方や意味についてもご理解いただく。

④ 検体測定室で最初に受検者に対応する際に，業務担当の明示と自己紹介を行う。

⑤ 検体測定室内では，【申込書兼承諾書】の内容を，運営責任者が口頭で説明する。

⑥ 別添の【自己採血による測定手順】を受検者に見せながら，測定作業の流れもあわせて説明し，自分で採血することを十分に説明する。

⑦ 説明後，受検者の同意がいただけた場合には，「同意する」欄へのチェックと連絡先等の記入をしていただく。

⑧ 【自己採血による測定手順】に沿って自己採血および測定を実施し，結果が出次第，測定結果を受検者と確認しながら【測定結果表】に記入し受検者へお渡しする。

⑨ くれぐれも，ガイドラインで指示されている疾患の罹患者や，自己採血のできない方には，測定サービスを実施しないこと。

注）㊞表示のある②および③については，臨時開設の場合に効率よく対応するための一例です。場合によっては常設の検体測定室においても実施できる項目です。

▶ 3. 測定方法
　① 別添の【自己採血による測定手順】に基づいて，実施する。
　　　※　採血および測定手順は，【自己採血による測定手順】を参照。
　② 測定に関わる備品セットは，運営責任者もしくは測定業務従事者が準備する。
　③ 穿刺の前に，一度測定する側の腕を下に伸ばし，血液を手先に集めるようにする。
　④ 穿刺は，机の上に指を置き，上から穿刺するようにする。
　⑤ キャピラリーへの血液の採取から，カートリッジホルダー装着，測定機器への挿入および測定開始まで，1分以内に完了すること。時間がかかってしまった場合は，新しい試薬カートリッジを準備し，血液の採取から再度行う。
　⑥ 測定機器へのカートリッジの設置および廃棄は，運営責任者もしくは測定業務従事者が手袋を装着して行う。なお，タッチパネルや機器，テーブルをむやみに触ることなく，血液の汚染が決して起こらぬよう配慮すること。
　⑦ 使用後の穿刺器具，アルコール綿，カートリッジなどは，使用後速やかに感染性廃棄物入れに廃棄すること。

▶ 4. 測定中および測定後の作業
　① カートリッジを測定機器で測定中に，測定数値の見方など一般的な説明を行い，受検者が判断していただくための理解を深める。
　② 検体測定中および測定後に，【検体測定室　測定受付および試薬台帳】と【検体測定結果管理台帳】の記入を行う。この作業は，受検者へ業務担当の明示と自己紹介を行った業務補助者等が行う場合もある。
　③ 結果をプリントした紙を確認し【測定結果表】に転記し，お渡しする。なお，結果が記されたプリントは，【検体測定結果管理台帳】に原本として貼付する。
　④ すべての受検者に，特定健康診査や健康診断の受診勧奨をし，測定結果による診断等に関する質問があった場合は，回答せずにかかりつけ医への相談等をするよう助言にとどめること。
　⑤ 受検者が検体測定室を出た後，再度汚染の確認とともにテーブルを清拭し，次の受検者を迎えるための準備を行う。

【二　測定用機械器具の操作方法】
　※　詳細な機器の使用方法については，利用する機器の簡易操作ガイドや取扱説明書を確認すること。

▶ 1. 利用機器
　機器名称　　アリーア Afinion アナライザー
　販売会社　　アリーア メディカル株式会社

▶ 2. 使用環境
　① 直射日光が直接当たる場所や，過度または急な温度変化が起こる場所に設置しない

こと。
② 振動のない，安定した水平なテーブル面に設置すること。
③ 機器の背面にある換気口の機能が妨げられぬように設置すること。
④ 起動時に，機器に衝撃を与えたり，むやみに移動させたりしないこと。

▶3. 始動と終了
① 設置後，初めての始動時
　ⅰ　電源をオンにし，セルフテストおよびウォーミングアップが行われる。
　ⅱ　必要に応じて取扱説明書「4.設定」を参照し初期設定を行う。
　ⅲ　初期設定終了後，メインメニューが表示される。
② 2回目以降の始動時
　ⅰ　電源をオンにし，セルフテストおよびウォーミングアップが行われる。
　ⅱ　正常に終了後，スタートアップメニューが表示される。
③ 終了手順
　ⅰ　装置が測定中でないことを確認する。
　　※　不適切な電源オフを行うと，実施中であった検体は測定が行われず，新しい検体および試薬を用いて再度実施する必要がある。
　ⅱ　スタートアップメニューに戻る。
　ⅲ　本体「電源ボタン」で電源をオフにして，装置の電源を切る。

▶4. 検体の測定
① スタートメニューから「検体測定ボタン」をタッチする。
② 検体の入ったカートリッジが準備できたら，本体のカバーを開ける。
③ カートリッジを本体にセットする。
④ 本体のカバーを閉じると，自動的に測定が開始される。
⑤ 測定が終了すると，結果が画面に表示される。
⑥ ［プリント］を選択し，結果を印刷する。
⑦ 本体のカバーを開け，カートリッジを廃棄処分する。
⑧ 本体のカバーを閉じる。

【三　測定に当たっての注意事項】
※　「検体測定室に関するガイドライン」，および「検体測定室に関するガイドラインに係る疑義解釈集（Q&A）」を守り実施する。

▶1. 検体測定室の場所の環境管理
① 検体測定室では，血液を扱うことから，飛沫感染等の感染防止を図る必要がある。したがって，受検者の自己採取等に支障がないよう他の場所と仕切りで区別し，十分な広さを確保するものとする。
② 検体測定室は，十分な照明の確保，防塵，防虫等への措置に対応し，適切に行うこ

と。
③ 検体の測定値に異常等が出るような場合は，内部精度管理を実施し，実施が難しい状態であれば，検体測定室の利用を中止する。

▶ 2. 採血および測定

① 穿刺および採血行為は，受検者自身に行っていただくこと。必要な情報提供は，十分に行うこと。
② 採血の実施中および実施後に気分が悪くなるなどの急変があった場合は，周りの運営責任者等に連絡をとり，簡易ベッドで休ませるとともに，必要に応じて【受検者の体調急変時に対する救急通報体制の手順書】に従って適切に対応すること。
③ 測定が適切に行われなかった場合や，異常値を示した場合には，受検者と相談し，再度実施するかを決定すること。なお，適切に行われなかった理由が測定機器によるものであった場合は，【測定機器保守管理標準作業書】に基づいて，直ちに内部精度管理を実施すること。
④ 採血後，必ず手袋を装着して，検体を入れたキャピラリーがカートリッジに確実に挿入されているかを確認し，測定機器にセットする。

▶ 3. 衛生環境

① 運営責任者等は，感染防止を基本とした個人用防具を【検体測定室感染対策マニュアル】に基づいて適切に使用し，感染経路の予防策を実施すること。
② ディスポーザブルの穿刺器具や血液をぬぐったアルコール綿等は，使用後直ちに専用の感染性廃棄物処理用の容器に入れること。
③ 検体測定室内のテーブル等は，適宜清拭等をして，衛生環境の整備に努めること。

▶ 4. 結果の報告と情報提供

① 受検者には，実施前の時間を利用して，測定の結果に関する数値を理解するための一般的な情報提供を行う。
② 受検者には，測定結果に基づいた判定や情報提供はしないこと。
③ 受検者への測定結果報告は，測定値と測定項目の基準値のみにとどめること。なお，測定結果による診断等に関する質問があった場合は，回答せず，かかりつけ医への相談等をするよう助言にとどめること。ただし，特定の医療機関のみを受検者に紹介しないこと。また，測定結果を踏まえた物品購入の勧奨は行わないこと。
④ 受検者には，測定結果の値にかかわらず，特定健康診査や健康診断の受診勧奨をすること。

▶ 5. 書類作成

① 書類は，実施後速やかに記録を残すこと。

【四　作成及び改定年月日】

作成日	改定年月日	作成者	承認者	備考
2014年7月1日		○○○○	△△△△	
	2014年7月11日	○○○○	△△△△	Q&A集への対応

測定標準作業書

d． A1c GEAR S　（三和化学研究所）〔HbA1c測定用〕
　　A1c GEAR K　（協和メデックス）〔HbA1c測定用〕

※あくまで作成案であり，ガイドライン等および測定機器・試薬の添付文書をよく読み，実際の運用を確認したうえで作成してください。

【一　測定の実施方法】

▶ 1．事前準備および測定前のチェック
　① 運営責任者・測定業務従事者・業務補助者がそろい，実施に関わる作業手順を確認する。
　② 検体測定室に備えるべき機器，備品および掲示物がそろっていることを確認する。
　③ 緊急時に利用する可能性のある，簡易ベッド等の備品等についても，設置場所を確認し，対応手順を確認する。
　④ 【測定機器保守管理標準作業書】に従い，測定機器が正常に起動していることを確認する。
　⑤ 検体測定室内で受検者に対応するときは，【検体測定室感染対策マニュアル】に従い，白衣を着用し，感染性物質に接する可能性に応じて，マスクおよび手袋（パウダーフリー）を着用すること。なお，手袋は，測定ごとの交換が原則である。

▶ 2．受検者対応
　① 検体測定室内では，原則，薬局（検体測定室開設施設）内にある水道設備を用いて，手をきれいに洗浄していただく。
　② ㊧申込書兼承諾書の内容説明は，原則ブース内に入る前に，一通り説明をすることが望ましい。
　③ ㊧測定結果を記入する【測定結果表】を受検者に説明し，測定数値の見方や意味についてもご理解いただく。
　④ 検体測定室で最初に受検者に対応する際に，業務担当の明示と自己紹介を行う。
　⑤ 検体測定室内では，【申込書兼承諾書】の内容を，運営責任者が口頭で説明する。
　⑥ 別添の【自己採血による測定手順】を受検者に見せながら，測定作業の流れもあわせて説明し，自分で採血することを十分に説明する。
　⑦ 説明後，受検者の同意がいただけた場合には，「同意する」欄へのチェックと連絡先等の記入をしていただく。
　⑧ 【自己採血による測定手順】に沿って自己採血および測定を実施し，結果が出次第，測定結果を受検者と確認しながら【測定結果表】に記入し受検者へお渡しする。
　⑨ くれぐれも，ガイドラインで指示されている疾患の罹患者や，自己採血のできない方には，測定サービスを実施しないこと。
　　注）㊧表示のある②および③については，臨時開設の場合に効率よく対応するための一例です。場合によっては常設の検体測定室においても実施できる項目です。

▶3. 測定方法
① 別添の【自己採血による測定手順】に基づいて，実施する。
※ 採血および測定手順は，【自己採血による測定手順】を参照。
② 測定に関わる穿刺器具，試薬は，運営責任者もしくは測定業務従事者が準備する。
③ 穿刺の前に，血液を手先に集めるようにする。
④ 穿刺は，机の上に指を置き，上から穿刺するようにする。
⑤ キャピラリへの血液の採取から，測定機器への挿入および測定開始まで，速やかに完了すること（1分以内）。
⑥ 運営責任者もしくは測定業務従事者は，手袋を装着して一連の作業を行うこと。なお，操作画面や機器，テーブルをむやみに触ることなく，血液による汚染が決して起こらぬよう配慮すること。
⑦ 使用後の穿刺器具，アルコール綿，試薬などは，使用後速やかにバイオハザードマークの付いた容器に廃棄すること。

▶4. 測定中および測定後の作業
① 検体測定中に，測定数値の見方など，一般的な説明を行い，受検者に判断していただくための理解を深める。
② 検体測定中および測定後に，【検体測定室　測定受付および試薬台帳】と【検体測定結果管理台帳】の記入を行う。この作業は，受検者へ業務担当の明示と自己紹介を行った業務補助者等が行う場合もある。
③ 結果をプリントした紙を確認し，【測定結果表】に転記し，お渡しする。なお，結果が記されたプリントは，【検体測定結果管理台帳】に原本として貼付する。
④ すべての受検者に，特定健康診査や健康診断の受診勧奨をし，測定結果による診断等に関する質問があった場合は，回答せずにかかりつけ医への相談等をするよう助言にとどめること。
⑤ 受検者が検体測定室を出た後，再度汚染の確認とともにテーブルを清拭し，次の受検者を迎えるための準備を行う。

【二　測定用機械器具の操作方法】
※ 詳細な機器の使用方法については，販売会社の説明を受け，利用する機器の取扱説明書を確認すること。

▶1. 利用機器
機器名称　A1c GEAR S　　　　　A1c GEAR K
販売会社　株式会社三和化学研究所　協和メデックス株式会社

▶2. 使用環境
① 室温15～30℃，湿度20～80％の場所に設置する。
② 直射日光が直接当たる場所や，過度または急な温度変化が起こる場所に設置しない

こと。
③ 振動のない，安定した水平なテーブル面に設置すること。
④ 機器の前面および背面にある換気口の機能が妨げられぬように設置すること。

▶3. 始動と終了（取扱説明書を参照）
① 設置後，初めての始動時
　ⅰ　プリンターペーパーをセットする。
② 測定時
　ⅰ　電源をオンにするとウォームアップが始まる。
　ⅱ　ウォームアップ終了後，マスターカーブカードを登録する。
③ 終了時
　ⅰ　電源をオフにして，装置の電源を切る。

▶4. 検体の測定
① 試薬キットを30分以上室温（15〜30℃）に放置する。
② 専用キャピラリおよび専用ディスポチップを袋から取り出し，カートリッジホルダーに載せる。
③ 試薬カートリッジを取り出し転倒混和させ，試薬がシール面に付着していないことを確認後，カートリッジホルダーに載せる。
④ カートリッジホルダーに付属する穴開けピンを利用して専用キャピラリ挿入部の「〇印」に穴を開ける。
⑤ 専用キャピラリを斜めに向けて持ち，毛細管部を血液に接触させて採取する。
⑥ 専用キャピラリ挿入部に開けた穴に，検体採取した専用キャピラリを突き当たるまで差し込む。
⑦ 専用ディスポチップをカートリッジの専用ディスポチップ挿入部に挿入する。
⑧ 本体の扉を開け，レール1（右）に突き当たるまでカートリッジを挿入する。
⑨ 本体の蓋を閉じ，スタートボタンを押すと測定が開始される。
⑩ 測定が終了すると結果が画面に表示され，順次プリントアウトされる。
⑪ 本体の蓋を開け，カートリッジを廃棄処分する。
⑫ 本体の蓋を閉じる。

【三　測定に当たっての注意事項】
※「検体測定室に関するガイドライン」，および「検体測定室に関するガイドラインに係る疑義解釈集（Q&A）」を守り実施する。

▶1. 検体測定室の場所の環境管理
① 検体測定室では，血液を扱うことから，飛沫感染等の感染防止を図る必要がある。したがって，受検者の自己採取等に支障がないよう他の場所と仕切りで区別し，十分な広さを確保するものとする。

②　検体測定室は，十分な照明の確保，防塵，防虫等への措置に対応し，適切に行うこと。
③　検体の測定値に異常等が出るような場合は，内部精度管理を実施し，実施が難しい状態であれば，検体測定室の利用を中止する。

▶2.　採血および測定

①　穿刺および採血行為は，受検者自身に行っていただくこと。必要な情報提供は，十分に行うこと。
②　採血の実施中および実施後に気分が悪くなるなどの急変があった場合は，周りの運営責任者等に連絡をとり，簡易ベッドで休ませるとともに，必要に応じて【受検者の体調急変時に対する救急通報体制の手順書】に従って適切に対応すること。
③　測定が適切に行われなかった場合や，異常値を示した場合には，受検者と相談し，再度実施するかを決定すること。なお，適切に行われなかった理由が測定機器によるものであった場合は，【測定機器保守管理標準作業書】に基づいて，直ちに内部精度管理を実施すること。
④　採血後，必ず手袋を装着して，検体を入れたカートリッジが正常にセットされているかを確認し，測定機器にセットする。

▶3.　衛生環境

①　運営責任者等は，感染防止を基本とした個人用防具を【検体測定室感染対策マニュアル】に基づいて適切に使用し，感染経路の予防策を実施すること。
②　ディスポーザブルの穿刺機器や血液をぬぐったアルコール綿等は，使用後直ちに専用の感染性廃棄物処理用のバイオハザードマークの付いた容器に入れること。
③　検体測定室内のテーブル等は，適宜清拭等をして，衛生環境の整備に努めること。

▶4.　結果の報告と情報提供

①　受検者には，実施前の時間を利用して，測定の結果に関する数値を理解するための一般的な情報提供を行う。
②　受検者には，測定結果に基づいた判定や情報提供はしないこと。
③　受検者への測定結果報告は，測定値と測定項目の基準値のみにとどめること。なお，測定結果による診断等に関する質問があった場合は，回答せず，かかりつけ医への相談等をするよう助言にとどめること。ただし，特定の医療機関のみを受検者に紹介しないこと。また，測定結果を踏まえた物品購入の勧奨は行わないこと。
④　受検者には，測定結果の値にかかわらず，特定健康診査や健康診断の受診勧奨をすること。

▶5.　書類作成

①　書類は，実施後速やかに記録を残すこと。

【四　作成及び改定年月日】

作成日	改定年月日	作成者	承認者	備考
2014年8月1日		○○○○	△△△△	

測定標準作業書

e. A1c iGear S （三和化学研究所）〔HbA1c測定用〕
　A1c iGear K （協和メデックス）〔HbA1c測定用〕

※あくまで作成案であり，ガイドライン等および測定機器・試薬の添付文書をよく読み，実際の運用を確認したうえで作成してください．

【一　測定の実施方法】

▶ 1. 事前準備および測定前のチェック

① 運営責任者，測定業務従事者，業務補助者がそろい，実施に関わる作業手順を確認する．

② 検体測定室に備えるべき機器，備品および掲示物がそろっていることを確認する．

③ 緊急時に利用する可能性のある，簡易ベッド等の備品等についても，設置場所を確認し，対応手順を確認する．

④ 【測定機器保守管理標準作業書】に従い，測定機器が正常に起動していることを確認する．

⑤ 検体測定室内で受検者に対応するときは，【検体測定室感染対策マニュアル】に従い，白衣を着用し，感染性物質に接する可能性に応じて，マスクおよび手袋（パウダーフリー）を着用すること．なお，手袋は，測定ごとの交換が原則である．

▶ 2. 受検者対応

① 検体測定室内では，原則，薬局（検体測定室開設施設）内にある水道設備を用いて，手をきれいに洗浄していただく．

② 臨申込書兼承諾書の内容説明は，原則ブース内に入る前に，一通り説明をすることが望ましい．

③ 臨測定結果を記入する【測定結果表】を受検者に説明し，測定数値の見方や意味についてもご理解いただく．

④ 検体測定室で最初に受検者に対応する際に，業務担当の明示と自己紹介を行う．

⑤ 検体測定室内では，【申込書兼承諾書】の内容を，運営責任者が口頭で説明する．

⑥ 別添の【自己採血による測定手順】を受検者に見せながら，測定作業の流れもあわせて説明し，自分で採血することを十分に説明する．

⑦ 説明後，受検者の同意がいただけた場合には，「同意する」欄へのチェックと連絡先等の記入をしていただく．

⑧ 【自己採血による測定手順】に沿って自己採血および測定を実施し，結果が出次第，測定結果を受検者と確認しながら【測定結果表】に記入し受検者へお渡しする．

⑨ くれぐれも，ガイドラインで指示されている疾患の罹患者や，自己採血のできない方には，測定サービスを実施しないこと．

　注）臨表示のある②および③については，臨時開設の場合に効率よく対応するための一例です．場合によっては常設の検体測定室においても実施できる項目です．

▶ 3. 測定方法
① 別添の【自己採血による測定手順】に基づいて，実施する。
　　※　採血および測定手順は，【自己採血による測定手順】を参照。
② 測定に関わる穿刺器具，試薬は，運営責任者もしくは測定業務従事者が準備する。
③ 穿刺の前に，血液を手先に集めるようにする。
④ 穿刺は，机の上に指を置き，上から穿刺するようにする。
⑤ キャピラリへの血液の採取から，測定機器への挿入および測定開始まで，速やかに完了すること（1分以内）。
⑥ 運営責任者もしくは測定業務従事者は，手袋を装着して一連の作業を行うこと。なお，操作画面や機器，テーブルをむやみに触ることなく，血液による汚染が決して起こらぬよう配慮すること。
⑦ 使用後の穿刺器具，アルコール綿，試薬などは，使用後速やかに，バイオハザードマークの付いた容器に廃棄すること。

▶ 4. 測定中および測定後の作業
① 検体測定中に，測定数値の見方など，一般的な説明を行い，受検者に判断していただくための理解を深める。
② 検体測定中および測定後に，【検体測定室　測定受付および試薬台帳】と【検体測定結果管理台帳】の記入を行う。この作業は，受検者へ業務担当の明示と自己紹介を行った業務補助者等が行う場合もある。
③ 結果をプリントした紙を確認し，【測定結果表】に転記し，お渡しする。なお，結果が記されたプリントは，【検体測定結果管理台帳】に原本として貼付する。
④ すべての受検者に，特定健康診査や健康診断の受診勧奨をし，測定結果による診断等に関する質問があった場合は，回答せずにかかりつけ医への相談等をするよう助言にとどめること。
⑤ 受検者が検体測定室を出た後，再度汚染の確認とともにテーブルを清拭し，次の受検者を迎えるための準備を行う。

【二　測定用機械器具の操作方法】
※　詳細な機器の使用方法については，販売会社の説明を受け，利用する機器の取扱説明書を確認すること。

▶ 1. 利用機器
　　機器名称　A1c iGear S　　　　　　A1c iGear K
　　販売会社　株式会社三和化学研究所　協和メデックス株式会社

▶ 2. 使用環境
① 室温15〜30℃，湿度20〜80％の場所に設置する。
② 直射日光が直接当たる場所や，過度または急な温度変化が起こる場所に設置しない

こと。
③ 振動のない，安定した水平なテーブル面に設置すること。
④ 機器の前面および背面にある換気口の機能が妨げられぬように設置すること。

▶ 3. 始動と終了
① 設置後，初めての始動時
　ⅰ プリンターペーパーをセットする。
② 測定時
　ⅰ 電源をオンにすると，ウォームアップが始まる。
　ⅱ ウォームアップ終了後，マスターカーブカードを登録する。
③ 終了時
　ⅰ 電源をオフにして，装置の電源を切る。

▶ 4. 検体の測定
① 試薬キットを30分以上室温（15〜30℃）に放置する。
② 専用キャピラリおよび専用ディスポチップを袋から取り出し，カートリッジホルダーに載せる。
③ 試薬カートリッジを取り出し転倒混和させ，試薬がシール面に付着していないことを確認後，カートリッジホルダーに載せる。
④ カートリッジホルダーに付属する穴開けピンを利用して，専用キャピラリ挿入部の「〇印」に穴を開ける。
⑤ 専用キャピラリを斜めに向けて持ち，毛細管部を血液に接触させて採取する。
⑥ 専用キャピラリ挿入部に開けた穴に，検体採取した専用キャピラリを突き当たるまで差し込む。
⑦ 専用ディスポチップをカートリッジの専用ディスポチップ挿入部に挿入する。
⑧ 本体の扉を開け，レール1（右）に突き当たるまでカートリッジを挿入する。
⑨ 本体の扉を閉じ，測定開始ボタンを押すと測定が開始される。
⑩ 測定が終了すると結果が画面に表示され，順次プリントアウトされる。
⑪ 本体の扉を開け，カートリッジを廃棄する。
⑫ 本体の扉を閉じる。

【三　測定に当たっての注意事項】
※ 「検体測定室に関するガイドライン」，および「検体測定室に関するガイドラインに係る疑義解釈集（Q&A）」を守り実施する。

▶ 1. 検体測定室の場所の環境管理
① 検体測定室では，血液を扱うことから，飛沫感染等の感染防止を図る必要がある。したがって，受検者の自己採取等に支障がないよう他の場所と仕切りで区別し，十分な広さを確保するものとする。

② 検体測定室は，十分な照明の確保，防塵，防虫等への措置に対応し，適切に行うこと。
③ 検体の測定値に異常等が出るような場合は，内部精度管理を実施し，実施が難しい状態であれば，検体測定室の利用を中止する。

▶ 2. 採血および測定
① 穿刺および採血行為は，受検者自身に行っていただくこと。必要な情報提供は，十分に行うこと。
② 採血の実施中および実施後に気分が悪くなるなどの急変があった場合は，周りの運営責任者等に連絡をとり，簡易ベッドで休ませるとともに，必要に応じて【受検者の体調急変時に対する救急通報体制の手順書】に従って適切に対応すること。
③ 測定が適切に行われなかった場合や，異常値を示した場合には，受検者と相談し，再度実施するかを決定すること。なお，適切に行われなかった理由が測定機器によるものであった場合は，【測定機器保守管理標準作業書】に基づいて，直ちに内部精度管理を実施すること。
④ 採血後，必ず手袋を装着して，検体を入れたカートリッジが正常にセットされているかを確認し，測定機器にセットする。

▶ 3. 衛生環境
① 運営責任者等は，感染防止を基本とした個人用防具を【検体測定室感染対策マニュアル】に基づいて適切に使用し，感染経路の予防策を実施すること。
② ディスポーザブルの穿刺器具や血液をぬぐったアルコール綿等は，使用後直ちに専用の感染性廃棄物処理用のバイオハザードマークの付いた容器に入れること。
③ 検体測定室内のテーブル等は，適宜清拭等をして，衛生環境の整備に努めること。

▶ 4. 結果の報告と情報提供
① 受検者には，実施前の時間を利用して，測定の結果に関する数値を理解するための一般的な情報提供を行う。
② 受検者には，測定結果に基づいた判定や情報提供はしないこと。
③ 受検者への測定結果報告は，測定値と測定項目の基準値のみにとどめること。なお，測定結果による診断等に関する質問があった場合は，回答せず，かかりつけ医への相談等をするよう助言にとどめること。ただし，特定の医療機関のみを受検者に紹介しないこと。また，測定結果を踏まえた物品購入の勧奨は行わないこと。
④ 受検者には，測定結果の値にかかわらず，特定健康診査や健康診断の受診勧奨をすること。

▶ 5. 書類作成
① 書類は，実施後速やかに記録を残すこと。

【四　作成及び改定年月日】

作成日	改定年月日	作成者	承認者	備考
○○年○月○日		○○○○	△△△△	

測定標準作業書

f. メディセーフフィット　（テルモ）〔血糖測定用〕

※あくまで作成案であり，ガイドライン等および測定機器・試薬の添付文書をよく読み，実際の運用を確認したうえで作成してください。

【一　測定の実施方法】

▶1. 事前準備および測定前のチェック

　① 運営責任者，測定業務従事者，業務補助者がそろい，実施に関わる作業手順を確認する。

　② 検体測定室に備えるべき機器，備品および掲示物がそろっていることを，【備品チェック一覧表】を用いて確認する。

　③ 緊急時に利用する可能性のある，簡易ベッド等の備品等についても，設置場所を確認し，対応手順を確認する。

　④ 【測定機器保守管理標準作業書】に従い，測定機器が正常に起動していることを確認する。

　⑤ 検体測定室内で受検者に対応するときは，【検体測定室感染対策マニュアル】に従い，白衣を着用し，感染性物質に接する可能性に応じて，マスクおよび手袋（パウダーフリー）を着用すること。なお，手袋は，測定ごとの交換が原則である。

▶2. 受検者対応

　① 検体測定室内では，原則，薬局（検体測定室開設施設）内にある水道設備を用いて，手をきれいに洗浄していただく。

　② 臨検体測定サービス申込書兼承諾書の内容説明は，原則ブース内に入る前に，一通り説明をすることが望ましい。

　③ 臨測定結果を記入する【測定結果表】を受検者に説明し，測定数値の見方や意味についてもご理解いただく。

　④ 検体測定室で最初に受検者に対応する際に，業務担当の明示と自己紹介を行う。

　⑤ 検体測定室内では，【申込書兼承諾書】の内容を，運営責任者が口頭で説明する。

　⑥ 別添の【自己採血による測定手順】を受検者に見せながら，測定作業の流れもあわせて説明し，自分で採血することを十分に説明する。

　⑦ 説明後，受検者の同意がいただけた場合には，「同意する」欄へのチェックと連絡先等の記入をしていただく。

　⑧ 【自己採血による測定手順】に沿って自己採血および測定を実施し，結果が出次第，測定結果を受検者と確認しながら【測定結果表】に記入し受検者へお渡しする。

　⑨ くれぐれも，ガイドラインで指示されている疾患の罹患者や，自己採血のできない方には，測定サービスを実施しないこと。

　　注）臨表示のある②および③については，臨時開設の場合に効率よく対応するための一例です。場合によっては常設の検体測定室においても実施できる項目です。

▶ 3. 測定方法
① 別添の【自己採血による測定手順】に基づいて，実施する。
　　※　採血および測定手順は，【自己採血による測定手順】を参照。
② 測定に関わる備品セットは，運営責任者もしくは測定業務従事者が準備する。
③ 運営責任者もしくは測定業務従事者は測定機器を準備する。
④ 穿刺は，机の上に指を置き，上から穿刺するようにする。
⑤ 血液が出たら，すぐに，測定用チップの先端を血液に軽くつけ，血液を吸引する。
⑥ 「ピー」と音が鳴ったら，先端を速やかに血液から離す。
⑦ 数秒後，測定値が表示される。
⑧ 受検者とともに測定数値を確認後，空のチップケースを測定用チップにかぶせイジェクターを前に押し出して測定用チップを外す（測定用チップを直接手で外さないこと）。
⑨ 測定機器への測定用チップの装着および廃棄等は，運営責任者もしくは測定業務従事者が手袋を装着して行う。なお，機器，テーブルをむやみに触ることなく，血液の汚染が決して起こらぬよう配慮すること。
⑩ 使用後の穿刺器具，アルコール綿，測定用チップなどは，使用後速やかに感染性廃棄物入れに廃棄すること。

▶ 4. 測定中および測定後の作業
① 検体測定中に，測定数値の見方など，一般的な説明を行い，受検者に判断していただくための理解を深める。
② 検体測定中および測定後に，【検体測定室　測定受付および試薬台帳】と【検体測定結果管理台帳】の記入を行う。この作業は，受検者へ業務担当の明示と自己紹介を行った業務補助者等が行う場合もある。
③ 結果を受検者と確認しながら【測定結果表】に転記し，お渡しする。
④ すべての受検者に，特定健康診査や健康診断の受診勧奨をし，測定結果による診断等に関する質問があった場合は，回答せずにかかりつけ医への相談等をするよう助言にとどめること。
⑤ 受検者が検体測定室を出た後，再度汚染の確認とともにテーブルを清拭し，次の受検者を迎えるための準備を行う。

【二　測定用機械器具の機方法】
　　※　詳細な機器の使用方法については，利用する機器の取扱説明書を確認すること。
▶ 1. 利用機器
　　機器名称　　　メディセーフフィット
　　製造販売業者　テルモ株式会社

▶ 2. 使用環境
① 周囲温度：5～40℃（ただし結露なきこと）
② 相対湿度：30～85％（ただし結露なきこと）

▶ 3. 始動と終了
① 設置後，初めての始動時
　ⅰ　［電源］を押すと，画面に「現在の日時と時刻」が表示される。
　ⅱ　時刻に誤差が生じている場合は，取扱説明書「日付と時刻の合わせかた」の記載に従い，時間設定を行う。
　ⅲ　時間設定終了後，画面に「チップをつける」と表示される。
② 2回目以降の始動時
　ⅰ　［電源］を押し，画面に「現在の日時と時刻」が表示された後，「チップをつける」と表示される。
③ 終了手順
　ⅰ　装置が測定中でないことを確認する。
　　　※　不適切な電源オフを行うと，実施中であった検体は測定が行われず，新しい検体および測定用チップを用いて再度実施する必要がある。
　ⅱ　［電源］ボタンを1秒以上押し続けて，電源を切る。

▶ 4. 検体の測定
① 「電源」を押す。現在の日付と時刻が表示された後，「チップをつける」と表示される。
② 保護キャップを外す。
③ 測定用チップのフィルムシールをすべて外す。
④ 測定用チップを血糖計の先に，「カクッ」となるまで，まっすぐ奥まで押し込む。
⑤ チップケースを血糖計からまっすぐに引き抜く。
⑥ 「ピピッ」と鳴って，「OK」（オーケー表示）が点灯する。
　　※　できるだけ早く，測定すること。
⑦ 測定用チップの先端を血液に接触させ，吸引する。
⑧ 「ピー」と鳴って「測定中」と表示されたら血液から離す。
⑨ 測定完了までの秒数（約9秒）が表示される。
⑩ 「ピー」と鳴って，測定値が表示される。
⑪ 上記⑤でとっておいた空のチップケースを測定用チップの上にかぶせる。
⑫ イジェクターを前に押し出して測定用チップを外し廃棄処分する。
⑬ 電源を切る。
⑭ 血糖計に保護キャップをかぶせる。

【三　測定に当たっての注意事項】

※　「検体測定室に関するガイドライン」，および「検体測定室に関するガイドラインに係る疑義解釈集（Q&A）」を守り実施する。

▶1.　検体測定室の場所の環境管理
　①　検体測定室では，血液を扱うことから，飛沫感染等の感染防止を図る必要がある。したがって，受検者の自己採取等に支障がないよう他の場所と仕切りで区別し，十分な広さを確保するものとする。
　②　検体測定室は，十分な照明の確保，防塵，防虫等への措置に対応し，適切に行うこと。
　③　検体の測定値に異常等が出るような場合は，内部精度管理を実施し，実施が難しい状態であれば，検体測定室の利用を中止する。

▶2.　採血および測定
　①　穿刺および採血行為は，受検者自身に行っていただくこと。必要な情報提供は，十分に行うこと。
　②　採血の実施中および実施後に気分が悪くなるなどの急変があった場合は，周りの運営責任者等に連絡を取り，簡易ベッドで休ませるとともに，必要に応じて【受検者の体調急変時に対する救急通報体制の手順書】に従って適切に対応すること。
　③　測定が適切に行われなかった場合や，異常値を示した場合には，受検者と相談し，再度実施するかを決定すること。なお，適切に行われなかった理由が測定機器によるものであった場合は，【測定機器保守管理標準作業書】に基づいて，直ちに内部精度管理を実施すること。
　④　必ず手袋（パウダーフリー）を装着して，測定機器に空のチップケースをかぶせ，測定用チップを外すこと。

▶3.　衛生環境
　①　運営責任者等は，感染防止を基本とした個人用防具を【検体測定室感染対策マニュアル】に基づいて適切に使用し，感染経路の予防策を実施すること。
　②　ディスポーザブルの穿刺器具や血液をぬぐったアルコール綿，測定後の測定用チップ（チップケース）等は，使用後直ちに専用の感染性廃棄物処理用の容器に入れること。
　③　検体測定室内のテーブル等は，適宜清拭等をして，衛生環境の整備に努めること。

▶4.　結果の報告と情報提供
　①　受検者には，実施前の時間を利用して，測定の結果に関する数値を理解するための一般的な情報提供を行う。
　②　受検者には，測定結果に基づいた判定や情報提供はしないこと。

③ 受検者への測定結果報告は，測定値と測定項目の基準値のみにとどめること。なお，測定結果による診断等に関する質問があった場合は，回答せず，かかりつけ医への相談等をするよう助言にとどめること。ただし，特定の医療機関のみを受検者に紹介しないこと。また，測定結果を踏まえた物品購入の勧奨は行わないこと。

④ 受検者には，測定結果の値にかかわらず，特定健康診査や健康診断の受診勧奨をすること。

▶ 5. 書類作成
① 書類は，実施後速やかに記録を残すこと。

【四　作成及び改定年月日】

作成日	改定年月日	作成者	承認者	備考
2014年7月1日		〇〇〇〇	△△△△	
	2014年7月11日	〇〇〇〇	△△△△	Q&A集への対応

測定標準作業書

g. Quo-Labメーター （ニプロ）〔HbA1c測定用〕

※あくまで作成案であり，ガイドライン等および測定機器・試薬の添付文書をよく読み，実際の運用を確認したうえで作成してください。

【一　測定の実施方法】

▶1. 事前準備および測定前のチェック

① 運営責任者，測定業務従事者，業務補助者がそろい，実施に関わる作業手順を確認する。

② 検体測定室に備えるべき機器，備品および掲示物がそろっていることを，【備品チェック一覧表】を用いて確認する。

③ 緊急時に利用する可能性のある，簡易ベッド等の備品等についても，設置場所を確認し，対応手順を確認する。

④ 【測定機器保守管理標準作業書】に従い，測定機器が正常に起動していることを確認する。

⑤ 検体測定室内で受検者に対応するときは，【検体測定室感染対策マニュアル】に従い，白衣を着用し，感染性物質に接する可能性に応じて，マスクおよび手袋（パウダーフリー）を着用すること。なお，手袋は，測定ごとの交換が原則である。

▶2. 受検者対応

① 検体測定室内では，原則，薬局（検体測定室開設施設）内にある水道設備を用いて，手をきれいに洗浄していただく。

② ㊞検体測定サービス申込書兼承諾書の内容説明は，原則ブース内に入る前に，一通り説明をすることが望ましい。

③ ㊞測定結果を記入する【測定結果表】を受検者に説明し，測定数値の見方や意味についてもご理解いただく。

④ 検体測定室で最初に受検者に対応する際に，業務担当の明示と自己紹介を行う。

⑤ 検体測定室内では，【申込書兼承諾書】の内容を，運営責任者が口頭で説明する。

⑥ 別添の【自己採血による測定手順】を受検者に見せながら，測定作業の流れもあわせて説明し，自分で採血することを十分に説明する。

⑦ 説明後，受検者の同意がいただけた場合には，「同意する」欄へのチェックと連絡先等の記入をしていただく。

⑧ 【自己採血による測定手順】に沿って自己採血および測定を実施し，結果が出次第，測定結果を受検者と確認しながら【測定結果表】に記入し受検者へお渡しする。

⑨ くれぐれも，ガイドラインで指示されている疾患の罹患者や，自己採血のできない方には，測定サービスを実施しないこと。

注）㊞表示のある②および③については，臨時開設の場合に効率よく対応するための一例です。場合によっては常設の検体測定室においても実施できる項目です。

▶ 3. 測定方法
① 別添の【自己採血による測定手順】に基づいて，実施する。
　※　採血および測定手順は，【自己採血による測定手順】を参照。
② 測定に関わる備品セットは，運営責任者もしくは測定業務従事者が準備する。
③ 穿刺の前に，一度測定する側の腕を下に伸ばし，血液を手先に集めるようにする。
④ 穿刺は，机の上に指を置き，上から穿刺するようにする。
⑤ 測定機器へのカートリッジの設置および廃棄は，運営責任者もしくは測定業務従事者が手袋を装着して行う。なお，タッチパネルや機器，テーブルをむやみに触ることなく，血液の汚染が決して起こらぬよう配慮すること。
⑥ 使用後の穿刺器具，アルコール綿，カートリッジなどは，使用後速やかに感染性廃棄物入れに廃棄すること。

▶ 4. 測定中および測定後の作業
① カートリッジを測定機器で測定中に，測定数値の見方など一般的な説明を行い受検者に判断していただくための理解を深める。
② 検体測定中および測定後に，【検体測定室　測定受付および試薬台帳】と【検体測定結果管理台帳】の記入を行う。この作業は，受検者へ業務担当の明示と自己紹介を行った業務補助者等が行う場合もある。
③ 結果をプリントした紙を確認し【測定結果表】に転記し，お渡しする。なお，結果が記されたプリントは，【検体測定結果管理台帳】に原本として貼付する。
④ すべての受検者に，特定健康診査や健康診断の受診勧奨をし，測定結果による診断等に関する質問があった場合は，回答せずにかかりつけ医への相談等をするよう助言にとどめること。
⑤ 受検者が検体測定室を出た後，再度汚染の確認とともにテーブルを清拭し，次の受検者を迎えるための準備を行う。

【二　測定用機械器具の操作方法】
　※　詳細の機器の使用方法については，利用する機器の取扱説明書を確認すること。

▶ 1. 利用機器
　　機器名称　Quo-Lab メーター
　　販売会社　ニプロ株式会社

▶ 2. 使用環境
① 直射日光が直接当たる場所や，過度または急な温度変化が起こる場所に設置しないこと。
② 振動のない，安定した水平なテーブル面に設置すること。
③ 機器の背面にある換気口の機能が妨げられぬように設置すること（ユーザーガイド「1．安全上の注意」を参照）。

④　起動時に，機器に衝撃を与えたり，むやみに移動させたりしないこと。

▶ 3. 始動と終了
　①　設置後，初めての始動時
　　ⅰ　背面の接続口にバーコードスキャナ，プリンタ（オプション）を接続する。
　　　※　Quo-Labメーターには電源スイッチがないため，電源プラグを抜き差しして対応。
　　ⅱ　ACアダプターを本体に接続し，電源コードを主電源コンセントに接続する。
　　ⅲ　電源が接続されると，セルフチェックおよびウォームアップが行われる。
　　ⅳ　必要に応じてユーザーガイド「メニュー画面による設定」を参照して初期設定を行う。
　　ⅴ　初期設定終了後，ホーム画面が表示される。
　②　2回目以降の始動時
　　ⅰ　電源が接続されると，セルフチェックおよびウォームアップが行われる。
　　ⅱ　正常に終了後，ホーム画面が表示される。
　③　終了手順
　　ⅰ　装置が測定中でないことを確認する。
　　　※　不適切な電源オフを行うと，実施中であった検体は測定が行われず，新しい検体および試薬を用いて再度実施する必要がある。
　　ⅱ　ホーム画面に戻してから，本体背面に接続している電源プラグを抜く。

▶ 4. 検体の測定
　①　画面に「Scan lot code（ロットコードをスキャンしてください）」と表示されると測定可能な状態になる。
　②　カートリッジの箱にプリントされているキャリブレーションバーコードをスキャンする。
　③　カートリッジ上部のアルミホイルシールを剥がし，試薬ビーズがカートリッジ上にあることを目視で確認する。その際，液体部分を持たないように注意する（シールを剥がしてから1分以内に使用）。
　④　カートリッジをカートリッジチャンバーにセットする。
　⑤　「Insert Reagent（試薬ビーズを挿入してください）」と表示されたら，サンプルスティックの太いほうの端で試薬ビーズをテストカートリッジ内部に落とす（1分以内に実施）。
　⑥　テストカートリッジ上部の青い部分を押さえて，サンプルスティックを抜き取る。
　　　※　画面に「Rehydrating Reagent（試薬混和中）」と表示される。この工程に50秒ほどかかるため，この間に検体を準備する。
　⑦　サンプルスティックの尖った端を使用し検体を採取する。
　⑧　画面に「Insert Sample and Close Door（検体を挿入しカバーを閉めてください）」

と表示されたら，試薬ビーズを挿入した部位にサンプルスティックの先端部のおおよそ半分が入るまで押し込み，持ち手部分を手前に倒して折り，本体のカバーを完全に閉める（1分以内に実施）。

※　操作者IDまたは患者ID入力機能をオンにしていた場合は，IDをスキャン入力するよう画面に表示される。

⑨　結果が画面に表示され，プリンタ（オプション）を接続している場合は印刷出力される。

⑩　カバーを開けてカートリッジを取り出し，廃棄処分する。

【三　測定に当たっての注意事項】

※　「検体測定室に関するガイドライン」，および「検体測定室に関するガイドラインに係る疑義解釈集（Q&A）」を守り実施する。

▶1．検体測定室の場所の環境管理

①　検体測定室では，血液を扱うことから，飛沫感染等の感染防止を図る必要がある。したがって，受検者の自己採取等に支障がないよう他の場所と仕切りで区別し，十分な広さを確保するものとする。

②　検体測定室は，十分な照明の確保，防塵，防虫等への措置に対応し，適切に行うこと。

③　検体の測定値に異常等が出るような場合は，内部精度管理を実施し，実施が難しい状態であれば，検体測定室の利用を中止する。

▶2．採血および測定

①　穿刺および採血行為は，受検者自身に行っていただくこと。必要な情報提供は，十分に行うこと。

②　採血の実施中および実施後に気分が悪くなるなどの急変があった場合は，周りの運営責任者等に連絡をとり，簡易ベッドで休ませるとともに，必要に応じて【受検者の体調急変時に対する救急通報体制の手順書】に従って適切に対応すること。

③　測定が適切に行われなかった場合や，異常値を示した場合には，受検者と相談し，再度実施するかを決定すること。なお，適切に行われなかった理由が測定機器によるものであった場合は，【測定機器保守管理標準作業書】に基づいて，直ちに内部精度管理を実施すること。

④　採血後，必ず手袋を装着して，検体を入れたサンプルスティックがカートリッジに確実に挿入されているかを確認し，測定機器にセットする。

▶3．衛生環境

①　運営責任者等は，感染防止を基本とした個人用防具を【検体測定室感染対策マニュアル】に基づいて適切に使用し，感染経路の予防策を実施すること。

②　ディスポーザブルの穿刺器具や血液をぬぐったアルコール綿等は，使用後直ちに専

用の感染性廃棄物処理用の容器に入れること。
③ 検体測定室内のテーブル等は，適宜清拭等をして，衛生環境の整備に努めること。

▶4. 結果の報告と情報提供
① 受検者には，実施前の時間を利用して，測定の結果に関する数値を理解するための一般的な情報提供を行う。
② 受検者には，測定結果に基づいた判定や情報提供はしないこと。
③ 受検者への測定結果報告は，測定値と測定項目の基準値のみにとどめること。なお，測定結果による診断等に関する質問があった場合は，回答せず，かかりつけ医への相談等をするよう助言にとどめること。ただし，特定の医療機関のみを受検者に紹介しないこと。また，測定結果を踏まえた物品購入の勧奨は行わないこと。
④ 受検者には，測定結果の値にかかわらず，特定健康診査や健康診断の受診勧奨をすること。

▶5. 書類作成
① 書類は，実施後速やかに記録を残すこと。

【四　作成及び改定年月日】

作成日	改定年月日	作成者	承認者	備考
○○年○月○日		○○○○	△△△△	
	○○年○月○日	○○○○	△△△△	Q&A集への対応

測定標準作業書

h. cobas b 101 (ロシュ・ダイアグノスティックス)〔HbA1cおよび脂質測定用〕

※あくまで作成案であり，ガイドライン等および測定機器・試薬の添付文書をよく読み，実際の運用を確認したうえで作成してください。

【一　測定の実施方法】

▶1．事前準備および測定前のチェック

① 運営責任者，測定業務従事者，業務補助者がそろい，実施に関わる作業手順を確認する。

② 検体測定室に備えるべき機器，備品および掲示物がそろっていることを，【備品チェック一覧表】を用いて確認する。

③ 緊急時に利用する可能性のある，簡易ベッド等の備品等についても，設置場所を確認し，対応手順を確認する。

④ 【測定機器保守管理標準作業書】に従い，測定機器が正常に起動していることを確認する。

⑤ 検体測定室内で受検者に対応するときは，【検体測定室感染対策マニュアル】に従い，白衣を着用し，感染性物質に接する可能性に応じて，マスクおよび手袋（パウダーフリー）を着用すること。なお，手袋は，測定ごとの交換が原則である。

▶2．受検者対応

① 検体測定室内では，原則，薬局（検体測定室開設施設）内にある水道設備を用いて，手をきれいに洗浄していただく。

② 㻟検体測定サービス申込書兼承諾書の内容説明は，原則ブース内に入る前に，一通り説明をすることが望ましい。

③ 㻟測定結果を記入する【測定結果表】を受検者に説明し，測定数値の見方や意味についてもご理解いただく。

④ 検体測定室で最初に受検者に対応する際に，業務担当の明示と自己紹介を行う。

⑤ 検体測定室内では，【申込書兼承諾書】の内容を，運営責任者が口頭で説明する。

⑥ 別添の【自己採血による測定手順】を受検者に見せながら，測定作業の流れもあわせて説明し，自分で採血することを十分に説明する。

⑦ 説明後，受検者の同意がいただけた場合には，「同意する」欄へのチェックと連絡先等の記入をしていただく。

⑧ 【自己採血による測定手順】に沿って自己採血および測定を実施し，結果が出次第，測定結果を受検者と確認しながら【測定結果表】に記入し受検者へお渡しする。

⑨ くれぐれも，ガイドラインで指示されている疾患の罹患者や，自己採血のできない方には，測定サービスを実施しないこと。

注） 㻟表示のある②および③については，臨時開設の場合に効率よく対応するための一例です。場合によっては常設の検体測定室においても実施できる項目です。

▶3. 測定方法
① 別添の【自己採血による測定手順】に基づいて，実施する。
　　※　採血および測定手順は，【自己採血による測定手順】を参照。
② 測定に関わる備品セットは，運営責任者もしくは測定業務従事者が準備する。
③ 穿刺の前に，一度測定する側の腕を下に伸ばし，血液を手先に集めるようにする。
④ 穿刺は，机の上に指を置き，上から穿刺するようにする。
⑤ 試薬ディスクへの血液の採取から，測定機器への挿入および測定開始まで，HbA1c測定では1分以内，脂質測定では8分以内に完了すること。時間がかかってしまった場合は，新しい試薬ディスクを準備し，血液の採取から再度行う。
⑥ 測定機器への試薬ディスクの設置および廃棄は，運営責任者もしくは測定業務従事者が手袋を装着して行う。なお，タッチパネルや機器，テーブルをむやみに触ることなく，血液の汚染が決して起こらぬよう配慮すること。
⑦ 使用後の穿刺器具，アルコール綿，試薬ディスクなどは，使用後速やかに感染性廃棄物入れに廃棄すること。

▶4. 測定中および測定後の作業
① 試薬ディスクを測定機器で測定中に，測定数値の見方など一般的な説明を行い受検者に判断していただくための理解を深める。
② 検体測定中および測定後に，【検体測定室　測定受付および試薬台帳】と【検体測定結果管理台帳】の記入を行う。この作業は，受検者へ業務担当の明示と自己紹介を行った業務補助者等が行う場合もある。
③ 結果をプリントした紙を確認し【測定結果表】に転記し，お渡しする。なお，結果が記されたプリントは，【検体測定結果管理台帳】に原本として貼付する。
④ すべての受検者に，特定健康診査や健康診断の受診勧奨をし，測定結果による診断等に関する質問があった場合は，回答せずにかかりつけ医への相談等をするよう助言にとどめること。
⑤ 受検者が検体測定室を出た後，再度汚染の確認とともにテーブルを清拭し，次の受検者を迎えるための準備を行う。

【二　測定用機械器具の操作方法】
　　※　詳細な機器の使用方法については，利用する機器の取扱説明書を確認すること。
▶1. 利用機器
　　機器名称　cobas b 101
　　販売会社　ロシュ・ダイアグノスティックス株式会社

▶2. 使用環境
① 直射日光が直接当たる場所や，過度また急な温度変化が起こる場所に設置しないこと。

② 振動のない，安定した水平なテーブル面に設置すること．
③ 機器の前面および背面にある換気口の機能が妨げられぬように設置すること．
④ 起動時に，機器に衝撃を与えたり，むやみに移動させたりしないこと．

▶ 3. 始動と終了
① 設置後，初めての始動時
　i 電源をオンにすると，セルフテストおよびウォームアップが行われる．
　ii 正常に終了後，「タッチスクリーン補正」を行う．
　iii 続けて，以下の初期設定を行う．
　　※ 設定項目には，表示言語・日付表示形式・現在日付・時刻表示形式・現在時刻・HbA1c結果表示単位・eAG報告単位・脂質結果表示単位がある．
　iv 初期設定終了後，メインメニューが表示される．
② 2回目以降の始動時
　i 電源をオンにすると，セルフテストおよびウォームアップが行われる．
　ii 正常に終了後，メインメニューが表示される．
③ 終了手順
　i 装置が測定中でないことを確認する．
　　※ 不適切な電源オフを行うと，実施中であった検体は測定が行われず，新しい検体および試薬を用いて再度実施する必要がある．
　ii メインメニューに戻る．
　iii 終了処理をし，電源オフを指示するメッセージが表示される．
　iv 電源をオフにして，装置の電源を切る．

▶ 4. 検体の測定
① メインメニューから「患者測定」を選択する．
② 検体の入った試薬ディスクが準備できたら，cobas b 101の蓋を開ける．
③ 試薬ディスクをターンテーブルにセットする．なお，必ず印字面を上にし，決して光学面に触れないように注意すること．
④ cobas b 101の蓋を閉じると，自動的に測定が開始される．
⑤ 測定が終了すると，結果が画面に表示される．
⑥ 「プリント」を選択し，結果を印刷する．
⑦ cobas b 101の蓋を開け，試薬ディスクを廃棄処分する．
⑧ cobas b 101の蓋を閉じる．

【三　測定に当たっての注意事項】
　※ 「検体測定室に関するガイドライン」，および「検体測定室に関するガイドラインに係る疑義解釈集（Q&A）」を守り実施する．

▶ 1. 検体測定室の場所の環境管理
　① 検体測定室では，血液を扱うことから，飛沫感染等の感染防止を図る必要がある。したがって，受検者の自己採取等に支障がないよう他の場所と仕切りで区別し，十分な広さを確保するものとする。
　② 検体測定室は，十分な照明の確保，防塵，防虫等への措置に対応し，適切に行うこと。
　③ 検体の測定値に異常等が出るような場合は，内部精度管理を実施し，実施が難しい状態であれば，検体測定室の利用を中止する。

▶ 2. 採血および測定
　① 穿刺および採血行為は，受検者自身に行っていただくこと。必要な情報提供は，十分に行うこと。
　② 採血の実施中および実施後に気分が悪くなるなどの急変があった場合は，周りの運営責任者等に連絡をとり，簡易ベッドで休ませるとともに，必要に応じて【受検者の体調急変時に対する救急通報体制の手順書】に従って適切に対応すること。
　③ 測定が適切に行われなかった場合や，異常値を示した場合には，受検者と相談し，再度実施するかを決定すること。なお，適切に行われなかった理由が測定機器によるものであった場合は，【測定機器保守管理標準作業書】に基づいて，直ちに内部精度管理を実施すること。
　④ 採血後，必ず手袋を装着して，検体を入れた試薬ディスクのヒンジカバーが確実に閉まっているかを確認し，測定機器にセットする。

▶ 3. 衛生環境
　① 運営責任者等は，感染防止を基本とした個人用防具を【検体測定室感染対策マニュアル】に基づいて適切に使用し，感染経路の予防策を実施すること。
　② ディスポーザブルの穿刺器具や血液をぬぐったアルコール綿等は，使用後直ちに専用の感染性廃棄物処理用の容器に入れること。
　③ 検体測定室内のテーブル等は，適宜清拭等をして，衛生環境の整備に努めること。

▶ 4. 結果の報告と情報提供
　① 受検者には，実施前の時間を利用して，測定の結果に関する数値を理解するための一般的な情報提供を行う。
　② 受検者には，測定結果に基づいた判定や情報提供はしないこと。
　③ 受検者への測定結果報告は，測定値と測定項目の基準値のみにとどめること。なお，測定結果による診断等に関する質問があった場合は，回答せず，かかりつけ医への相談等をするよう助言にとどめること。ただし，特定の医療機関のみを受検者に紹介しないこと。また，測定結果を踏まえた物品購入の勧奨は行わないこと。
　④ 受検者には，測定結果の値にかかわらず，特定健康診査や健康診断の受診勧奨をす

ること。

▶ 5. 書類作成
　① 書類は，実施後速やかに記録を残すこと。

【四　作成及び改定年月日】

作成日	改定年月日	作成者	承認者	備考
2014年7月1日		○○○○	△△△△	
	2014年7月11日	○○○○	△△△△	Q&A集への対応

関係団体との連携

　検体測定事業の目的は，国民の健康意識の醸成や医療機関受診の動機付けを高める観点から，受検者が検体を採取し，測定結果について受検者が判断することで，健康管理の一助となるようなサービスを提供することです。したがって，検体測定事業の事業者には，公衆衛生の確保や地域医療機関等との連携が求められます。

　検体測定室ガイドライン第2の「4 地域医療機関等との連携等」において，「受検者に対しては，測定結果が当該検体測定室の用いる基準の範囲内であるか否かに拘わらず，特定健康診査や健康診断の受診勧奨をするものとし，また，受検者から測定結果による診断等に関する質問等があった場合は，検体測定室の従事者が回答せずに，かかりつけ医への相談等をするよう助言するものとする。この場合，特定の医療機関のみを受検者に紹介しないよう留意するものとする。」と規定されています。一例として，すべての受検者に対して，近隣の医療機関の一覧やマップ等を用意して，配付する方法があります。特定の医療機関名を記載した測定結果報告書，特定医療機関への紹介状やチラシを配付する方法は，ガイドラインの違反となりますので注意が必要です。

　受検者の体調急変時には，救急隊の要請や近隣の医療機関を紹介することが必要であるため，従事者が，受検者の体調の急変時に行うべき対応等を記した手順書を作成することになっています。検体測定室を開設する際には，近隣の医療機関に検体測定室を開設する旨と急変時の対応について事前に協力依頼を行い，検体測定室内に掲示する手順書等にも記載する必要があります（GL 第2の19，Q&A 問20）。補足ですが，受検者の急変時に考慮しておく項目としてAEDの設置があります（Q&A 問19）。望ましいのは検体測定室内にAEDを設置しておくことですが，困難な場合には近隣のAED設置施設の確認を必ず行い，できれば設置場所への協力要請もしておくとよいでしょう。

　検体測定事業実施にあたり，その地域の薬剤師会や医師会が情報をもっている場合があると思いますので，必要に応じて相談してください。特に，健康フェアや健康拠点事業等地域住民へのセルフメディケーションに対する取り組みを行う場合には，地域職域団体や地域行政に事前説明，協力要請を行うことが必要と考えられます。また，外部精度管理や外部研修の受け皿として，日本臨床衛生検査技師会等の名前があがっており，仕組みの確立後は外部精度管理や外部研修をきちんと受けるようにしましょう。

　さらに，薬局内に検体測定室を設置する際，薬局の構造設備が変更となる場合には，薬機法上の変更届を保健所に提出し，不明な点は直接保健所に相談してください。

第5章

検体測定室での測定業務

5-1 測定業務実施の流れ：フローチャート

5-2 測定業務における各工程のポイント

5-3 自己採血による測定手順――機器別

5-4 健康フェアなどでの検体測定事業
実施における準備と注意

● 第5章の解説範囲

法律・規制 （検体測定室に関する ガイドライン等）				
実際の業務 （検体測定室の開設・ 運用，測定業務等）				
	受検者	従事者 （開設者，運営責任者，精度管理責任者，測定業務従事者，補助者）	測定機器，試薬，穿刺器具等	届出，帳票類 （開設届，標準作業書等）
	ヒト		モノ	

5-1 測定業務実施の流れ：フローチャート

　測定業務実施の流れを図1に整理しました。図1は，縦に時間軸をとり，1日の作業の流れをまとめました。検体測定サービス開始に先立ち，検体測定サービス提供に関わる環境の整備および衛生管理，機器の精度管理，試薬や備品のチェック，前日までの情報共有等があると考えられます。受検希望者が来室するごとに，受付から情報提供を繰り返し，終了時には，片付けや記帳の確認等を行うこととなります。実際の流れにおける項目の具体的な内容については，次項の「5-2 実際の流れ」[p.144]において各論にまとめていますので，図1とあわせて参照してください。

　図1に示す測定業務実施の流れは，検体測定室ごとで整備している測定機器保守管理標準作業書および測定標準作業書［第3章 3-2：p.64参照］にまとめられ，関わる従事者全員で手順や対応が共有されていることになります。新しいスタッフが関わることになる場合には，本節で全体の流れをつかんだ後に，各検体測定室で整備している測定機器保守管理標準作業書および測定標準作業書で，決められた手順を理解し，運用するとよいでしょう。

　運営責任者，精度管理責任者，測定業務従事者，および補助者は，各々の責任の範疇で理解し対応することは当然ですが，特に運営責任者，精度管理責任者そして測定業務従事者は（薬局では薬剤師が務める場合が多いと考えられます），安全運用と衛生管理を徹底するため，サービス提供前の準備および測定業務終了時の衛生管理等，測定標準作業書に従い運用してください。なお，実際の運用手順を変更する場合には，その旨を関係者全員で共有するとともに，測定標準作業書の修正を実施してください。

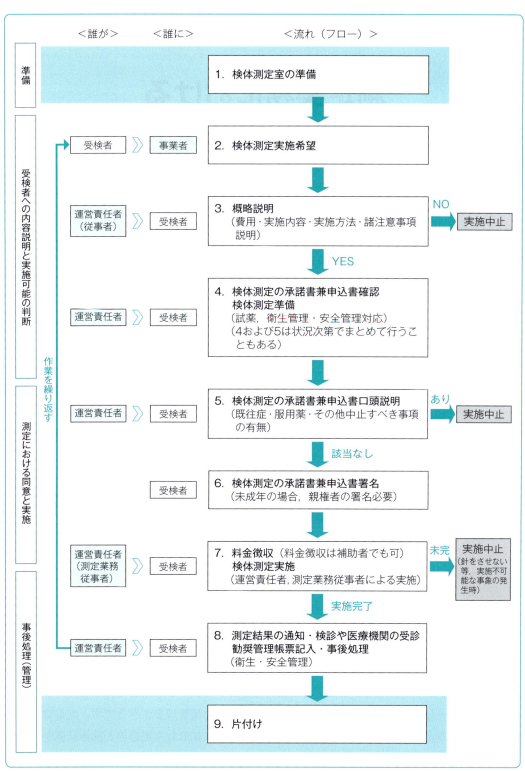

図1　測定業務実施の流れ

5-2 測定業務における各工程のポイント

1. 検体測定室を始める前に

(1) 作業手順の理解

まず事前準備として，①測定機器保守管理標準作業書（図1）[p.81参照]，②測定標準作業書（図2）[p.99参照]，③検体測定室感染対策マニュアル（図3）[p.219参照]は，検体測定室内の関係者間で理解を一致させるために，必ず事前に読みあわせをしたうえで実施するようにします。

(2) 測定環境の整備

続いて，検体測定室の衛生環境の整備は検体測定室感染対策マニュアルに従って準備を進めます。また，備品チェック一覧表（図4）[p.230参照]を参照し，検体測定室内への掲示物の貼付，実施に関わる消耗品等の準備も事前に確認します。

備品チェック一覧表には，例として緊急時に使用する可能性のある簡易ベッド等の備品も記しましたが，ベッドを備えることが重要なのではなく，その目的をはたせるようにすることが重要です。血を見て気分が悪くなった場合に，その人を一休みさせるようなスペース，例えば施設内の職員用休憩室等を利用する方法もあると考えられます。

2. 検体測定室を始めてから

(1) 検体測定室の準備

毎日の業務として，以下の①〜④に示す検体測定室の衛生・安全管理および測定機器の保守点検を行います。また，受検希望者が来室した際にも，再度衛生・安全管理の項目チェック（①）を行います。特に薬局等のカウンターを兼用して行う場合には，検体測定サービスの提供前後で，カウンターの清掃と衛生管理をすべきです。廃棄物の処理はもちろん，通常の服薬説明時に，カウンター上に採血針や帳票等が乱雑に置かれていることのないよう，整理整頓を徹底してください。

①検体測定室内の衛生管理（室内清掃や機器清掃と準備）
②作業手順の確認（運営責任者により，必要に応じて測定業務従事者，補助者に対しても）

③物品管理（機器類の管理，備品チェック一覧表等を使用する）
④各種マニュアル確認および機器動作チェック（急変時の対応手順や用具チェック，作業手順等）

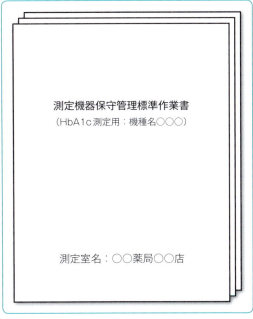

図1　測定機器保守管理標準作業書の例

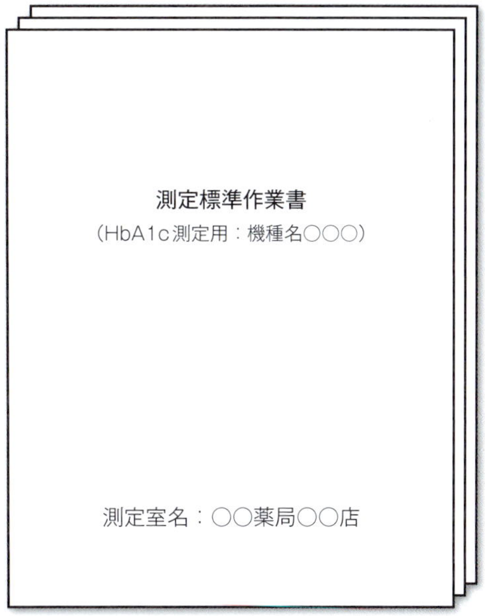

図2　測定標準作業書の例

図3　検体測定室感染対策マニュアル

図4　備品チェック一覧表

(2) 毎日の準備の実際

　測定機器保守管理標準作業書に従って，測定機器が正常に起動していることを毎朝確認します。次に，検体測定室内で受検者に対応する際に，検体測定室感染対策マニュアルに従って白衣を着用します。血液に接する可能性がありますので，マスク，手袋（パウダーフリー）を着用して，測定ごとに交換してください。

　検体測定室内の作業をするうえで，原則施設内にある水道設備等を用いて手をきれいに洗って準備します。これは，標準予防策（スタンダードプリコーション）に基づき，検体測定サービス提供者による媒介から受検者を守るためです。

3. 受検者への対応

　検体測定室を常設している場合の，検体測定サービスの流れを図5に示します［第5章 5-1：p.142も参照］。以下，この流れに沿って説明します。

(1) 受検希望者が来室したら

　受検希望者への対応は，事前に以下のような検体測定室内でのルールを作成し，掲示しておくとよいと思います。
- 検体測定サービスの提供を，特定の曜日や時間にする，予約制にする等，運用内容を検討して決める。
- 検体測定サービスの受検希望者の対応の流れを掲示しておく。

　いずれにしても，特に薬局ではカウンターで長時間にわたり運営責任者を占有してしまう状況となり，通常の処方箋調剤の対応が混んでいるときに検体測定サービスを実施することは，適切ではないように思われます。また，検体測定サービスの測定項目や受検できない場合（疾患や服用薬，その他検体測定室で決めたケース等）は，受検希望者が見る掲示内容に記載しておきます。なお，これらの内容は，承諾書および測定標準作業書にも必ず反映させておきましょう。

> Memo　健康フェア等で，肝炎やエイズの罹患者でも受けられるのか，聞かれたことがあります。糖尿病のリスクのある人をスクリーニングする目的で検体測定事業を実施するケースで，すでに糖尿病の診断および治療を受けている人は，受検することができるのか等，提供者側のポリシーを決め，適切なアナウンスをしておくことが大切です。帳票類にもこれらを反映させましょう。

(2) 検体測定の説明

　まず，検体測定室内に入ったときには，受検者に対して業務担当の明示と自己紹介を行います。

①受検者への説明と意思確認の流れ

　検体測定室内では検体測定の申込書兼承諾書（図6）［第6章：p.212参照］の内容を，

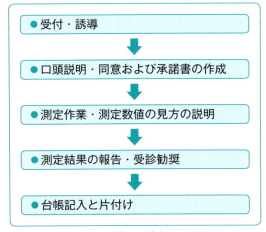

図5 検体測定サービスの流れ
（薬局等に常設の場合）

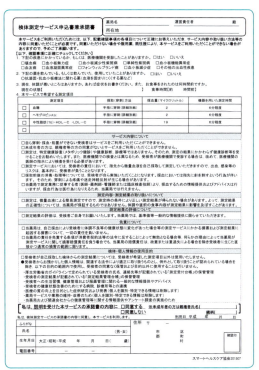

図6 申込書兼承諾書・同意書の例

必ず運営責任者が口頭で説明し，説明後に受検者に同意する欄へのチェックと，連絡先等の記入をしていただきます。こちらの文書作成も運営責任者が実施します。検体測定の除外対象を定めている場合は，事前説明の際に伝える必要があります。

上記事項を，待ち時間等を利用して測定業務従事者や補助者があらかじめ説明する場合には，後で運営責任者から詳しく説明があることを伝えます。

未成年者の測定には親権者等の同意が必要になります。判断が難しいときには早めに年齢確認を行います。

また，測定項目が複数可能な場合には，受検者がどの項目を測定希望なのか確認し，それ以外の測定は行わないようにします。

②承諾書の内容

承諾書に以下の項目を明示（文書化）して，口頭による説明を行います。

a. 測定が健康診断や特定健診でないこと，未受診者には受診勧奨を行うこと
b. 検体測定（検体の採取，消毒，処置等）は受検者が行うこと
c. 受検者の服用および既往歴により止血困難となるため本サービスを受けられない場合があること，採血は受検者の自己責任により行うため，出血や感染のリスクは基本的には受検者が負うものであること
d. 自己採取・自己処置ができない受検者へのサービスの提供はできないこと

e. 希望する測定項目の採取（穿刺）方法や採取（採血）量，測定に要する時間
　f. 体調や直前の食事時間等が測定結果に影響を及ぼす可能性があること
　g. 測定結果についての判断は受検者が行うこと
　h. 本サービスによる測定は医療機関による診療（診療の用に供する）とは異なるため，医療機関での受診を行う場合には改めて医師の指示による検査を受ける必要があること
　i. 穿刺による疼痛や迷走神経反射が生じることがあること
　j. 受検者が自己採血した検体については，受検者が希望した測定項目の測定以外には使用しないこと
　k. 受検者からの問い合わせ先（電話番号等）

　上記③にあげた，本サービスを受けられない場合（抗血栓薬の服用や出血性疾患の既往歴等）を承諾書に明示してチェックしてもらい，該当する受検者へはサービスの提供は行わないようにします。検体測定室ガイドラインおよびQ&Aに記載されている既往歴には，以下のものがあります。

　　　血友病，壊血病，血小板無力症，血小板減少性紫斑病，単純性紫斑病，血小板機能異常症，血小板減少症，フォンウィルブランド病，血液凝固異常症

　また，受検者に確認しても既往歴等がはっきりしない場合や，事業者がサービス提供を行うべきかの判断を迷う場合にも，サービスの提供は中止します。

　上記③の事項確認は，問診のようにならないよう注意し，受検者自身にチェックをしてもらい，運営責任者が確認するようにして行います。また，受検者のあいまいな回答に対して，推測による判断で運営責任者が実施の可否を判断しないようにします。

③承諾書兼申込書への署名の際の留意事項

　上記の内容を説明し，すべての項目で確認，同意が得られた場合のみ承諾書兼申込書に署名してもらいます。受検者が未成年の場合には，親権者等からも同意の署名をもらう必要があります。

　受検者が希望する場合には，承諾書のコピーもしくは控えを提供します。

④料金徴収の留意点

　料金の徴収は申込書への署名と同時でなくてもかまいません。

　ただし，測定の作業中，例えば穿刺の際に翻意されることもあります。そうすると，測定用の試薬のなかには密閉袋から取り出すと数分から数十分で使用できなくなるものもあり，無駄になってしまいます。翻意された後では料金の徴収は難しいので，申し込みの際に料金を徴収し，試薬や穿刺器具等の開封後は，測定を翻意されても料金の返還はできないことをあらかじめ説明しておく等の対策が必要です。

> **Memo** 操作手順のコツとして，試薬はテスト用を見せて説明し，受検者が穿刺できたら速やかにパッケージを開けるとよいと思います。

（3）検体測定の実施

　検体測定の業務は医師，薬剤師，看護師，臨床検査技師のみが行えます。ただし，医師であっても検体測定室内では採血行為は行えません。

　検体測定は，以下の手順で進めます。測定標準作業書（以下，測定作業書）は，第4章4-3 [p.99] に例示していますので，参照してください。測定作業書は各検体測定室の実態にあう形に内容を修正して用いてください。

①受検者に対して，水道設備を使用した流水による手指の洗浄を指示する
　　指先に付着しているさまざまな成分が測定結果に影響を与えるおそれがあり，アルコール綿による指先の清拭だけではその成分の除去が不十分な場合もあるため
②測定に従事する者の感染防止対策を行う（白衣，手袋，マスクの着用等）
③器具備品の確認（特に穿刺器具については破損やキャップ等の確認を行い，受検者にも新品であることを確認してもらうとよい）
　穿刺器具について，単回使用の全体がディスポーザブルのものであることを明示し説明する
- 穿刺器具の使用は安全のためのキャップ等を外したら速やかに使用する
- 同一部位に複数回穿刺することは避ける
- 手指の洗浄，消毒および血液の採取は受検者が行う。受検者以外の者が手指に触れて血液を採取する行為の補助はできない

④血液採取の手順等説明資料を用いて，手順の指導を行いながら受検者による自己採取および処理の実施（測定に従事する者は，手順説明と安全管理を行う）

検体測定業務を行う者は，以下の点にも注意します。

①穿刺器具やその他機器については添付文書に従い取り扱う（添付文書については必ず内容の確認を行う）
②検体測定で使用した穿刺器具や消毒，処置にかかる材料の廃棄処理を行う（これらは感染性廃棄物として適切に廃棄する）
③検体測定は作成した測定作業書に従って行う（検体測定機器によっては一度に複数の検体をセットできるものもあるが，検体測定室においては一度に複数名の測定はできない）
④測定作業書は実際の測定手順を常に見直し，必要に応じて変更し適切に運用するよう心がける

（4）測定結果が出たら

　測定結果が出たら測定結果表（図7）[第6章：p.214, 215参照] 等に転記するなどの方法で，受検者に報告します。以下の点に注意します。

測定結果

お名前：

測定日：　2015 年　　月　　日

測定項目		測定数値	単位
ヘモグロビンA1c	NGSP		%
血糖値			mg/dl
	食事時間		時間後
中性脂肪			mg／dl
LDLコレステロール	悪玉		mg／dl
HDLコレステロール	善玉		mg／dl
AST(GOT)			U/I
ALT(GPT)			U/I
γ-GT(γ-GTP)			U/I
血圧	最高（収縮期）		mmHg
	最低（拡張期）		mmHg
身　長			m (BMI算定のため)
体　重			kg
B M I			
ウエスト周り			cm

※当薬局で測定した値は健康状態の目安となるものです。
健康診断や医師の指示のもと行われる検査は，この測定とは別に必ず受けてください。

メモ（健康状態で気になることなど）

スマートヘルスケア協会201507

【解説】測定項目の基準値

【ヘモグロビンA1c（HbA1c）と血糖値】

指標		基準値	要注意	異常
HbA1c（%）	NGSP	5.6未満	5.6～6.5未満	6.5以上
血糖値（mg/dl）	食後2時間	110未満	110～140未満	140以上
	空腹時	110未満	110～126未満	126以上

参考：日本糖尿病学会

【脂質（コレステロール）】

指標	基準値	要注意	異常
中性脂肪	150未満	150～300未満	300以上
LDL(悪玉コレステロール)	120未満	120～140未満	140以上
HDL(善玉コレステロール)	39以上	39未満～34	34未満

参考：日本動脈硬化学会

【肝機能】

指標	基準値	要注意	異常
AST(GOT)	32未満	32～51未満	51以上
ALT(GPT)	32未満	32～51未満	51以上
γ-GT(γ-GTP)	51未満	51～101未満	101以上

参考：日本消化器病学会

【BMI（体格指数）】

BMI値	18.5未満	18.5～25未満	25～30未満	30～35未満	35～40未満	40以上
肥満度	低体重	普通体重	肥満（1度）	肥満（2度）	肥満（3度）	肥満（4度）

参考：日本肥満学会2000

◎BMI（体格指数）
BMIは，大人向けの肥満度を評価するための数値です。22が成人の標準です。
この22という数値は，疫学調査で最も健康上の問題が少ない指数とされています。
この上下15%程度が，およそ標準の範囲となります。
計算方法　BMI ＝ 体重(kg) ÷ 身長(m) ÷ 身長(m)

図７　測定結果表の例

①報告できるのは運営責任者に限られる

②測定結果の報告は数値および基準値（出典を明らかにする）のみの報告で，数値の解釈や判断といった「診断」行為にあたるような報告は一切できない。例えば「正常」等の記載は測定の評価＝診断行為につながるおそれがある

③基準値については，受検者の理解を深めるために説明を行うことは重要だが，測定結果が判明した後での説明は診断行為になる場合も考えられるため，測定結果が出る前の承諾書をとるときや測定時間中に説明を行う

④受検者には必ず健康診断等やかかりつけ医への受診勧奨を行う

⑤測定結果についての質問に関しては，かかりつけ医へ相談をするよう助言する

また，受検者には，測定結果が検体測定室で測定されたものであることがわかるようにすることや，健康診断や特定健診と本サービスは異なるものであることをもう一度理解してもらい，受診，未受診者にかかわらずきちんと受診勧奨を行いましょう。

なお，検体測定室内で測定結果をふまえた物品の購入勧奨や，サービスの紹介等は行ってはいけません。注意しましょう。

4. 検体測定室の業務を終了するとき

1日の業務を終了させる際には，以下のことを行います。

①検体測定室内を清掃し，汚染されていないかどうか最終確認を行う

②穿刺器具等と同様に測定済みの試薬も感染性廃棄物として廃棄する

③各種管理台帳への記録業務を行う

感染性廃棄物の処理や，テーブルやカウンターの片付けは，必ず使用直後に実施すべきです。台帳等への記入も，受検者名の転記等があるため，後回しにするとわからなくなってしまうおそれがありますので，測定時に済ませておくのが望ましいです。

（1）検体測定結果管理台帳（任意）

検体測定室ガイドライン等に記録すべきとされているものではありません。ただし，検体測定を管理したものとして受検者の記録を残し，必要に応じて受検者への再提供をする等のサービスが実施できるよう体制を整えることが重要だと判断し，本書には管理用の帳票を掲載しています（図8）［第6章：p.216参照］。ただし，これは機微な個人情報にあたりますので，承諾書兼申込書で測定結果の管理を行うことを記述説明し，同意を得ることが必要です。

（2）測定受付台帳および試薬台帳（必須）

検体測定室ガイドラインでは測定受付台帳（測定した受検者の情報を管理する台帳）と試薬台帳（測定に使用した試薬を管理する台帳）の2種類の台帳を管理するように定められています。

本書では受検者に使用した試薬と穿刺器具を一元管理することにより，受検者に対して注意や情報提供が必要となった場合に迅速に対応できるよう，2つの帳票を1枚にまとめ，そこに穿刺器具の使用記録（穿刺器具の使用記録は管理医療器扱いで記録の作成

図8 検体測定結果管理台帳

は努力義務です）をあわせて記載できるようにしてあります（図9）［第6章：p.225参照］。

また，穿刺器具の管理については，すでに台帳を作成済みの事業者にも管理台帳が独立して使用できるタイプの帳票を作成しています［第6章：p.224参照］ので，参考にしてください。

(3) その他の台帳の管理について

実際の測定業務時には使用しませんが，日々の管理等に必要な台帳について，以下に列挙します。

①測定機器保守管理作業日誌（必須）

測定機器の日常的な管理結果を記録していく帳票です。日誌ですので毎日チェック項目に沿って機器をチェックします。チェック項目は検体測定室ごとに内容を定めます。

②測定作業日誌（必須）

検体測定の作業を行う場合に項目に従いチェックするための帳票です。日誌ですので毎日のチェックを基本としています。備品や測定室内のチェックは，検体測定が行われない場合でも日常的に確認を怠らないように心がけてください。

本書では上記の測定機器保守管理作業日誌と測定作業日誌を1つの帳票にまとめたものを掲載しています（図10）［第6章：p.220参照］。

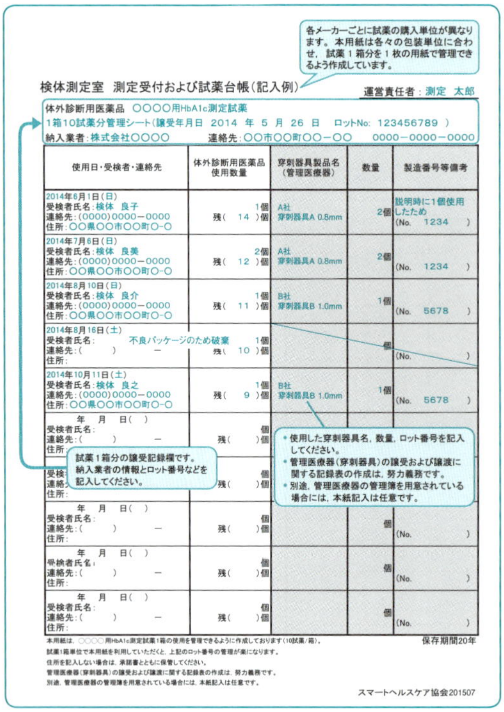

図9　測定受付および試薬台帳

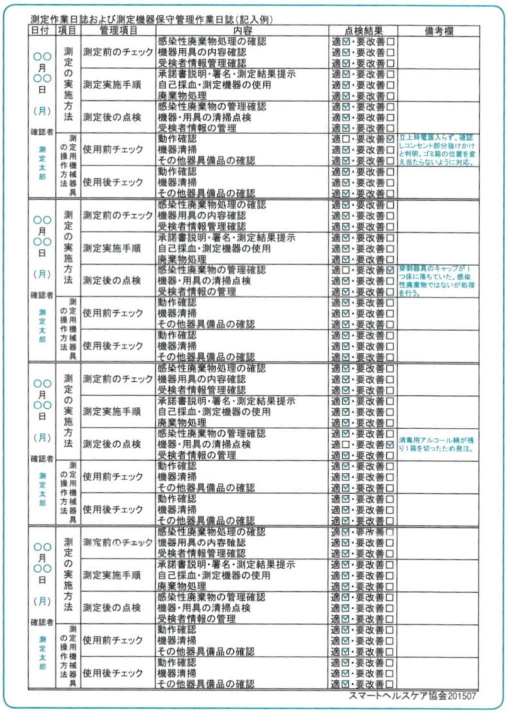

図10　測定作業日誌

③使用測定機器台帳（必須）

使用している測定機器ごとに機器の管理記録を記載する台帳です。機器名やメーカー名，連絡先等を記載し，修理の履歴管理を追記していきながら廃棄するまでの記録を残すためのものです（図11）［第6章：p.226参照］。

④精度管理台帳（必須）

測定機器の精度管理を行った記録を管理するための台帳です。精度管理には内部精度管理と外部精度管理の2種類があり，事業所内では内部精度管理を行います。管理方法は機器により異なりますので各メーカーの取扱説明書と「測定機器保守管理標準作業書」に従い内部精度管理を行います。

また，外部精度管理については日本臨床衛生検査技師会等が実施する外部精度管理調査に参加して行いますが，現時点で検体測定室向けの外部精度管理のプログラムができていません。制度が確立され次第，調査に参加して精度管理を行うことになります。

⑤内部・外部研修履歴台帳（任意）

検体測定室ガイドラインには，運営責任者が業務に従事する者に対して外部研修を受けさせる必要があると記されています。内部的に行う研修や外部講師やe-ラーニング等を通じて外部研修を行った記録を残しておくことは検体測定室の質や精度を管理するうえで重要です。図12［第6章：p.229参照］の台帳を参考にして研修記録を記載し，

使用測定機器台帳（記入例）

運営責任者：測定 太郎

測定用使用機器の名称	○○○○
製造者（連絡先）	○○○○○○○○（00−0000−0000）
型番	○○−○○○
設置日	2014年 5月 1日
廃棄日（理由）	年 月 日（ ）

＜修理履歴＞

不具合発生日	修理期間	不具合症状（原因）	対処状況（結果）
2014年 6月 1日 確認者：測定花子	2014年 6月 3日〜 2014年 6月 10日まで	測定時にエラー表示となることが多々ある。	機器メーカーへ修理依頼し，改善。
2014年 8月 15日 確認者：測定花子	2014年 8月 18日〜 年 8月 18日まで	外部精度管理について測定誤差が○○以内の基準に対し，△△との指摘。	メーカーへ精度管理内容連絡。出張調整により改善。
年 月 日 確認者：			
年 月 日 確認者：	年 月 日〜 年 月 日まで		
年 月 日 確認者：	年 月 日〜 年 月 日まで		

電子媒体での保存にあたっては真正性，見読性，保存性の3条件を確保して20年間保存。

保存期間20年
スマートヘルスケア協会201507

図11　使用測定機器台帳

内部・外部研修履歴台帳（記入例）

運営責任者：測定 太郎

＜研修履歴＞　2014年 6月 〜 年 月

実施年月日	研修区分	受講者名	講師名（所属団体）	研修内容
2014年 6月 1日	☑ 内部研修 □ 外部研修	測定 花子 測定 二郎	測定 正良	個人情報保護研修
2014年 7月 6日	□ 内部研修 ☑ 外部研修	測定 良子	○○○協会	衛生管理研修
年 月 日	□ 内部研修 □ 外部研修			
年 月 日	□ 内部研修 □ 外部研修			
年 月 日	□ 内部研修 □ 外部研修			
年 月 日	□ 内部研修 □ 外部研修			
年 月 日	□ 内部研修 □ 外部研修			
年 月 日	□ 内部研修 □ 外部研修			
年 月 日	□ 内部研修 □ 外部研修			
年 月 日	□ 内部研修 □ 外部研修			
年 月 日	□ 内部研修 □ 外部研修			
年 月 日	□ 内部研修 □ 外部研修			
年 月 日	□ 内部研修 □ 外部研修			

日本臨床衛生検査技師会等による，精度管理・感染管理・検体の取り扱いなど，必要な外部研修を受講してください。

スマートヘルスケア協会201507

図12　内部・外部研修履歴台帳

受講票や証明書等とともに保管しておくことが望ましいと考えます。

本節で示されている各種台帳は，第6章でも作成例（記入例）等が詳説されていますので，参照してください。

（4）台帳の保存・管理について

ガイドラインで設置が義務付けられている台帳は，20年間の保存が義務付けられています。また，その保管は，電子媒体でも可とされています（Q＆A 問22）。なお，電子的に保管する場合には，下記の電子保存における3条件を確保して保管することとされています。健康フェアなどで実施される場合には，開設者(法人や組織)が責任をもって保管すべきと考えられます。

①真正性：故意または過失による虚偽入力，書き換え，消去および混同を防止することや，作成の責任の所在を明確にすること
②見読性：情報の内容を必要に応じて肉眼で見読可能な状態に容易にできることや，情報の内容を必要に応じて直ちに書面に表示できること
③保存性：保存期間内，復元可能な状態で保存すること

> Memo　台帳等の保存期間は，「血液製剤等に係る遡及調査ガイドライン」（厚生労働省医薬食品局血液対策課，平成17年3月，平成26年7月一部改正）における，特定生物由来製品の取り扱いに準じて20年とされています。

5. その他

（1）感染防止委員会の設置と感染対策マニュアルの整備について

検体測定室では，受検者の血液を取り扱うことから，十分な感染対策が必要であり，感染防止対策委員会の設置，感染対策マニュアルの整備が求められています。これらは，検体測定室に関わる従業員全員に，感染防止について徹底した教育を行うためであり，実態を管理させる委員会を設置するよう義務付けるものです。感染防止対策委員会の設置を担保するものとして委員会の設置要綱を作成して，運用するとよいです［第6章］。また，定期的な打ち合わせ結果もあわせて保管しておくとよいでしょう。

なお，検体測定室ガイドラインＱ＆Ａの問13では，感染防止委員会の設置について，人員数が少なく組織的な委員会の設置は困難な場合の対応として，組織的な委員会の設置が困難な場合でも，運営責任者は，自ら率先して感染防止に取り組むとともに，複数名が従事する場合には，感染防止について情報共有等を行う体制を整えること，とされています。したがって，定期的な情報共有や，衛生管理・安全運用について改善した内容や，注意すべき指示を行った場合等を記録しておき，打ち合わせ結果等の帰属の保管が大切です。

5-3 自己採血による測定手順——機器別

　本節では，検体測定事業の実施に必要となる，血糖値，HbA1cおよび脂質を測定できる測定機器や穿刺器具について一覧表にまとめ（表1，表2），測定手順については機器メーカーの協力を得ながらスマートヘルスケア協会が整理しました。ここで測定手順を紹介する測定機器は，表2にあげたもので，下記に示したとおりです。HbA1c，脂質で測定手順等の異なる場合，測定手順は別に示しています。測定機器・穿刺器具等の購入時の参考資料として利用していただくとともに，内容の確認は，巻末にある各メーカーの窓口にお問い合わせください〔資料10：p.307〕。

　また，各機種の測定手順の最後に，受検者へ説明する際に使用できるA4判サイズ・1ページ分に測定手順をコンパクトに記載したものも示しています（図1～図10）。これら資料については，検体測定室ハンドブック　ダウンロードサイト（https://ser.jiho.co.jp/kentaihb/：要登録，詳細は巻末p.309参照）にて資料をダウンロードしていただくか，スマートヘルスケア協会のユーザー会員サイトより〔資料1：p.254〕，編集可能なファイルをダウンロードし，検体測定室の運用にあわせた内容に改修してお使いください。

※最新かつ正確な情報提供に努めていますが，各測定機器・試薬・穿刺器具等の添付文書をよく読み，適切に使用できるよう，各検体測定室の運用にあわせて修正・更新するとともに，測定機器保守管理標準作業書・測定標準作業書等との内容の整合性を図り実施してください。

● 測定手順を掲載している機器（販売会社）〔測定項目〕

- スポットケム バナリスト（アークレイ）〔HbA1c〕… p.160
- ポケットケム BG（アークレイ）〔血糖値〕… p.164
- アリーア Afinion アナライザー（アリーア メディカル）〔HbA1c〕… p.168
- アリーア Afinion アナライザー（アリーア メディカル）〔脂質〕… p.172
- A1c GEAR S（三和化学研究所），A1c GEAR K（協和メデックス）〔HbA1c〕… p.176
- A1c iGear S（三和化学研究所），A1c iGear K（協和メデックス）〔HbA1c〕… p.180
- メディセーフフィット（テルモ）〔血糖値〕… p.184
- Quo-Lab メーター（ニプロ）〔HbA1c〕… p.188
- cobas b 101（ロシュ・ダイアグノスティックス）〔HbA1c〕… p.192
- cobas b 101（ロシュ・ダイアグノスティックス）〔脂質〕… p.196

表1 穿刺器具比較表

製品名 [販売元] (製造販売元)		製品写真	針の太さ	針の深度	包装単位： 希望小売価格 (税抜)	使用期限	特徴
アイピット [三和化学研究所] (旭ポリスライダー)			30G	1.25mm	30本：660円	箱に記載	・穿刺ボタンを押すだけのワンプッシュ操作 ・穿刺時以外の針露出なし ・穿刺後再使用できない構造 ・クリップをはめたまま1個ずつ切り離し可能
セーフティプロウノ [ロシュ・ダイアグノスティックス]			28G	1.5mm	200本：6,000円	5年	・セーフティプロプラスより細い針を採用
セーフティプロプラス [ロシュ・ダイアグノスティックス]			23G	3段階調節 (1.3mm, 1.8mm, 2.3mm)	200本：9,600円	5年	・穿刺針は穿刺時にのみ押し出される ・皮膚の状態にあわせて，3段階の穿刺深度調節が可能 ・指を固定しやすいT型形状
ナチュラレット ディスポ [アークレイ] (旭ポリスライダー)			28G	1mm	150本 3,750円	箱に記載	・穿刺時以外の針露出なし ・保護キャップを取り外して，穿刺ボタンを押すだけの簡単2ステップ
ニプロSP [ニプロ]			28G	1.5mm	25本：600円 30本：720円 100本：2,400円	箱に記載	・穿刺時以外の針露出なし
ニプロLS ランセット [ニプロ] (ニプロ医工)	ブルー		25G	1.0mm	25本：500円 30本：600円	箱に記載	・穿刺時以外の針露出なし ・円筒形で持ちやすく，穿刺ボタンも横にあるので，穿刺後に皮膚圧着が良好で血液が出やすい ・本体が透明で使用前後が一目でわかる
	パープル		28G	1.0mm	25本：500円 30本：600円	箱に記載	
	ピンク		30G	1.0mm	25本：500円 30本：600円	箱に記載	
BDマイクロティナ セーフティ ランセット [日本ベクトン・ディッキンソン]	パープル		30G	1.5mm	30本 200本 オープン価格	箱に記載	・穿刺時以外の針露出なし ・人間工学に基づき使いやすい形と大きさを追求 ・キャップを外し，ホルダーの先端を皮膚に押し付けるだけで作動
BDセントリー セーフティ ランセット [日本ベクトン・ディッキンソン]	オレンジ		28G	1.5mm	100本：1,600円	箱に記載	・外しやすくなった保護キャップ ・2通りの持ち方より選択可能 ・皮膚への接触面積が小さく，穿刺位置を確認しやすい

5-3 自己採血による測定手順——機器別

製品名 ［販売元］ （製造販売元）		製品写真	針の太さ	針の深度	包装単位： 希望小売価格 （税抜）	使用期限	特徴
ピンニックス ライト （ライトニックス）	緑		横幅0.4mm （30G相当）	0.9mm	100本 オープン価格	箱に記載	・植物性樹脂（ポリ乳酸）製の穿刺針 ・完全密封個別包装で袋を開けるまで滅菌保障 ・袋を開けて穿刺部に押し付けるだけの簡単操作 ・穿刺時以外の針露出なし ・痛みを和らげ，折れにくい独自の穿刺針の形状
	オレンジ		横幅0.6mm （28G相当）	1.0mm			
	ブルー		横幅0.8mm （2015年12月発売予定）	1.1mm			
ポケット ランセット ［アボットジャパン］ （旭ポリスライダー）	オレンジ		28G	0.5mm	26本：650円 31本：775円	箱に記載	・穿刺時以外の針露出なし ・浅刺しの採血を実現 ・保護キャップをねじり切り，ボタンを押すだけの2ステップ ・少量単位包装パッケージのラインアップ
	ブルー		28G	0.8mm	26本：650円 31本：775円	箱に記載	
	イエロー		28G	1.25mm	31本：775円	箱に記載	
メディセーフ ファインタッチ ディスポ ［テルモ］ （旭ポリスライダー）	ピンク		30G	0.8mm	30本 オープン価格	箱に記載	・先端を押し当てるだけの穿刺で，失敗が少ない構造 ・キャップを外す→穿刺→廃棄までわずか3ステップ ・痛みを和らげる独自の双面構造 ・針がまっすぐ進む設計
	ブルー		30G	1.5mm	30本 オープン価格	箱に記載	

第5章 検体測定室での測定業務

表2 測定機器比較表

製品名		スポットケム バナリスト	ポケットケム BG	アリーア Afinion アナライザー	A1c GEAR K	A1c GEAR S
製品写真						
販売元		アークレイ	アークレイ	アリーア メディカル	協和メデックス	三和化学研究所
製造販売元		ローム	アークレイ ファクトリー	Alere Technologies AS（ノルウェー）	サカエ	サカエ
販売年月日		2015年6月22日	2015年1月15日	2014年3月10日	2009年6月11日	2009年6月11日
定価		850,000円（税抜）	150,000円（税抜）	550,000円	450,000円（税抜）	450,000円（税抜）
試薬	名称	スポットケム バナリスト シリーズ	BGセンサー	・アリーア Afinion HbA1c ・アリーア Afinion CRP ・アリーア Afinion リピッドパネル	メディダスHbA1c K	メディダスHbA1c S
	定価	HbA1c/25個：12,400円 HbA1c/50個：24,750円 CRP/50個：8,000円 hsCRP/10個：3,600円 CysC/10個：12,600円	6,250円（50枚）	HbA1c/15セット：7,350円 CRP/15セット：3,750円 脂質/15セット：6,750円	10セット：4,800円（税抜）	10セット：4,800円（税抜）
	保存方法	冷蔵保存2～8℃	室温保存（1～30℃、湿気、直射日光を避ける）	冷蔵（2～8℃） ・15～25℃で90日間保存可能（HbA1c） ・15～25℃で4週間保存可能（CRP） ・15～25℃で14日間保存可能（脂質）	冷蔵（2～8℃）	冷蔵（2～8℃）
	有効期間	HbA1c, CRP, hsCRP：製造後12カ月 CysC：製造後9カ月	製造後12カ月	HbA1c：24カ月 CRP, 脂質：12カ月	製造後12カ月	製造後12カ月
サイズ（W-D-H）mm		240×388×212	60×119.5×35	170×320×170	230×270×270	230×270×270
重量		約8.3kg	約120g（充電池含む）	5kg	約10kg	約10kg
検査項目		HbA1c, ほか CRP, hsCRP, CysC	血糖値	HbA1c, 脂質（総コレステロール、HDL-コレステロール、トリグリセライド）、ほかCRP ※ACR（尿中アルブミン/クレアチニン測定）は今後導入予定	HbA1c	HbA1c
測定時間		HbA1c, CRP, hsCRP：7分30秒 CysC：7分57秒	5秒	HbA1c：約3分 脂質：約8分 CRP：約4分	約6分	約6分
測定原理／検出法		ラテックス凝集免疫比濁法	血中グルコースがセンサー上の試薬と反応し、微弱な電流が生じる。この電流を測定してグルコース濃度を算出する	HbA1c：ボロン酸アフィニティー法 脂質3項目：酵素比色法 CRP：固相免疫測定法	ラテックス凝集免疫比濁法／LED透過光測定	ラテックス凝集免疫比濁法／LED透過光測定
検体量		HbA1c, CRP：4μL CysC：6μL hsCRP：9.5μL	0.3μL	HbA1c, CRP：1.5μL 脂質：15μL	1μL	1μL

A1c iGear K	A1c iGear S	メディセーフフィット	Quo-Lab メーター	cobas b 101
協和メデックス	三和化学研究所	テルモ	ニプロ	ロシュ・ダイアグノスティックス
サカエ	サカエ	テルモ	アリーア メディカル EKF-diagnostic GmbH（ドイツ）	パナソニック ヘルスケア
2014年7月31日	2014年7月31日	2009年9月24日	2014年12月11日	2013年5月17日
450,000円（税抜）	450,000円（税抜）	10,500円（税抜）	240,000円	498,000円
メディダスHbA1c K	メディダスHbA1c S	メディセーフフィットチップ	Quo-Lab キット HbA1c	・HbA1c測定試薬ディスク ・脂質測定試薬ディスク
10セット：4,800円（税抜）※既販売品使用	10セット：4,800円（税抜）※既販売品使用	25個：3,000円（税抜） 30個：3,600円（税抜）	25テスト：12,250円	HbA1c測定試薬10ディスク：4,900円 脂質測定試薬10ディスク：5,500円
冷蔵（2～8℃）	冷蔵（2～8℃）	1～30℃で保存（直射日光、湿気を避ける）	冷蔵（2～8℃）	2～30℃
製造後12カ月	製造後12カ月	18カ月	12カ月	HbA1c測定試薬：9カ月 脂質測定試薬：12カ月
227×293×293	227×293×293	108×38×27（保護キャップを含まない）	205×135×95	135×234×184
約7.5kg	約7.5kg	42g（電池2個含む）	約0.7kg	2kg（電源アダプター含まず）
HbA1c	HbA1c	血糖値	HbA1c	HbA1c, 脂質（総コレステロール，HDL-コレステロール，トリグリセライド）
約6分	約6分	約9秒	約4分	約6分
ラテックス凝集免疫比濁法／LED透過光測定	ラテックス凝集免疫比濁法／LED透過光測定	特定波長の発光ダイオードの光を専用のメディセーフフィットチップの測定部位に投光し，光の反射強度から呈色強度を読み取り，血糖値に換算する	ボロン酸アフィニティー法	HbA1c：ラテックス免疫凝集阻害法 脂質3項目：酵素比色法
1μL	1μL	約0.8μL	4μL	HbA1c：2μL 脂質：19μL

自己採血による測定手順

スポットケム バナリスト（アークレイ） HbA1c ほか

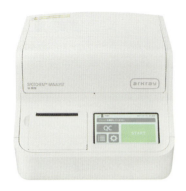

測定方法
測定法：ラテックス凝集免疫比濁法
測定時間：7分30秒（HbA1c）
検体量：4μL（HbA1c）

使用環境条件
温　　度：10〜30℃（測定時の変化±2℃以内）
相対湿度：30〜80%（結露していないこと）
- 吸気口から5cm 以上スペースが確保でき，水平で振動のない安定した場所
- 急激な温度変化の少ない場所
- ほこりが少ない場所　　など（詳細は添付文書を参照）

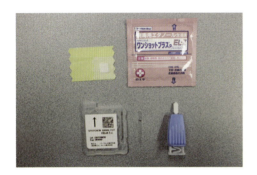

①使用するセットを確認する

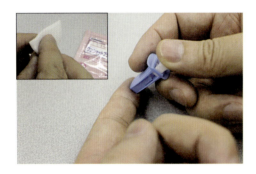

②手指を消毒し，穿刺する

アルコール綿で穿刺部を消毒したら，十分に乾かす。

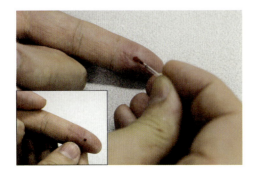

③血液を米粒大くらい出し，専用キャピラリーで採取する

血液は，専用キャピラリーの試料採取ラインを上回るまで吸引する。

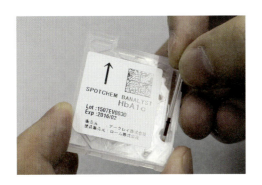

④専用キャピラリーを測定用チップに直ちにセットする

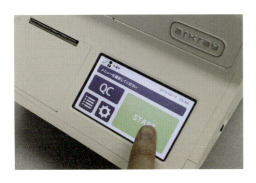

⑤メイン画面の【START】ボタンを押す

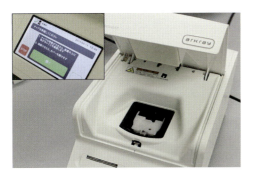

⑥測定用チップの準備ができたら【開く】ボタンを押し，カバーを開く

装置の上に物がないことを確認してから開く。

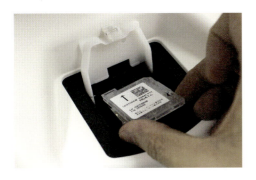

⑦測定用チップをチップホルダーにセットする

測定用チップに血液が付着していないことを確認してからセットする。

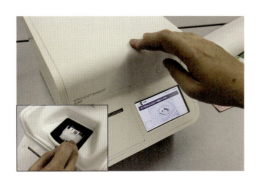

⑧チップカバーと装置カバーを閉じる
【OK】ボタンを押すと測定が開始される。

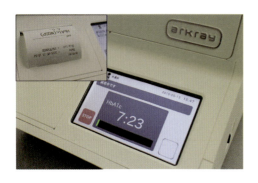

⑨7分30秒たつと測定結果が表示され，プリンターから印字される

⑩測定終了
測定結果表に測定結果を記録する。

※血液が付着した，綿や穿刺器具，検査キットは，専用の廃棄箱に入れてください。

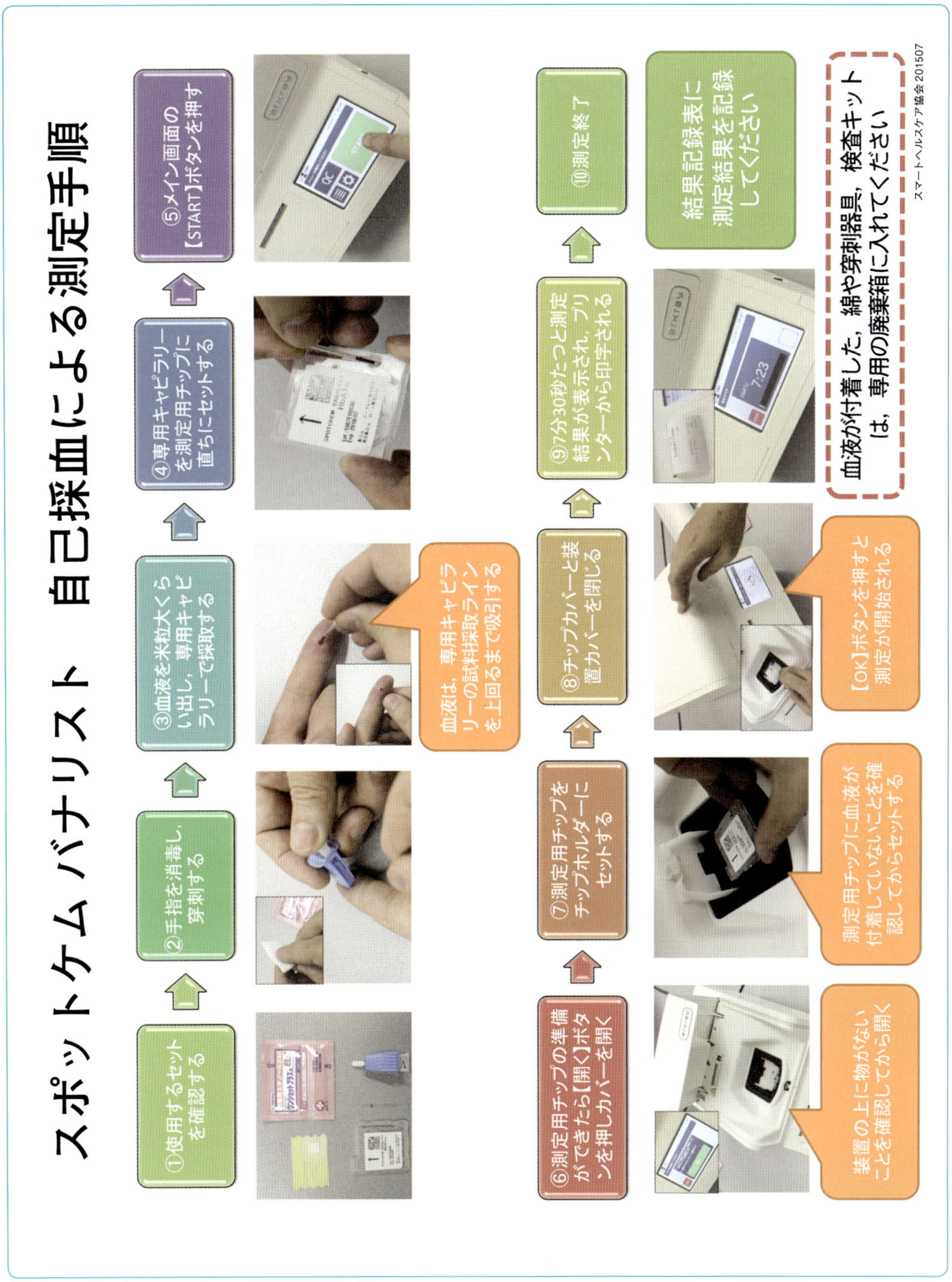
スポットケム バナリスト　自己採血による測定手順
①使用するセットを確認する
②手指を消毒し，穿刺する
③血液を米粒大くらい出し，専用キャピラリーで採取する
④専用キャピラリーを測定用チップに直ちにセットする
⑤メイン画面の【START】ボタンを押す
血液は，専用キャピラリーの試料採取ラインを上回るまで吸引する
⑥測定用チップの準備ができたら【開く】ボタンを押しカバーを開く
⑦測定用チップをチップホルダーにセットする
⑧チップカバーと装置カバーを閉じる
⑨7分30秒たつと測定結果が表示され，プリンターから印字される
⑩測定終了
装置の上に物がないことを確認してから開く
測定用チップに血液が付着していないことを確認してからセットする
【OK】ボタンを押すと測定が開始される
結果記録表に測定結果を記録してください
血液が付着した，綿や穿刺器具，検査キットは，専用の廃棄箱に入れてください
スマートヘルスケア協会 201507

図1　スポットケム バナリスト測定手順
※検体測定室ハンドブックダウンロードサイトよりA4サイズの測定手順をダウンロードできます。

自己採血による測定手順

ポケットケム BG（アークレイ）　　血糖値

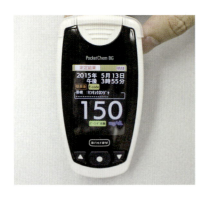

測定方法
測定法：FAD-GDH酵素電極法
（血中グルコースがセンサー上の試薬と反応し，微弱な電流が生じる。この電流を測定してグルコース濃度を算出する。）
測定時間：5秒
検体量：0.3μL

使用環境条件
温度：8～40℃
湿度：20～80%（結露していないこと）
　　　　　　　　　　　　など（詳細は添付文書を参照）

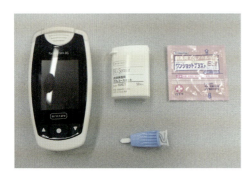

① 使用するセットを確認する

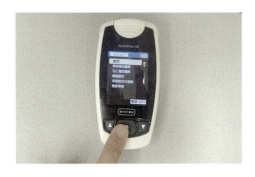

② メニュー画面から【測定】を選択する

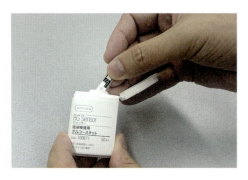

③ BGセンサーをボトルから取り出す
すぐにボトルの蓋を閉める。

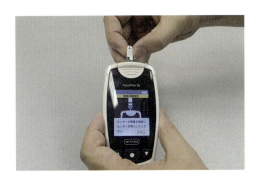

④BGセンサーを測定器に挿入する

BGセンサーの表裏を確認し，奥までしっかり差し込む。

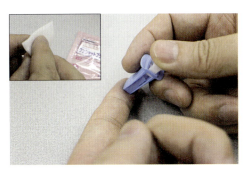

⑤手指を消毒し，穿刺する

アルコール綿で穿刺部を消毒したら，十分に乾かす。

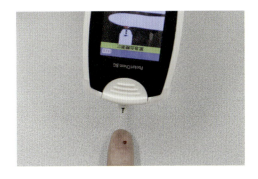

⑥BGセンサーの先端を下に向けて，測定器を持つ

測定器先端の温度測定部には触れないように注意する。

温度測定部

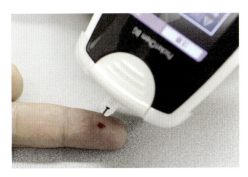

⑦BGセンサーの先端に血液を付着させて吸引し，「ピッ」と鳴ったら指を離す

皮膚に押しつけないよう注意し，吸引確認窓の全面が赤くなるまで十分に血液を吸引する。

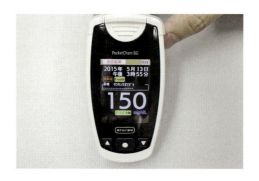

⑧ 画面に表示される測定結果を確認する

測定結果が表示されるまでBGセンサーに振動を与えない。

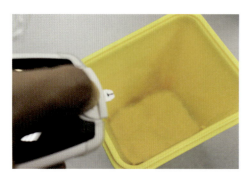

⑨ センサー廃棄レバーをスライドさせて，BGセンサーを破棄する

⑩ 測定終了

測定結果表に測定結果を記録する。

※血液が付着した，綿や穿刺器具，検査キットは，専用の廃棄箱に入れてください。

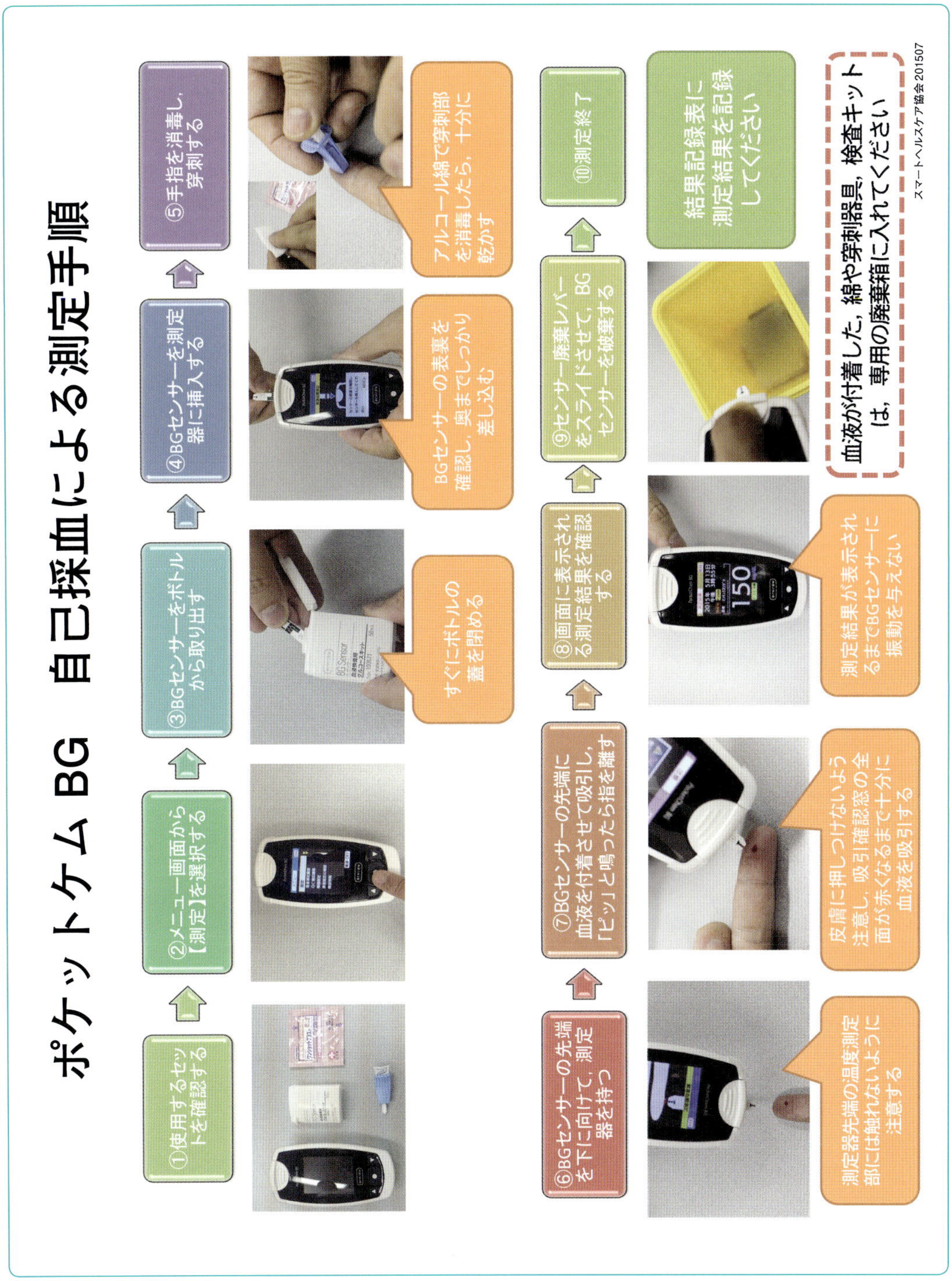

5-3 自己採血による測定手順——機器別　**167**

ポケットケム BG　自己採血による測定手順

① 使用するセットを確認する
↓
② メニュー画面から［測定］を選択する
↓
③ BGセンサーをボトルから取り出す
　→ すぐにボトルの蓋を閉める
↓
④ BGセンサーを測定器に挿入する
　→ BGセンサーの表裏を確認し、奥までしっかり差し込む
↓
⑤ 手指を消毒し、穿刺する
　→ アルコール綿で穿刺部を消毒したら、十分に乾かす
↓
⑥ BGセンサーの先端を下に向けて、測定器を持つ
　→ 測定器先端の温度測定部には触れないように注意する
↓
⑦ BGセンサーの先端に血液を付着させて吸引し、「ピッ」と鳴ったら指を離す
　→ 皮膚に押しつけないよう注意し、吸引確認窓の全面が赤くなるまで十分に血液を吸引する
↓
⑧ 画面に表示される測定結果を確認する
　→ 測定結果が表示されるまでBGセンサーに振動を与えない
↓
⑨ センサー廃棄レバーをスライドさせて、BGセンサーを破棄する
↓
⑩ 測定終了

結果記録表に測定結果を記録してください

血液が付着した、綿や穿刺器具、検査キットは、専用の廃棄箱に入れてください

スマートヘルスケア協会 201507

図2　ポケットケム BG 測定手順
※検体測定室ハンドブックダウンロードサイトよりA4サイズの測定手順をダウンロードできます。

第5章　検体測定室での測定業務

自己採血による測定手順

アリーア Afinion アナライザー（アリーア メディカル）　HbA1c

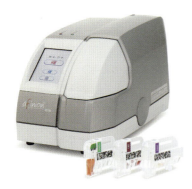

測定方法
測定法：ボロン酸アフィニティー法
測定時間：約3分
検体量：1.5μL

使用環境条件
温　　度：18～30℃
相対湿度：10～90%（結露がないこと）
- 本体の側面と背面に10cmの間隔をあけて設置する
- 通気の良い，清潔で平らな場所，直射日光は避ける
　　　　　　　　　　　　　　など（詳細は添付文書を参照）

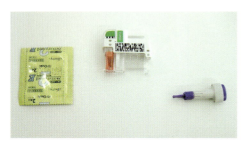

①使用するセットを確認する

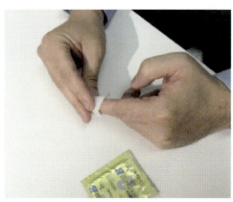

②手指を消毒する

アルコール綿で穿刺部を消毒したら，十分に乾かす。

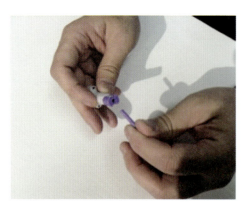

③穿刺器具のキャップを外す

※消毒した指先穿刺部には触れないこと。

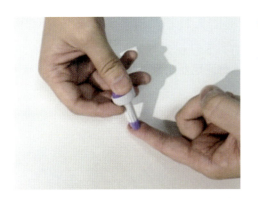

④消毒をした場所に穿刺する

カチッと音が鳴るまで上部のボタンを押す。

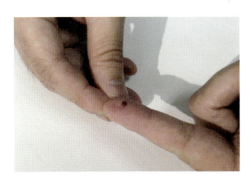

⑤血液を米粒大くらい出す

血液の球が，米粒大くらいになるまで，絞り出す。

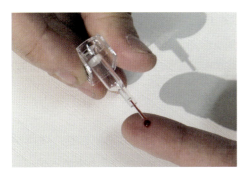

⑥専用器具に血液を採取する

キャピラリー（採取器具）の先端を，血液の球の表面にあたるようにして吸い上げる。
キャピラリーに完全に血液を満たすこと。
※空気が入らないようにすること。

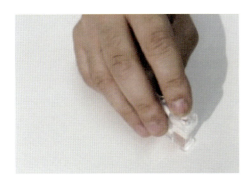

⑦キャピラリー（採取器具）をホルダーに入れる

上から押して，中まできっちり入っていることを確認する。
※カートリッジ下部の透明部分（測光部分）には触れないこと。

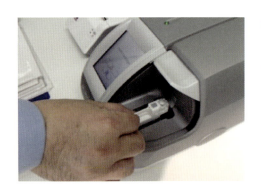

⑧測定機に入れて測定する

テストカートリッジをセットし，カバーを手で閉めると測定が始まる。

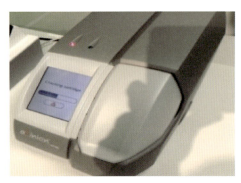

⑨測定

3分ほど待つと測定結果が出る。
測定結果の下にチェックボタンが出るので，指でタップするとカバーは自動で開く。

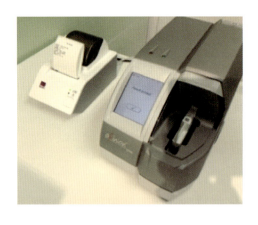

⑩測定終了

プリンタから測定結果が印字される。
測定結果表に測定結果を記録して大切に保管する。
使用済みのカートリッジを取り出し，カバーを閉じる。
※使用済みカートリッジは密閉され，使用前のものと高さが変わる（感染対策に対応）。

※血液が付着した，綿や穿刺器具，検査キットは，専用の廃棄箱に入れてください。

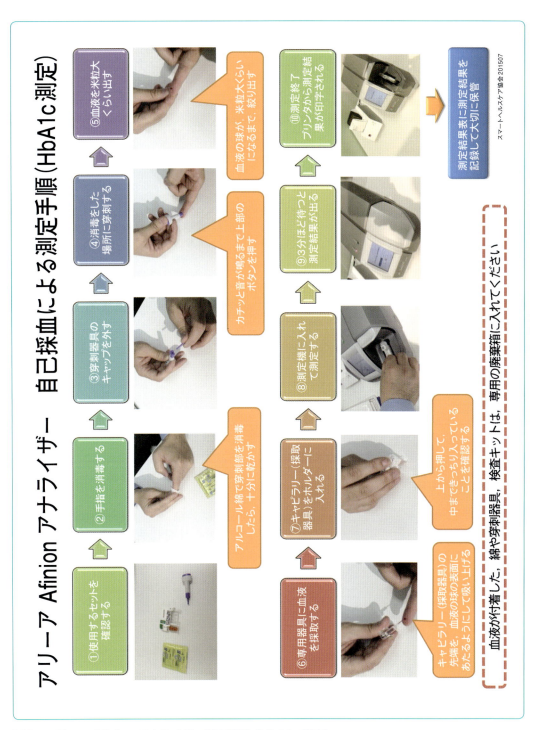

図3　アリーア Afinion アナライザー測定手順（HbA1c測定）
※検体測定室ハンドブックダウンロードサイトよりA4サイズの測定手順をダウンロードできます。

自己採血による測定手順

アリーア Afinion アナライザー（アリーア メディカル）　脂質

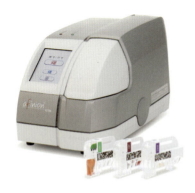

測定方法
測定法：脂質3項目：酵素比色法
測定時間：約8分
検体量：15μL

使用環境条件
温　　度：18～30℃
相対湿度：10～90%（結露がないこと）
- 本体の側面と背面に10cmの間隔をあけて設置する
- 通気の良い，清潔で平らな場所，直射日光は避ける
　　　　　　　　　　　　　など（詳細は添付文書を参照）

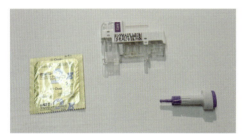

①使用するセットを確認する

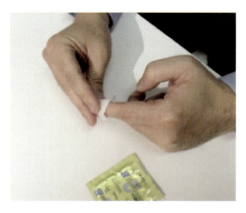

②手指を消毒する

アルコール綿で穿刺部を消毒したら，十分に乾かす。
脂質測定時は，ハンドクリームなどの成分を除去するため，十分に清浄する。

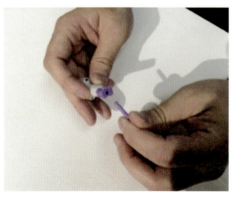

③穿刺器具のキャップを外す

※消毒した指先穿刺部には触れないこと。

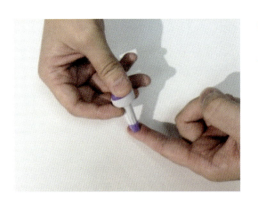

④消毒をした場所に穿刺する

カチッと音が鳴るまで上部のボタンを押す。

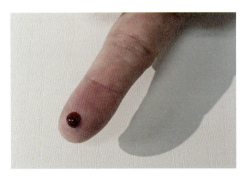

⑤血液をあずき粒大くらい出す

血液の球が，あずき粒大くらいになるまで，絞り出す。

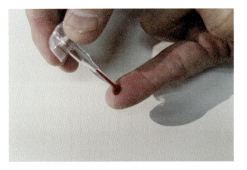

⑥専用器具に血液を採取する

キャピラリー（採取器具）の先端を，血液の球の表面にあたるようにして吸い上げる。
キャピラリーに完全に血液を満たすこと。
※空気が入らないようにすること。

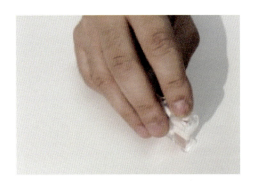

⑦キャピラリー（採取器具）をホルダーに入れる

上から押して，中まできっちり入っていることを確認する。
※カートリッジ下部の透明部分（測光部分）には触れないこと。

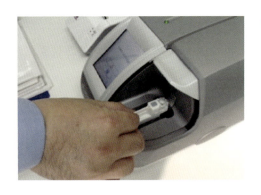

⑧測定機に入れて測定する

テストカートリッジをセットし，カバーを手で閉めると測定が始まる。

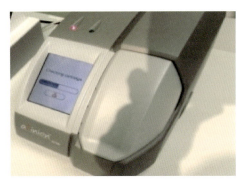

⑨測定

8分ほど待つと測定結果が出る。
測定結果の下にチェックボタンが出るので，指でタップするとカバーは自動で開く。

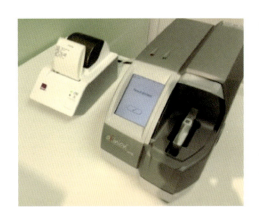

⑩測定終了

プリンタから測定結果が印字される。
測定結果表に測定結果を記録して大切に保管する。
使用済みのカートリッジを取り出し，カバーを閉じる。
※使用済みカートリッジは密閉され，使用前のものと高さが変わる（感染対策に対応）。

※血液が付着した，綿や穿刺器具，検査キットは，専用の廃棄箱に入れてください。

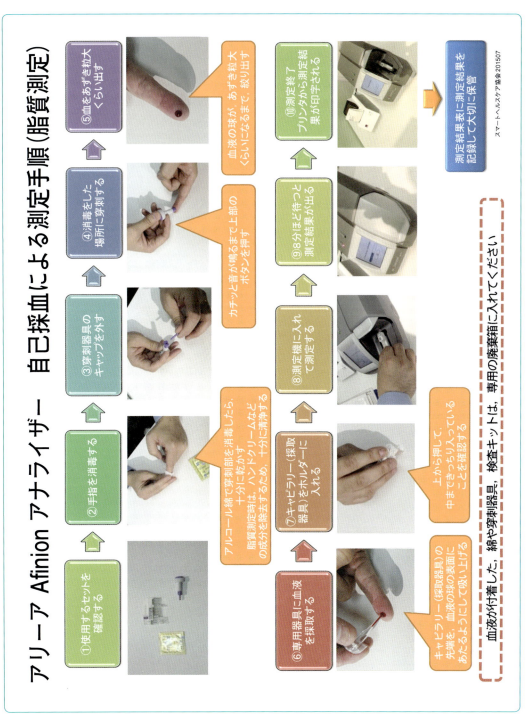

図4　アリーア Afinion アナライザー測定手順（脂質測定）
※検体測定室ハンドブックダウンロードサイトより A4 サイズの測定手順をダウンロードできます。

自己採血による測定手順

A1c GEAR S（三和化学研究所）
A1c GEAR K（協和メデックス）

HbA1c

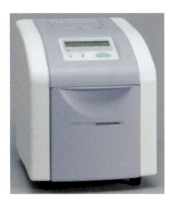

測定方法
測定法：ラテックス凝集免疫比濁法
測定時間：約6分
検体量：1μL

使用環境条件（詳細は取扱説明書を参照）
①室温15〜30℃，湿度20〜80％の場所に設置する。
②直射日光が直接当たる場所や，過度また急な温度変化が起こる場所に設置しないこと。
③振動のない，安定した水平なテーブル面に設置すること。
④機器の前面および背面にある換気口の機能が妨げられぬように設置すること。

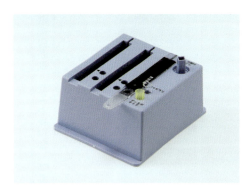

①カートリッジを準備する

カートリッジホルダーにカートリッジ，キャピラリ，チップをセットする。

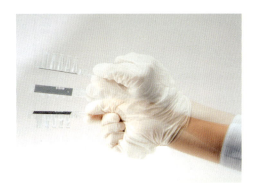

②カートリッジを転倒混和する

混和後，試薬がシール面（上面）に付着していないことを確認する。

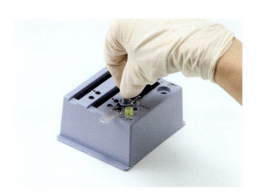

③カートリッジに穴を開ける

穴開けピンでキャピラリ挿入部に穴を開ける。

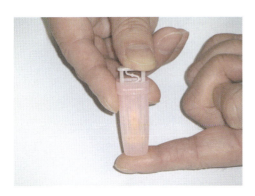

④手指を洗浄消毒し，穿刺する

アルコール綿で穿刺部を消毒し，十分に乾燥させてから穿刺する。

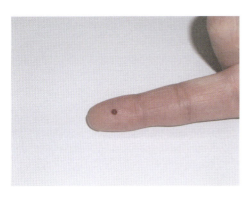

⑤血液を米粒くらい出す

血液の球が，米粒くらいになるまで絞り出す。

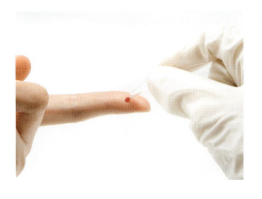

⑥血液をキャピラリで採取する

キャピラリを血液の球に対して，ななめから当たるように吸い上げる。

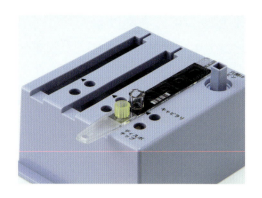

⑦キャピラリをカートリッジに挿入し，黄色のチップも挿入する

キャピラリは浮いた状態にならないよう突き当たるまで差し込む。

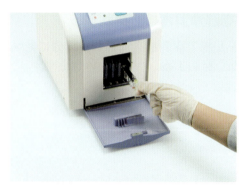

⑧カートリッジに装置を入れて測定開始

装置の右側のレーンから使用し，カートリッジが突き当たるまで挿入する。

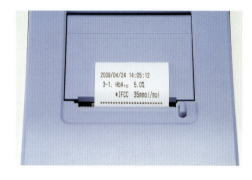

⑨6分ほどで測定結果が表示・印字される

⑩測定終了

結果記録表に測定結果を記録する。

※使用済アルコール綿，穿刺針，カートリッジは，専用の廃棄箱に入れてください

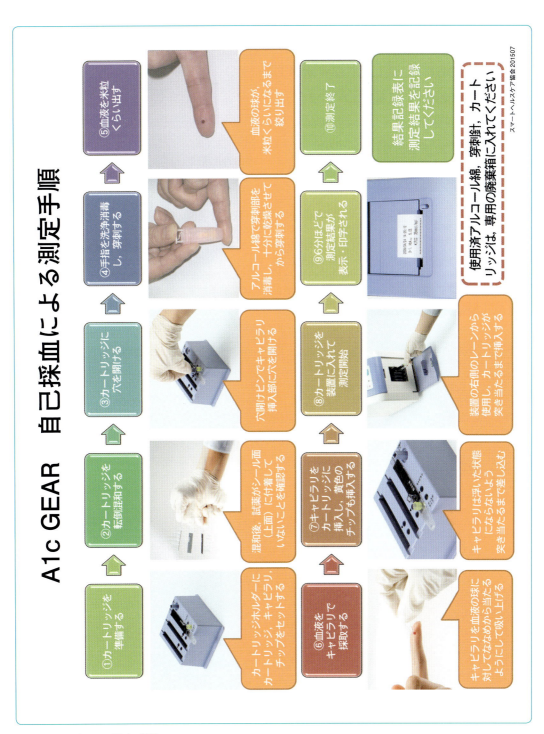

図5　A1c GEAR測定手順
※検体測定室ハンドブックダウンロードサイトよりA4サイズの測定手順をダウンロードできます。

自己採血による測定手順

A1c iGear S （三和化学研究所）
A1c iGear K （協和メデックス）

HbA1c

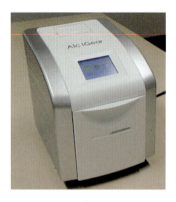

測定方法
測定法：ラテックス凝集免疫比濁法
測定時間：約6分
検体量：1μL

使用環境条件（詳細は取扱説明書を参照）
①室温15〜30℃，湿度20〜80％の場所に設置する。
②直射日光が直接当たる場所や，過度また急な温度変化が起こる場所に設置しないこと。
③振動のない，安定した水平なテーブル面に設置すること。
④機器の前面および背面にある換気口の機能が妨げられぬように設置すること。

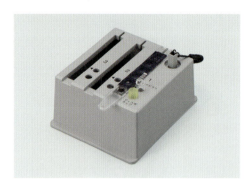

①カートリッジを準備する

カートリッジホルダーにカートリッジ，キャピラリ，チップをセットする。

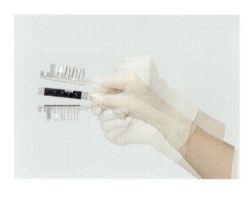

②カートリッジを転倒混和する

混和後，試薬がシール面（上面）に付着していないことを確認する。

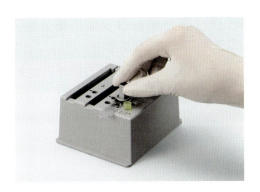

③カートリッジに穴を開ける

穴開けピンでキャピラリ挿入部に穴を開ける。

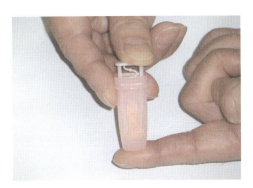

④手指を洗浄消毒し，穿刺する

アルコール綿で穿刺部を消毒し，十分に乾燥させてから穿刺する。

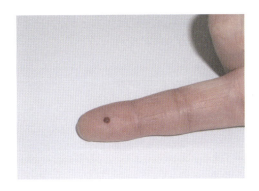

⑤血液を米粒くらい出す

血液の球が，米粒くらいになるまで絞り出す。

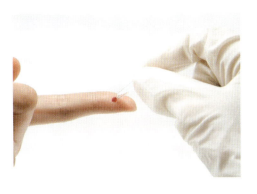

⑥血液をキャピラリで採取する

キャピラリを血液の球に対して，ななめから当たるように吸い上げる。

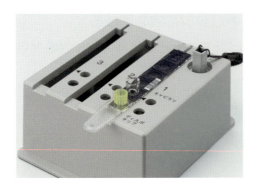

⑦キャピラリをカートリッジに挿入し，黄色のチップも挿入する

キャピラリは浮いた状態にならないよう突き当たるまで差し込む。

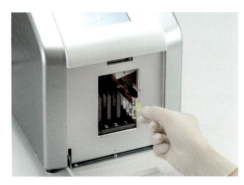

⑧カートリッジに装置を入れて測定開始

装置の右側のレーンから使用し，カートリッジが突き当たるまで挿入する。

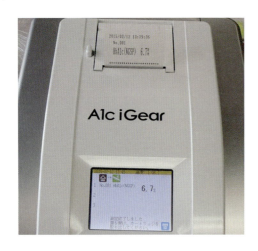

⑨6分ほどで測定結果が表示・印字される

⑩測定終了

結果記録表に測定結果を記録する。

※使用済アルコール綿，穿刺針，カートリッジは，専用の廃棄箱に入れてください

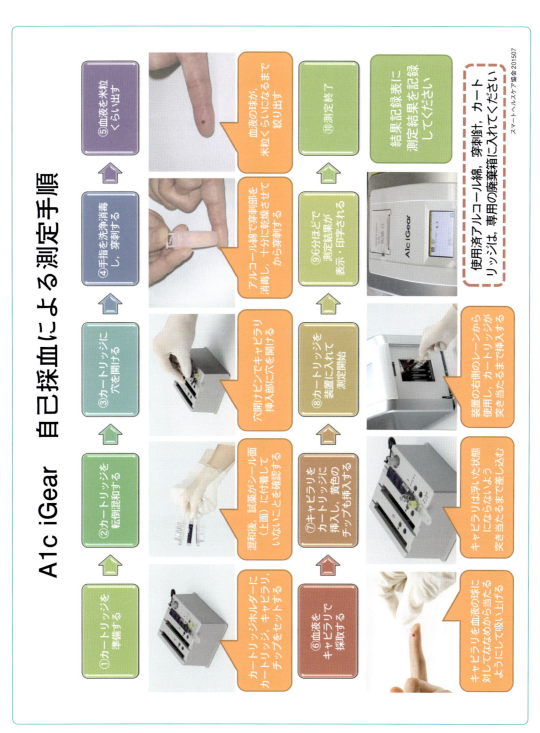

図6　A1c iGear 測定手順
※検体測定室ハンドブックダウンロードサイトよりA4サイズの測定手順をダウンロードできます。

自己採血による測定手順

メディセーフフィット（テルモ） 血糖値

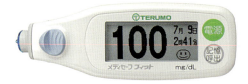

測定方法
測定法：特定波長の発光ダイオードの光を専用のメディセーフフィットチップの測定部位に投光し，光の反射強度から呈色強度を読み取り，血糖値に換算する
測定時間：約9秒　　検体量：約0.8μL

使用環境条件
周囲温度：5〜40℃
相対湿度：30〜85%（結露がないこと）
- 保管は直射日光・高温を避けること
- 夏場や冬場の測定では，使用環境条件範囲内の温度になじませてから使用すること
- 落としたり，ぶつけたりしないこと
- 強い振動が伝わる場所に置かないこと　　　など
（詳細は添付文書を参照）

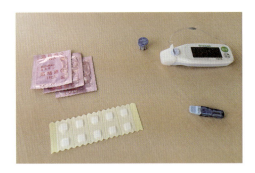

①使用するセットを確認する

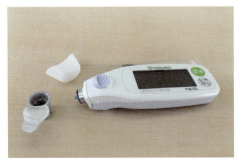

②血糖計に測定用チップをつける

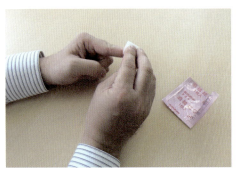

③あらかじめ流水でよく手を洗い，手指を消毒する

アルコール綿で穿刺部を消毒したら，十分に乾燥させる。

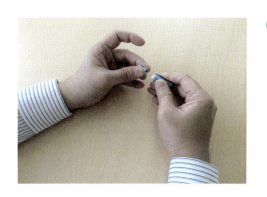

④穿刺器具の保護キャップを外す

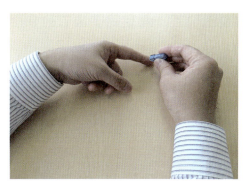

⑤消毒をした場所に穿刺する

指の側面を選んで消毒し，十分に乾かしてから穿刺する。

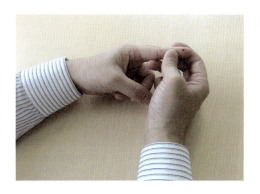

⑥血液を2.5mm大くらい出す

血液の球が2.5mm大くらいになるまで，絞り出す。

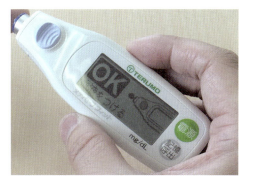

⑦血糖計の表示がOKになっているのを確認する

表示が消えているときは，【電源】ボタンを押す。

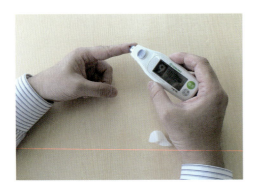

⑧ 血糖計で血液を吸引する

測定用チップの先端を血液に軽くつけ，「ピー」と音が鳴ったら，速やかに先端を血液から離す。

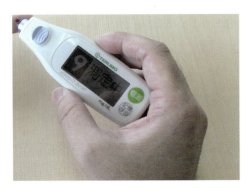

⑨ 本体を置いて，測定完了まで約9秒待つ

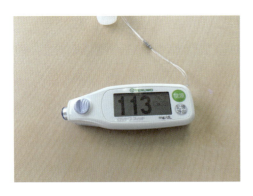

⑩ 測定結果が表示される

測定結果表に測定結果を記録して，受検者に渡す。

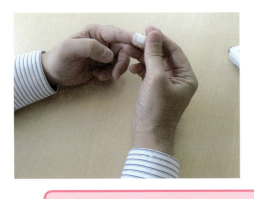

⑪ 絆創膏などで，止血する

※血液が付着した，測定用チップ，綿，穿刺器具は，専用の廃棄箱に入れてください。

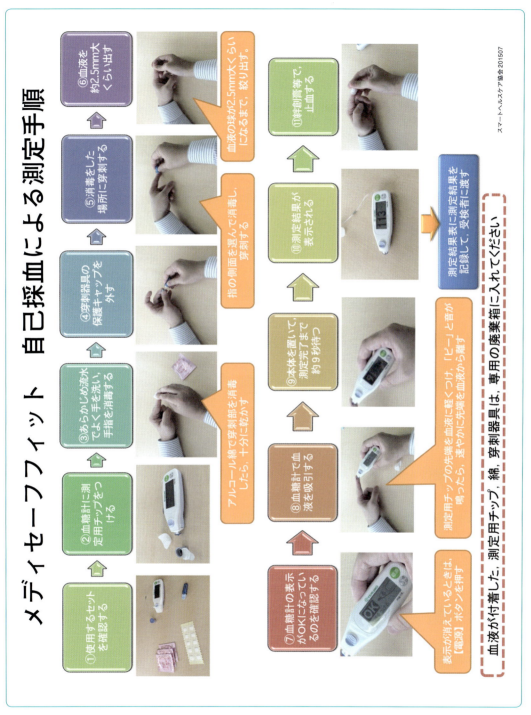

図7 メディセーフフィット測定手順
※検体測定室ハンドブックダウンロードサイトよりA4サイズの測定手順をダウンロードできます。

自己採血による測定手順

Quo-Lab メーター（ニプロ） HbA1c

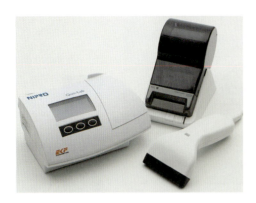

測定方法
測定法：ボロン酸アフィニティー法
測定時間：約4分
検体量：4μL

使用環境条件
温度：18〜30℃
湿度：10〜80%（結露しないこと）
- 乾燥した清潔で平らな場所に設置すること。直射日光の当たる場所は避けること
- 空調機の吹出口周辺等室内温度が変化しやすい場所に本機器を設置しないこと
- 水のかかる場所，液体のある場所の周辺に設置しないこと
- 不安定な場所，機器背面の換気口をふさぐ場所に設置しないこと　　　　　　　　など（詳細は添付文書を参照）

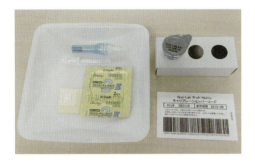

①使用するセットを確認する

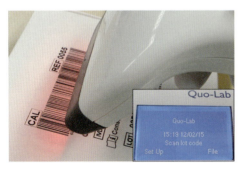

②キャリブレーションバーコードカードをスキャンする

「ロットコードをスキャンしてください」と表示された後にスキャンする。

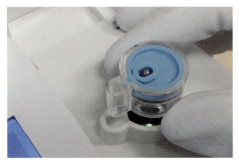

③テストカートリッジを本体に挿入する

溶液部分は持たないように上部を持つ。

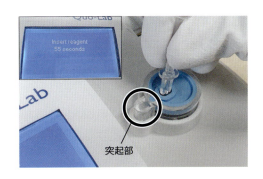

④試薬ビーズをテストカートリッジ内部に落とし,突起部を上から押さえてサンプルスティックを抜く

「試薬ビーズを挿入してください」と表示された後60秒以内に,サンプルスティックの先が太いほうを用いてビーズを落とす。

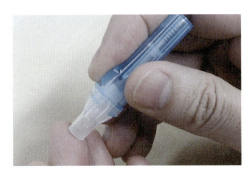

⑤手指を消毒して穿刺し,血液を米粒大くらい出す

アルコール綿で穿刺部を消毒したら,十分に乾燥させる。

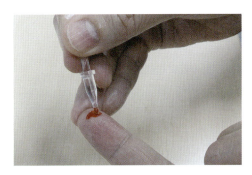

⑥血液をサンプルスティックで採取する

サンプルスティックの先が細いほうに血液を点着させる。

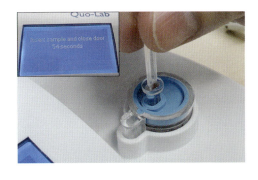

⑦試薬ビーズを挿入した部位に挿入する

「検体を挿入しカバーを閉めてください」と表示された後60秒以内に,先端部のおおよそ半分が入るまで軽く押し込む。
※すべて押し込んだ場合,すぐに⑧の操作を行う。

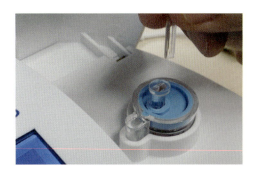

⑧**持ち手部分を手前に倒して折り，カバーを閉める**

押し込んで持ち手を折った後すぐに，カバーを閉める。

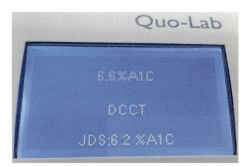

⑨**2分30秒ほど待つと結果が表示される**

⑩**測定終了**

結果記録表に測定結果を記録する。

※血液が付着した，綿，穿刺器具，検査キットは，専用の廃棄箱に入れてください。

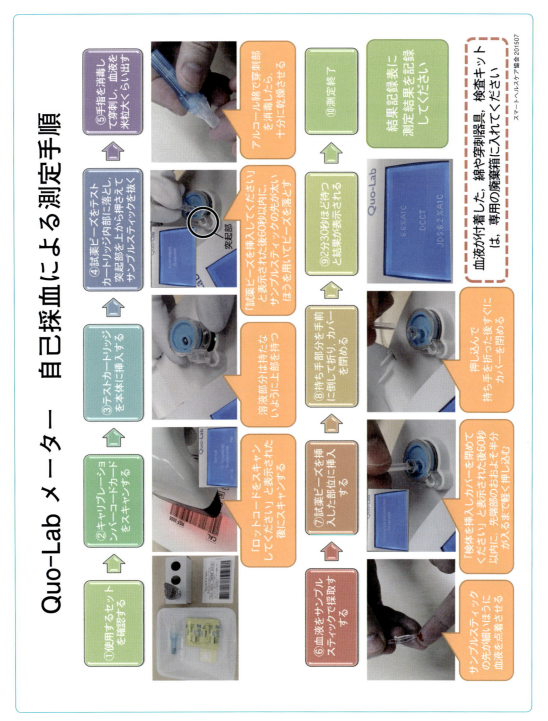

図8　Quo-Lab測定手順
※検体測定室ハンドブックダウンロードサイトよりA4サイズの測定手順をダウンロードできます。

自己採血による測定手順

cobas b 101（ロシュ・ダイアグノスティックス）　HbA1c

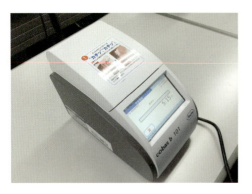

測定方法
測定法：HbA1c：ラテックス免疫凝集阻害法
測定時間：約6分
検体量：2μL

使用環境条件
測定可能温度：15～32℃
測定可能湿度：10～85%（結露しないこと）
- 空気などによる悪影響が生じるおそれがなく，水のかからない場所
- 平らで安定した場所　　など（詳細は添付文書を参照）

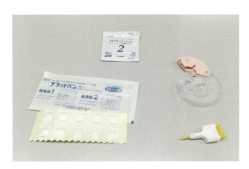

①使用するセットを確認する

ディスクのピンク色のヒンジカバーを開けておく。

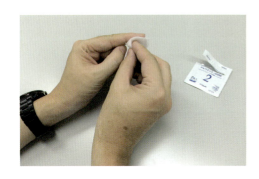

②手指を消毒する

アルコール綿で穿刺部を消毒したら，十分に乾かす。

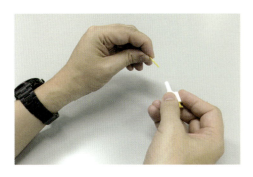

③穿刺器具のキャップを外す

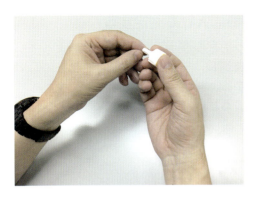

④消毒をした場所に穿刺する

カチッと音が鳴るまで上部のボタンを押す。

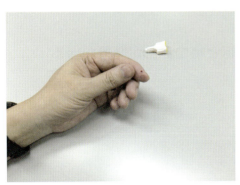

⑤血液を米粒大くらい出す

血液の球が，米粒大くらいになるまで，絞り出す。

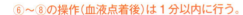

⑥〜⑧の操作（血液点着後）は1分以内に行う。

⑥専用器具に血液を採取する

ディスクを水平に持ち，吸引ポイントが血液の球に対して，垂直にあたるようにして吸い上げる。

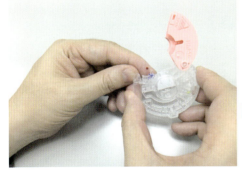
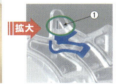

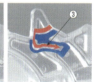

（注）：血液が吸収される経路を赤矢印（図中③）で示しています。

⑦ピンクのヒンジカバーを，音がカチカチと2回鳴るまでしっかり閉じる

青いマークの場所に血液が完全に満たされているかどうかを確認する。

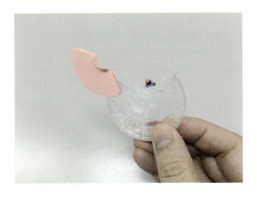

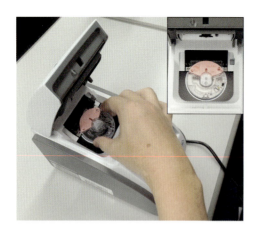

⑧測定機に入れて測定する

ディスクのヒンジカバーが完全に閉まっているかを確認し，ディスクの印字面を上にしてセットする。
蓋を閉じると，自動的に測定が開始される。

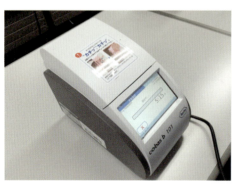

⑨6分ほど待つと測定結果が出る

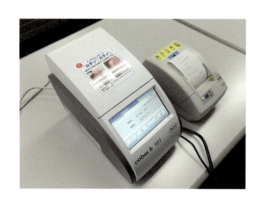

⑩測定終了

プリンターが接続されている場合，プリンターから測定結果が印字される。
測定結果表に測定結果を記録して大切に保管する。

※使用済アルコール綿，穿刺器具，ディスクは，専用の廃棄箱に入れてください。

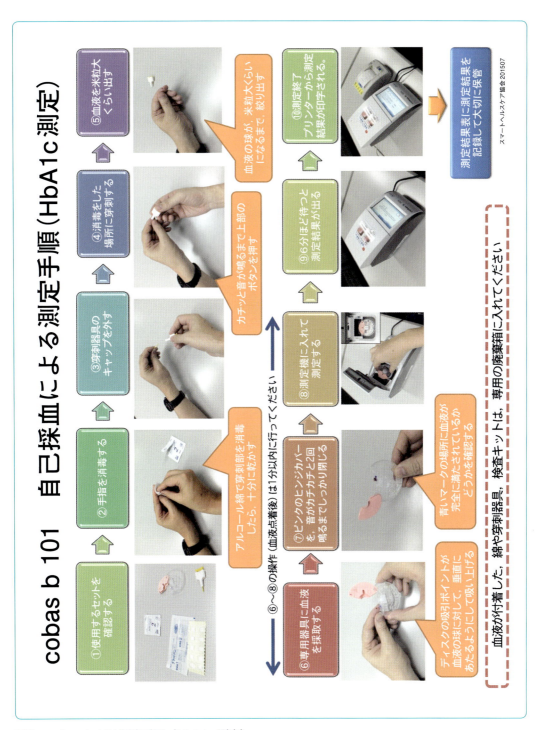

図9 cobas b 101測定手順（HbA1c測定）
※検体測定室ハンドブックダウンロードサイトよりA4サイズの測定手順をダウンロードできます。

自己採血による測定手順

cobas b 101（ロシュ・ダイアグノスティックス） 脂質

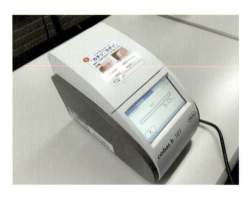

測定方法
測定法：脂質3項目：酵素比色法
※脂質：総コレステロール，HDL-コレステロール，トリグリセライド
測定時間：約6分
検体量：19μL

使用環境条件
測定可能温度：15～32℃
測定可能湿度：10～85%（結露しないこと）
- 空気などによる悪影響が生じるおそれがなく，水のかからない場所
- 平らで安定した場所　　など（詳細は添付文書を参照）

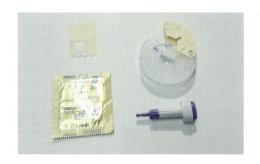

①使用するセットを確認する

ディスクの黄色のヒンジカバーを開けておく。

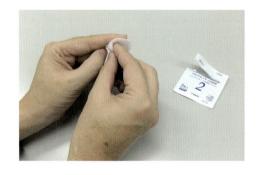

②手指を消毒する

アルコール綿で穿刺部を消毒したら，十分に乾かす。

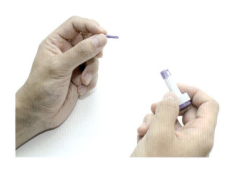

③穿刺器具のキャップを外す

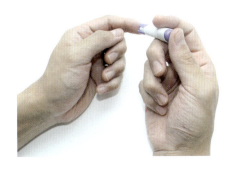

④消毒をした場所に穿刺する

カチッと音が鳴るまで上部のボタンを押す。

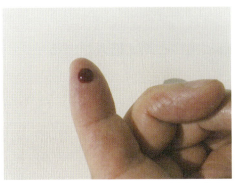

⑤血液をあずき粒大くらい出す

血液の球が，あずき粒大くらいになるまで，絞り出す。

⑥〜⑧の操作（血液点着後）は8分以内に行う。

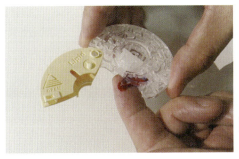

⑥専用器具に血液を採取する

ディスクを水平に持ち，吸引ポイントが血液の球に対して，垂直にあたるようにして吸い上げる。

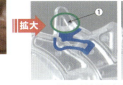

（注）：血液が吸収される経路を赤矢印（図中③）で示しています。

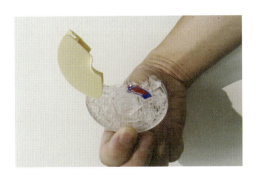

⑦黄色のヒンジカバーを，音がカチカチと2回鳴るまでしっかり閉じる

青いマークの場所に血液が完全に満たされているかどうかを確認する。

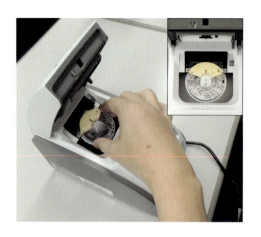

⑧測定機に入れて測定する

ディスクのヒンジカバーが完全に閉まっているかを確認し，ディスクの印字面を上にしてセットする。
蓋を閉じると，自動的に測定が開始される。

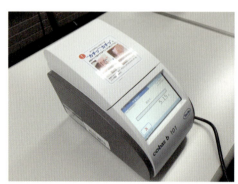

⑨6分ほど待つと測定結果が出る

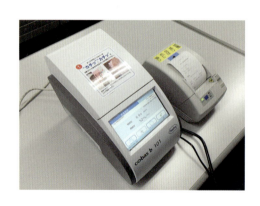

⑩測定終了

プリンターが接続されている場合，プリンターから測定結果が印字される。
測定結果表に測定結果を記録して大切に保管する。

※使用済アルコール綿，穿刺器具，ディスクは，専用の廃棄箱に入れてください。

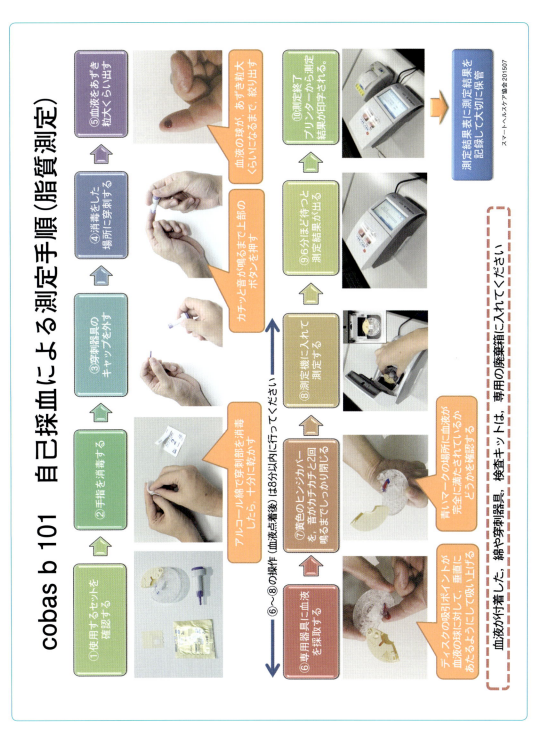

図10　cobas b 101測定手順（脂質測定）
※検体測定室ハンドブックダウンロードサイトよりA4サイズの測定手順をダウンロードできます。

5-4 健康フェアなどでの検体測定事業実施における準備と注意

　市町村や地域薬剤師会，大手薬局チェーンが主催する健康フェアも，最近特に増えてきました。こうした機会に，検体測定事業を実施することも増えていくことでしょう。これまで，一般社団法人スマートヘルスケア協会（SHCA，旧 ヘルスケアプロモーションコンソーシアム）で支援させていただいてきた多くの健康フェアの一例として，札幌薬剤師会西支部の事例を参考に示します（図1）。本参考事例をもとに，準備の流れやポイント等を以下に解説します。

※スマートヘルスケア協会では，マネジメントやコーディネート，帳票の作成等，ユーザー会員への支援をしておりますので，参考資料「資料1 スマートヘルスケア協会」[p.254]を参考にご入会いただくか，事務局へご相談ください。

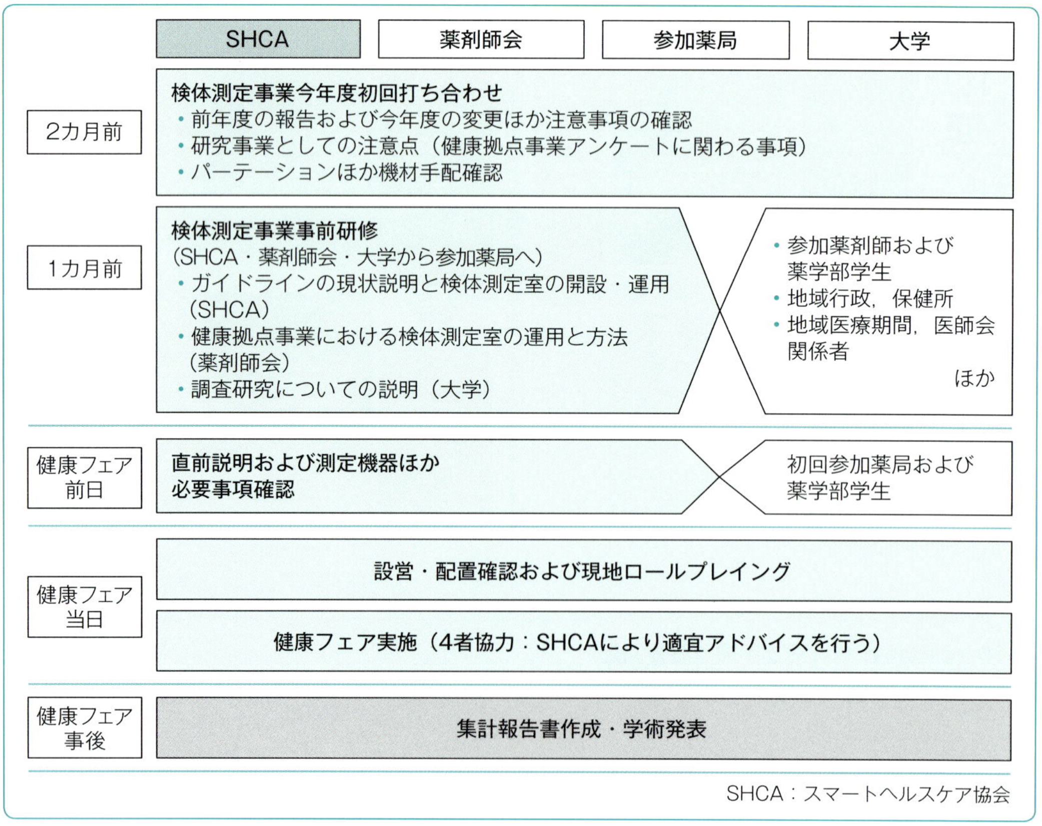

	SHCA	薬剤師会	参加薬局	大学
2カ月前	検体測定事業今年度初回打ち合わせ ・前年度の報告および今年度の変更ほか注意事項の確認 ・研究事業としての注意点（健康拠点事業アンケートに関わる事項） ・パーテーションほか機材手配確認			
1カ月前	検体測定事業事前研修 （SHCA・薬剤師会・大学から参加薬局へ） ・ガイドラインの現状説明と検体測定室の開設・運用（SHCA） ・健康拠点事業における検体測定室の運用と方法（薬剤師会） ・調査研究についての説明（大学）		・参加薬剤師および薬学部学生 ・地域行政，保健所 ・地域医療期間，医師会関係者 　　　　　　　　　ほか	
健康フェア前日	直前説明および測定機器ほか必要事項確認		初回参加薬局および薬学部学生	
健康フェア当日	設営・配置確認および現地ロールプレイング			
	健康フェア実施（4者協力：SHCAにより適宜アドバイスを行う）			
健康フェア事後	集計報告書作成・学術発表			

SHCA：スマートヘルスケア協会

図1　札幌薬剤師会西支部健康フェア　支援例

1. 数カ月前からの準備

　準備は，1〜2カ月くらい前からする必要があると思います。特に，大学等と協力して，アンケート調査および測定結果を利用した研究を実施する場合には，当日用いる資料等の一式を含め，大学に設置されている倫理委員会を通して，事前に許可をとっておく必要があります。研究に参加する同意書等の作成を含めると，調査研究計画の作成を含め，数カ月前からの準備が必要となります。

　また，健康フェアで取り組む内容については関わる関係者で決定し，運用にあわせた申込書兼承諾書の作成が必要となります。例えば，ある健康フェアでは，糖尿病患者のスクリーニングと意義付け，申込書兼承諾書で受検できない条件となる疾患に，糖尿病を加えた例があります。このように実施の趣旨や内容は，健康フェアのチラシや主催者側への説明にも関係してくるので，しっかりと取り決めておくことが大切です。

　実施場所についても，体育館等の広い施設を利用する場合，手元が暗くなるようであればライトの準備，衝立やテーブルの準備，機器の購入やレンタル等，開設までに必要な一連の準備すべてに関わってきますので，できるだけ準備に時間をかけることが，健康フェアを成功させる秘訣です［第4章 4-2：p.74 も参照］。

2. 直前1カ月前くらいからの準備

　1カ月前くらいになると，当日利用する資料の印刷や，測定ブースで使う掲示物や帳票類の準備もあります。また，当日最も重要となる，受検者の流れや担当する運営責任者や測定業務従事者，補助者などのローテーション等を決定する必要があります。

　本測定事例では，測定ブースに入ってから，運営責任者である薬剤師が口頭説明や測定，測定結果を報告するのですが，口頭説明が一度ではわかりにくいと考え，測定ブースに入る前に補助者である薬学部の学生から，実施内容や申込書兼承諾書の内容，アンケート調査への依頼（研究への同意）の仮説明をしてもらうこととしました。また時間のあるかぎり，お薬手帳の話などもして，待ち時間を有効に利用しました。また，午前10時から午後2時過ぎまで健康フェアは続くので，各測定ブースに運営責任者を3〜4名ほど登録し，受検者3〜4名ごとにローテーションするようにしました。受検者1名に関わる時間は，自己紹介から申込書兼承諾書の説明と作成，測定，報告まで，およそ15分です。

3. 前日の準備

　測定事例では前日の夕方から，当日参加する薬剤師および薬学部学生に集まってもらい，検体測定事業に関する理解，健康フェアでの実施内容，実際の資料を用いた測定手順や誘導（ロールプレイ），会場に持ち込む資材の確認等をしました。運営責任者や測

定業務従事者，補助者への研修会等，関わる人数が多い場合には，開催1～2カ月前に研修会を複数回開催する等の配慮も必要と思われます．また，毎年実施する健康フェアであれば，基本的な研修は，例年同じであると思いますので，研修修了証などを発行して，検体測定事業の運用内容に大きな変更がない場合には，次年度の事前研修会への参加を免除する等の措置もあってよいかと思います．ただ，新しい測定機器の導入や手順の変更等がある場合には，やはり研修会への参加を求める必要もあるでしょう．なお，健康フェアが午後から開催される場合等は，午前の時間を利用して研修会およびロールプレイを実施することも可能ですが，不足物への対応が発生したり（ゴミ箱がない！など），よりよい受検者の流れの案などが出て手順を変更したりする可能性もあるので，やはり研修会等は事前に実施しておき，当日はその確認にとどめるのがよいでしょう．

4. 当日の準備

開催当日は，朝から環境を構築することに追われます．業者が組み立ててくれる場合は作業の負担が減りますが，関係者皆で作り上げていくのが，次年度以降へのノウハウの蓄積になると思います．

また，測定機器の精度管理などを実施した後，最後の直前ミーティングでは，関係者のなかから受検者に見立てて，各測定ブースで一度ロールプレイをし，最終確認をするべきだと思います．健康フェアが始まると，大勢の受検者でごった返し，受検者の受付，待ち合い，実施後のアンケート調査の回収等ヒトの動きについて，測定ブースに入っている運営責任者が把握することはまったくできません．本測定事例では，薬学部学生の数名と十分な事前打ち合わせおよびロールプレイを繰り返して実施しましたが，学生さん方の協力がなければ本フェアは成功していませんでした．

実施後の後片付け時には，廃棄物の適切な処理や，使った帳票類の整理，保管をする業務が残っています．最後まで気を抜かずに進める必要があるでしょう．

当日の報告書を図2に簡潔にまとめましたので参考にしてください．

<開催概要>
名　　称：健康フェア2014
日　　時：2014年7月13日（日）10：00～15：00
場　　所：発寒小学校体育館（発寒10条4丁目）
主　　催：発寒北・発寒中央体育振興会
協　　賛：札幌市西区保健福祉部・札幌市医師会西区支部・札幌薬剤師会西支部・札幌歯科医師会西支部・北海道対がん協会・西区食生活改善推進員協議会・介護予防支援センター発寒・札幌市西区体育館・温水プール
来場者：約280名／参加費：無料
スタッフ：約100名

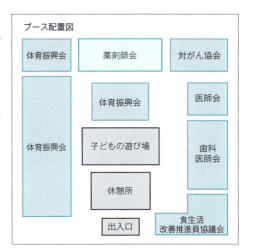

<実施内容>
各団体実施内容
- 札幌薬剤師会西支部　　：自己採血による糖尿病指数（HbA1c）測定
- 札幌歯科医師会西支部：RDテスト・ブラシ圧・咬合力・磨き方指導・口臭チェック等
- 札幌市医師会西区支部：医師・保健師による健康相談（医師は11：30～12：30まで）
- 北海道対がん協会　　：骨密度測定・がん検診相談
- 西区食生活改善推進員協議会：健康料理試食・食事相談
- 発寒北・発寒中央体育振興会：
　　　体力測定（前屈・閉眼片足立ち・全身反応・垂直飛び・下股筋力）・身長・体重・血圧・肺活量・体脂肪量・血液さらさら度・脳年齢（介護予防支援センター発寒）

<札幌薬剤師会西支部>
　08：45　会場入り
　09：00　ブース構築および備品等セッティング
　09：30　スタッフ直前説明会＋学生スタッフ
　10：00～14：45　健康フェア
　15：30　片付けおよび撤収
　①受検者数：86名（申込者91名）
　②1人当たり対応時間：学生による事前説明5～10分＋薬剤師対応10～15分
　③検体測定室4部屋，実施薬剤師7名＋学生6名

<補足>
- 受付後，学生から「申込書兼承諾書」，「アンケート実施・内容」，「お薬手帳・報告書」，「実施手順」を説明（すでに疾患などで受検できない可能性がある者が来た場合は，薬剤師がその場で判断して断る）。
- ブースが空き次第，運営責任者より口頭で「申込書兼承諾書」を説明し，同意を得たうえで申込みを受ける。その後に，実施手順を説明し，採血→測定→結果報告と進む。測定時間中に，アンケートへの回答をお願いし，相手の質問に対応。終了後，申込書やアンケート調査表紙を回収。

（次頁へつづく）

図2　健康フェア報告書 例

①全体の概要
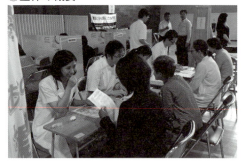

②測定ブースの外観
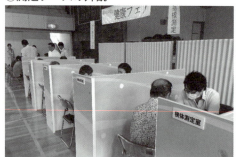

③申込書兼承諾書
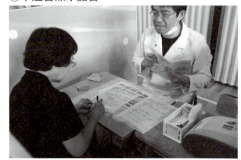

④自己採血
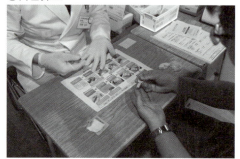

⑤報告
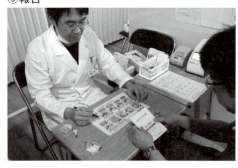

図2　健康フェア報告書（つづき）

第6章

検体測定室の運用に必要な書類・帳票類

6-1　検体測定室の運用に必要な書類・帳票類

● 第6章の解説範囲

法律・規制 （検体測定室に関する ガイドライン等）				
実際の業務 （検体測定室の開設・ 運用，測定業務等）				
	受検者	従事者 （開設者，運営責任者，精度管理責任者，測定業務従事者，補助者）	測定機器，試薬，穿刺器具等	届出，帳票類 （開設届，標準作業書等）
	ヒト		モノ	

6-1 検体測定室の運用に必要な書類・帳票類

　本章では，検体測定室を開設・運用するにあたって必要となる，申請や事前準備書類，各種管理に関するさまざまな帳票の様式を例示します。

　ここで紹介する帳票（図1）は，スマートヘルスケア協会が，「検体測定室に関するガイドライン」（以下，検体測定室ガイドライン），「検体測定室に関するガイドラインに係る疑義解釈集（Q&A）」（以下，検体測定室ガイドラインQ&A）および厚生労働省のアンケート調査など各種資料を読み解き，また数々の検体測定事業を支援してきた経験から，必要もしくは用意しておくとよいと考え提案し作成したものです。図1の「必須」とはガイドライン等で作成することと明記されているもの，「任意」とは用意しておくとよいと考える提案資料を示しています。

　これら帳票類は，検体測定室ごとに実施運用の内容や方法，解釈に従って修正変更することが望ましいと考えます。また，今後の検体測定事業に関わる社会情勢や行政等からの通達により，更新していく必要があります。現時点における当協会作成の帳票例および帳票ごとの注意点等について解説しますので，検体測定室の開設から運用に関わる各帳票がそろっているか，確認のために活用してください。

　なお，図1の開設準備に関連する書類は第4章 4-2［p.74］および自己点検は資料5［p.277］，12「自己採血による測定手順」は第5章 5-3［p.155］，22「測定機器保守管理標準作業書」・23「測定標準作業書」の標準作業書は第4章 4-3［p.81］に掲載されています。

　本書で紹介されている書類・帳票類は，検体測定室ハンドブック ダウンロードサイト（https://ser.jiho.co.jp/kentaihb/：要登録，詳細は巻末p.309参照）よりダウンロードして利用することができます。

作成帳票一覧

分類		タイトル	区分	本章図番号
開設準備	1	常時開設用検体測定室開設スケジュール表	必須	第4章 4-2 図1
	2	臨時開設用検体測定室開設スケジュール表	必須	第4章 4-2 図2
	3	検体測定室 各種届書（開設, 変更, 休止・廃止・再開）	必須	第4章 4-2 図3, 4, 5
	4	検体測定室 平面図（測定室の場所を明らかにした図面）	必須	第4章 4-2 図6
	5	自己点検	必須	資料5
掲示物	6	検体測定室表示ポスター	必須	図2
	7	健診受診勧奨および連携医院、ディスポーザブル穿刺器具明示用ポスター	明示	図3
	8	測定に係る薬局従業員掲示ポスター（卓上台紙含む）	明示	図4, 5
	9	受検者の体調急変時に対する救急通報体制の手順書	必須	図6
実測定	10	検体測定サービス申込書兼承諾書および受検者控え※	必須 ※受検者控えは任意	図7, 8
	11	受検者用測定結果表（入力フォーム含む）	任意	図9, 10
	12	自己採血による測定手順（機器別）	任意	第5章 5-3
管理台帳	13	検体測定結果管理台帳（薬局用）	任意	図11
	14	検体測定室内感染防止対策委員会設置要綱	必須	図12
	15	検体測定室感染対策マニュアル	必須	図13
	16	測定作業日誌および測定機器保守管理作業日誌	必須	図14
	17	測定受付および試薬台帳	必須	図15, 16, 17, 18
	18	使用測定機器台帳	必須	図19
	19	精度管理台帳	必須	図20
	20	内部・外部研修履歴台帳	任意	図21
	21	備品チェック一覧表（感染性廃棄物対応業者連絡先）	任意	図22
標準作業書	22	測定機器保守管理標準作業書（機器別）	必須	第4章 4-3
	23	測定標準作業書（機器別）	必須	第4章 4-3

必須：検体測定室ガイドライン等で作成することと明記されているもの
任意：用意しておくとよいと考える提案資料

スマートヘルスケア協会201507

図1 作成帳票一覧

1. 掲示物

(1) ポスター

　検体測定室表示ポスターの例を図2に示しますが，あくまで一例です。検体測定室であることが明確にわかればよいのでシンプルに「検体測定室」等でもよいでしょう。

　図3のポスターは，検体測定室内の表示ポスターの例です。このポスターには健康診断や特定健康診査の受診勧奨と測定結果についての医療機関問い合わせ，連携医療機関の表示および穿刺器具がディスポーザブルであることの説明と注意を記載しています。

　必ずこのようなポスターで表示しなければならないということではありませんが，受検者へ説明する必要のある項目を記載しています。

　また，従業員ポスター（図4）や台置きのネームプレート（図5）も名札等で代用できれば問題ありません。検体測定室ごとの運用にあわせて最適な方法を選択してください。

糖尿病の自己チェック！
してみませんか
ヘモグロビンA1c
簡易測定室

糖尿病の指標となるヘモグロビン A1c の値を
測ってみませんか。
少しの採血で短時間に測定ができます。

○○○薬局○○店
スマートヘルスケア協会201507

図2　検体測定室表示ポスター 例

測定を受ける皆様へ

測定の結果にかかわらず，定期的な健康診断や特定健康診査の受診は健康な生活を送るうえで大変重要です。測定の数値が基準の範囲内であっても定期的に健康診断を受けましょう。
また，測定結果についてのお問い合わせやご相談はお近くのかかりつけ医へご相談ください。
また当薬局では，○○診療所，△△病院などの医療機関と連携しております。
なお，今回の測定に際して採血用の穿刺器具（ハリ）は法律で承認されたもののみを使用しております。
1回限りの使い捨て（ディスポーザブル）タイプですので，安心してお使いください。
またこのハリは使い捨てですので複数回の使用はできません。
キャップを外したら速やかに使用し，すでにキャップが外れていたり破損していたりするものは使用せず，お近くの係員にお申し付けください。

スマートヘルスケア協会201507
電話：000－000－0000

図3　検体測定室表示ポスター
（測定を受ける皆様へ）例

測定に係る薬局従業員

運営責任者
測定　太郎（薬剤師）

測定業務に従事する者
測定　花子（薬剤師）
測定　二郎（薬剤師）

スマートヘルスケア協会201507

図4　薬局従業員ポスター 例

本日のご説明者
（運営責任者：薬剤師）
測定　太郎

本日の担当者
（測定業務従事者：薬剤師）
測定　花子

スマートヘルスケア協会201507

図5　台置きネームプレート 例

（2）受検者の体調急変時に対する救急通報体制の手順書

受検者の体調が急変したときの救急通報体制に関する手順書の作成は必須です。掲示を行うとともに，近隣の医療機関への協力要請を行っておくことが必要になります。急変時に慌てず対応できるよう，従事者全員に手順を徹底しておくことが必要です。図6に例を示します。

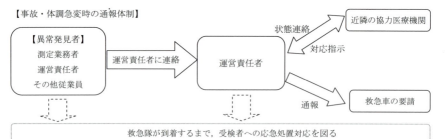

図6　受検者の体調急変時に対する救急通報体制の手順書 例

2. 実測定に関する書類

(1) 申込書・承諾書，受検者控え

　　申込書兼承諾書については検体測定室ガイドラインQ&Aの別紙［p.273］にも例示されています。ただし，個人情報や免責などの説明や担保すべき項目を追加すべきとの観点から，本申込書兼承諾書（例）を作成しました（図7）。重要なこととして，薬局等検体測定室ごとに実施するサービス内容や受検者の制限などを決定し，内容を加筆修正する必要があります［第2章 2-1 5(2)：p.32］。また，厳密にいえば最終的に作成された申込書兼承諾書についてはリーガルチェックを受けることが望ましいと考えます。

　　申込書兼承諾書について，受検者が控えを持ち帰りたい場合に渡せるよう作成したのが，検体測定サービスご利用説明書（図8）です。申込書兼承諾書を複製して渡すことでも対応できます。申込書兼承諾書を変更した場合には，この説明書も同様に変更することを忘れないでください。

(2) 受検者用測定結果表

　　測定結果を受検者に報告する際のシート・表の例を図9，図10に示します。図9は二つ折りにして利用するもの，図10はお薬手帳等に貼って保管できるようにしたものの2例です。これらは，測定できるすべての項目を記載していますが，実際に測定している項目に絞り込んで使用するなどしてください。

　　健康フェア等の臨時開設で用いる場合，「連絡先」として，問い合わせを受けることのできる実施主体等の連絡窓口を記載しておく必要があります。

　　なお，ここで記載している臨床検査値は，静脈血漿によるものであり，末梢全血によるものとは数値が異なる場合があり（特に血糖値），受検者には十分説明のうえ用いるのがよいでしょう。

(3) 自己採血による測定手順（受検者説明用）

　　実際の測定手順をわかりやすくまとめたものを作成し，受検者に操作方法を説明できるよう測定台に置いておくとよいです。測定機器メーカー各社によって，測定手順が異なりますので，試薬の使い方，穿刺器具の使い方等については，添付文書を必ず熟読して使い方を遵守してください。測定機器ごとの測定手順は，第5章 5-3［p.155］を参照。

　　特に試薬の使用期限については注意が必要で，メーカーによっては開封後の使用時間等をふまえた運用の仕方を検討する必要があります。

　　またQuo-Labメーター（ニプロ）やCobas b 101（ロシュ・ダイアグノスティックス）等は，穿刺から測定機器にセットするまでの時間等に細かな制限がありますので，実際の測定手順と測定標準作業書とをつきあわせ，従事者全員で確認しておくとよいでしょう。

検体測定サービス申込書兼承諾書

薬局名 ＿＿＿＿＿＿＿＿＿　運営責任者 ＿＿＿＿＿＿＿＿殿
所在地 ＿＿＿＿＿＿＿＿＿

本サービスをご利用いただくためには、以下、記載確認事項の各項目について正確にお答えいただき、サービス内容や取り扱い方法等の内容に同意いただくことが必要です。同意いただけない場合や服用薬、既往歴により、本サービスをご利用いただくことができない場合がありますので、予めご了承願います。

【以下、確認事項に正確にチェックしてください】
1. 下記の疾患にかかっているか、もしくは、医療機関を受診したことがありますか。　□はい　□いいえ
   □壊血病　□血小板無力症　□血小板減少性紫斑病　□単純性紫斑病　□血小板機能異常症
   □血友病　□血液凝固異常症　□フォンウィルブランド病　□血小板減少症　□その他の出血性疾患
2. 下記の薬を飲んでいる。もしくは飲んでいた、使用していたことがありますか。　□はい　□いいえ
   ○抗凝固・抗血小板療法に関わる薬（血液を固まりにくくする薬など）
3. 現在、体調が悪いところはありますか。あれば症状をお書きください。また、お食事をされたのは何時間前ですか。
   現在の状態【　　　　　　　　　　　　　　　　　　　　】　食事時間【約　　時間前】
4. 本サービスで希望する測定項目

	測定項目	採取(穿刺)方法	採血量(マイクロリットル)	機器を用いた測定時間
□	血糖	手指に穿刺(詳細別紙)	2	6分程度
□	ヘモグロビンA1c	手指に穿刺(詳細別紙)	2	6分程度
□	中性脂肪(TG)・HDL-C・LDL-C	手指に穿刺(詳細別紙)	19	6分程度
□				

サービス内容について

□自ら穿刺・採血・処置ができない受検者はサービスをご利用いただくことができません。
□未成年者の方は、親権者等の方の同意がないとサービスをご利用いただくことができません。
□測定は、特定健康診査（メタボリック健診）や健康診断、診療等ではありません。そのため、測定の結果にかかわらず健康診断等を受けることをお勧めいたします。また、医療機関での検査とは異なるため、受検者が医療機関で受診する場合は、改めて、医療機関の医師の指示により検査を受ける必要があります。
□測定サービスにおいては、受検者の責任において、指先から微量血液を自己採取して測定していただきますので、出血、感染等のリスクは、基本的に、受検者が負うこととなります。
□採取前後の消毒・処理等については、受検者が自ら実施いただくことになります。採血においては指先に針を刺すという行為が伴います。そのため、穿刺による疼痛や迷走神経反射が生じる場合があります。
□当薬局で測定業務に従事する者（医師・薬剤師・看護師または臨床検査技師）より、採血するための情報提供およびアドバイスは行いますが、採血行為は医行為になりえるため、当薬局では行えません。

測定内容・測定結果の取り扱いについて

□測定は、微量血液による簡易測定ですので、測定時の条件により正しい測定結果が得られない場合があります。よって、測定結果の正確性については、当薬局が保証するものではありません。体調や直前の食事内容が測定結果に影響を及ぼすことがあります。

測定結果の評価について

□測定結果の評価は、受検者ご自身でお願いいたします。当薬局では、基準値等一般的な情報提供に限らせていただきます。

免責について

□当薬局は、自己採血により受検者に体調不良等の健康状態に変化があった場合等の測定サービスにかかる損害および測定結果に起因する損害について、一切の責任を負いません。
□当薬局の責任を免責する条項が消費者契約法の法令に反することによって無効となる場合等、何らかの理由によって当薬局が測定サービスに関して損害賠償責任を負う場合でも、当薬局の賠償責任は、故意または重過失による場合を除き受検者に生じた直接かつ通常の損害の範囲に限ります。

検体・個人情報の使用目的

□受検者が自己採取した検体からの測定結果については、受検者が希望した測定項目以外は使用いたしません。
●受検者からお預かりした個人情報は、関連する法令により適正に取り扱うものとし、例外として取り扱うことが認められている場合を除き、以下の目的の範囲内で使用し、受検者の同意なく保管および目的以外に使用することは行いません。
・厚生労働省のガイドラインで定められている受検者の氏名、連絡先等が記載されている「測定受付台帳」の保管管理
・受検者の測定結果が記載されている「測定結果管理台帳」の保管管理
・受検者への生活習慣、健康管理および服薬管理に関わる一般的な情報提供やアドバイス
・受検者の健康状態改善のためにする病院、診療所等との連携
・医療の質の向上を目的とした症例研究および発表（個人を識別・特定できる情報は削除します）
・薬局サービスや業務の維持・改善のため（個人を識別・特定できる情報は削除します）
・当薬局および関連会社からの健康管理等に関する情報提供やアンケート調査の実施のため

私は、説明を受けた本サービスの承諾書の内容に　□同意する　※未成年者の方は親権者氏名（　　　　　　　　）
　　　　　　　　　　　　　　　　　　　　　　　□同意しない　　　　　　　　　　　　続柄（　　　　　　　）
私は、検体測定サービスの承諾書の内容に同意し、本サービスを利用します。　利用日　平成　　年　　月　　日

ふりがな		住所 〒　－
氏名	（男・女）	市　　　区
生年月日	大正・昭和・平成　年　月　日（　歳）	郡　　　町村
電話番号	－　　－	確認印

スマートヘルスケア協会201507

図7　検体測定サービス申込書兼承諾書 例

検体測定サービスご利用説明書

本日，ご利用いただきました，検体測定サービスについての，ご利用説明書です。
申込書兼承諾書と同じ内容が記載されていますので，大切に保管してください。

測定した項目　　　　　　　　　　　　　　　　　　　　　　　　利用日　平成　　年　　月　　日

測定項目	採取（穿刺）方法	採血量（マイクロリットル）	機器を用いた測定時間
血糖	手指に穿刺（詳細別紙）	2	6分程度
ヘモグロビンA1c	手指に穿刺（詳細別紙）	2	6分程度
中性脂肪(TG)・HDL－C・LDL－C	手指に穿刺（詳細別紙）	19	6分程度

サービス内容について

- 自ら穿刺・採血・処置ができない受検者はサービスをご利用いただくことができません。
- 未成年者の方は，親権者等の方の同意がないとサービスをご利用いただくことができません。
- 測定は，特定健康診査（メタボリック健診）や健康診断，診療等ではありません。そのため，測定の結果にかかわらず健康診断等を受けることをお勧めいたします。また，医療機関での検査とは異なるため，受検者が医療機関で受診する場合は，改めて，医療機関の医師の指示により検査を受ける必要があります。
- 測定サービスにおいては，受検者の責任において，指先から微量血液を自己採取して測定していただきますので，出血，感染等のリスクは，基本的に，受検者が負うこととなります。
- 採取前後の消毒・処置等については，受検者が自ら実施いただくことになります。採血においては指先に針を刺すという行為が伴います。そのため，穿刺による疼痛や迷走神経反射が生じる場合があります。
- 当薬局で測定業務に従事する者（医師・薬剤師・看護師または臨床検査技師）より，採血するための情報提供およびアドバイスは行いますが，採血行為は医行為になりえるため，当薬局では行えません。

測定内容・測定結果の取り扱いについて

- 測定は，微量血液による簡易測定ですので，測定時の条件により正しい測定結果が得られない場合があります。よって，測定結果の正確性については，当薬局が保証するものではありません。体調や直前の食事内容が測定結果に影響を及ぼすことがあります。

測定結果の評価について

- 測定結果の評価は，受検者ご自身でお願いいたします。当薬局では，基準値等一般的な情報提供に限らせていただきます。

免責について

- 当薬局は，自己採血により受検者に体調不良等の健康状態に変化があった場合等の測定サービスにかかる損害および測定結果に起因する損害について，一切の責任を負いません。
- 当薬局の責任を免責する条項が消費者契約法等の法令に反することによって無効となる場合等，何らかの理由によって当薬局が測定サービスに関して損害賠償責任を負う場合でも，当薬局の賠償責任は，故意または重過失による場合を除き受検者に生じた直接かつ通常の損害の範囲に限ります。

検体・個人情報の使用目的

- 受検者が自己採取した検体からの測定結果については，受検者が希望した測定項目以外は使用いたしません。
- 受検者からお預かりした個人情報は，関連する法令により適正に取り扱うものとし，例外として取り扱うことが認められている場合を除き，以下の目的の範囲内で使用し，受検者の同意なく保管および目的以外に使用することは行いません。
  - 厚生労働省のガイドラインで定められている受検者の氏名，連絡先等が記載されている「測定受付台帳」の保管管理
  - 受検者の測定結果が記載されている「測定結果管理台帳」の保管管理
  - 受検者への生活習慣，健康管理および服薬管理に関わる一般的な情報提供やアドバイス
  - 受検者の健康状態改善のためにする病院，診療所等との連携
  - 医療の質の向上を目的とした症例研究および発表（個人を識別・特定できる情報は削除します）
  - 薬局サービスや業務の維持・改善のため（個人を識別・特定できる情報は削除します）
  - 当薬局および関連会社からの健康管理等に関する情報提供やアンケート調査実施のため

サービスに関する問い合わせ先

薬　局　名　：

問い合わせ先　：

問い合わせ時間　：

スマートヘルスケア協会201507

図8　検体測定サービスご利用説明書（お客様控え）例

第6章 検体測定室の運用に必要な書類・帳票類

（表面）

お知らせ

健康チェックサービス
（測定結果表）

測定項目に関する情報サイト
① 一般社団法人　日本生活習慣病予防法人（肝機能）
http://seikatsusyukanbyo.com/
② 厚生労働省　生活習慣病を知ろう！（血糖・脂質）
http://www.mhlw.go.jp/topics/bukyoku/kenkou/seikatu/

- ●測定場所
  - 薬局名　　〇〇薬局〇〇店
  - 住　所　　〇〇県〇〇市〇〇町〇〇-〇〇
  - 電話・FAX　〇〇-〇〇〇〇-〇〇〇〇（〇〇〇〇）
- ●運営管理者　　測定 太郎　印
- ●業務従事者　　測定 花子　印

スマートヘルスケア協会201507

（裏面）

測定結果

お名前：
測定日：2015 年　　月　　日

測定項目		測定数値	単位
ヘモグロビンA1c	NGSP		％
血糖値			mg／dl
	食事時間		時間後
中性脂肪			mg／dl
LDLコレステロール	悪玉		mg／dl
HDLコレステロール	善玉		mg／dl
AST(GOT)			U/I
ALT(GPT)			U/I
γ-GT(γ-GTP)			U/I
血圧	最高（収縮期）		mmHg
	最低（拡張期）		mmHg
身　長			m（BMI算定のため）
体　重			kg
BMI			
ウエスト周り			cm

※当薬局で測定した値は健康状態の目安となるものです。
健康診断や医師の指示のもと行われる検査は、この測定とは別に必ず受けてください。

メモ（健康状態で気になることなど）

スマートヘルスケア協会201507

【解説】 測定項目の基準値

【ヘモグロビンA1c(HbA1c)と血糖値】

指標		基準値	要注意	異常
HbA1c(%)	NGSP	5.6未満	5.6〜6.5未満	6.5以上
血糖値 (mg/dl)	食後2時間	110未満	110〜140未満	140以上
	空腹時	110未満	110〜126未満	126以上

参考：日本糖尿病学会

【脂質（コレステロール）】

指標	基準値	要注意	異常
中性脂肪	150未満	150〜300未満	300以上
LDL(悪玉コレステロール)	120未満	120〜140未満	140以上
HDL(善玉コレステロール)	39以上	39未満〜34	34未満

参考：日本動脈硬化学会

【肝機能】

指標	基準値	要注意	異常
AST(GOT)	32未満	32〜51未満	51以上
ALT(GPT)	32未満	32〜51未満	51以上
γ-GT(γ-GTP)	51未満	51〜101未満	101以上

参考：日本消化器病学会

【BMI（体格指数）】

BMI値	18.5未満	18.5〜25未満	25〜30未満	30〜35未満	35〜40未満	40以上
肥満度	低体重	普通体重	肥満(1度)	肥満(2度)	肥満(3度)	肥満(4度)

参考：日本肥満学会2000

◎BMI（体格指数）
BMIは、大人向けの肥満度を評価するための数値です。22が成人の標準です。
この22という数値は、疫学調査で最も健康上の問題が少ない指数とされています。
この上下15％程度が、およそ標準の範囲となります。
計算方法　BMI ＝ 体重(kg) ÷ 身長(m) ÷ 身長(m)

図9　測定結果シートA4二つ折り　例

6-1 検体測定室の運用に必要な書類・帳票類　215

測定結果

お名前：＿＿＿＿＿＿＿＿＿＿
測定日：＿＿＿＿年＿＿＿月＿＿＿日

	測定項目		測定数値	単位
血糖測定	ヘモグロビンA1c	NGSP		％
	血糖値			mg/dl
		食事時間		時間後
血中脂質測定	中性脂肪			mg/dl
	LDLコレステロール	悪玉		mg/dl
	HDLコレステロール	善玉		mg/dl
肝機能測定	AST(GOT)			U/l
	ALT(GPT)			U/l
	γ-GT(γ-GTP)			U/l
血圧測定	血圧	最高（収縮期）		mmHg
		最低（拡張期）		mmHg
身体測定	身　長			m（BMI算定のため）
	体　重			kg
	Ｂ Ｍ Ｉ			
	ウエスト周り			cm

※当薬局で測定した値は健康状態の目安となるものです。
健康診断や医師の指示のもと行われる検査は，この測定とは別に必ず受けてください。

測定場所：〇〇薬局〇〇店
住　　所：〇〇県〇〇市〇〇町〇〇－〇〇
電話番号：〇〇－〇〇〇〇－〇〇〇〇（FAX〇〇〇〇）
運営責任者：測定　太郎　㊞

スマートヘルスケア協会201507

【解説】測定項目の基準値

【ヘモグロビンA1c(HbA1c)と血糖値】

	指標	基準値	要注意	異常
HbA1c(％)	NGSP	5.6未満	5.6～6.5未満	6.5以上
血糖値(mg/dl)	食後2時間	110未満	110～140未満	140以上
	空腹時	110未満	110～126未満	126以上

参考：日本糖尿病学会

【脂質（コレステロール）】

指標	基準値	要注意	異常
中性脂肪	150未満	150～300未満	300以上
LDL(悪玉コレステロール)	120未満	120～140未満	140以上
HDL(善玉コレステロール)	39以上	39未満～34	34未満

参考：日本動脈硬化学会

【肝機能】

指標	基準値	要注意	異常
AST(GOT)	32未満	32～51未満	51以上
ALT(GPT)	32未満	32～51未満	51以上
γ-GT(γ-GTP)	51未満	51～101未満	101以上

参考：日本消化器病学会

【BMI（体格指数）】

BMI値	18.5未満	18.5～25未満	25～30未満	30～35未満	35～40未満	40以上
肥満度	低体重	普通体重	肥満(1度)	肥満(2度)	肥満(3度)	肥満(4度)

参考：日本肥満学会2000

◎BMI（体格指数）
計算方法　BMI ＝ 体重(kg) ÷ 身長(m) ÷ 身長(m)

スマートヘルスケア協会201507

健康フェア等で受検者に1回ごとに渡す測定結果表

【解説】測定項目の基準値および測定結果

お名前：＿＿＿＿＿＿＿＿＿＿

※当薬局で測定した値は健康状態の目安となるものです。
健康診断や医師の指示のもと行われる検査は，この測定とは別に必ず受けてください。

	測定項目		基準値	要注意	異常	解説	測定日 / / / / / / /
血糖測定	ヘモグロビンA1c	NGSP(%)	5.6未満	5.6～6.5未満	6.5以上	HbA1cはヘモグロビンとブドウ糖が結合した赤血球の割合を示した値です。過去1～2カ月の血糖の状態を測る指標です。	
	血糖値	mg/dl（食後2時間）	110未満	110～140未満	140以上	食後2時間（食間時）における血液中のブドウ糖の値です。摂取物の状況により値は変動します。	
		mg/dl（空腹時）	110未満	110～126未満	126以上	空腹時（食後8時間以上）における血液中のブドウ糖の値です。摂取物の状況により値は変動します。	
血中脂質測定	中性脂肪	mg/dl	150未満	150～300未満	300以上	血液中にある脂質の一つです。身体のエネルギーですが，過剰になると脂肪として蓄積されます。	
	LDLコレステロール	悪玉(mg/dl)	120未満	120～140未満	140以上	主に肝臓で作られます。身体のエネルギー源ですが，増えすぎると血管に付着して動脈硬化の原因になります。	
	HDLコレステロール	善玉(mg/dl)	39以上	39未満～34	34未満	血管に付着するコレステロールを回収して，肝臓で胆汁酸などの原料として使用されます。	
肝機能測定	AST(GOT)	U/l	32未満	32～51未満	51以上	体でアミノ酸を生成する酵素です。心臓や骨格の筋肉，肝臓と腎臓また赤血球などに含まれ，細胞の損傷で血中に漏れ出します。	
	ALT(GPT)	U/l	32未満	32～51未満	51以上	体でアミノ酸を生成する酵素です。大部分が肝臓に含まれ，細胞の損傷で血中に漏れ出します。	
	γ-GT(γ-GTP)	U/l	51未満	51～101未満	101以上	肝臓でアルコールや薬品の代謝に関わる酵素です。この値の上昇は多量の飲酒によって起こります。	
血圧測定	血圧	最高(収縮期：mmHg)	85未満	85～90未満	90以上	心臓が血液を送り出すときに収縮します。このときの血圧が最高血圧です。値が高いと高血圧となります。	
		最低(拡張期：mmHg)	130未満	130～140未満	140以上	心臓が血液を送り出した後に拡張します。このときの血圧が最低血圧です。値が高いと高血圧となります。	
身体測定	身　長	m(BMI算定のため)	18.5未満	18.5～25未満	25～30未満	30～35未満 / 35～40未満 / 40以上	
	体　重	kg	低体重	普通体重	肥満(1度)	肥満(2度) / 肥満(3度) / 肥満(4度)	
	Ｂ Ｍ Ｉ					◎BMI（体格指数）計算式 BMI＝体重(kg)÷身長(m)÷身長(m)	
	ウエスト周り	cm					

測定場所：〇〇薬局〇〇店
運営責任者：測定　太郎　㊞
住　　所：〇〇県〇〇市〇〇町〇〇－〇〇
電話番号：〇〇－〇〇〇〇－〇〇〇〇（FAX〇〇〇〇）

スマートヘルスケア協会201507

継続的に記録できる測定結果表

図10　測定結果表A6（お薬手帳版）例

3. 管理台帳

(1) 検体測定結果管理台帳

　検体測定結果管理台帳（図11）は，検体測定室の運用には必須ではありませんが，受検者の結果を管理するために記録できる帳票として作成しています。

　測定結果を記録するにあたっては，承諾書などで測定結果の使用目的を明確に示し，記録する旨の同意を得ることが必要です。

検体測定結果管理台帳（記入例）						
運営責任者：測定 太郎						
測定機器　HbA1c　〇〇〇〇〇　脂質　〇〇〇〇〇　血糖　▽▽▽▽▽				測定結果		
使用日（使用期限）	数量	受検者	担当確認	測定項目	測定結果	備考
2014年6月1日（日）（2018年3月）	1個	氏名：検体　良子　連絡先(〇〇〇)〇〇〇-〇〇〇〇	測定	HbA1c　血糖値　中性脂肪　HDL　LDL	5.2　−　−　−　−	2年前の健診結果では4.8　結果票持参
2014年6月3日（火）（2018年3月）	1個	氏名：検体　良美　連絡先(〇〇〇)〇〇〇-〇〇〇〇	測定	HbA1c　血糖値　中性脂肪　HDL　LDL	4.3　89　78　25　62	初回測定　検診は4〜5年受診していない
年月日（　）（　年　月）	個	氏名：連絡先(　)		HbA1c　血糖値　中性脂肪　HDL　LDL		
年月日（　）（　年　月）	個	氏名：連絡先(　)		HbA1c　血糖値　中性脂肪　HDL　LDL		
年月日（　）（　年　月）	個	氏名：連絡先(　)		HbA1c　血糖値　中性脂肪　HDL　LDL		
年月日（　）（　年　月）	個	氏名：連絡先(　)		HbA1c　血糖値　中性脂肪　HDL　LDL		
年月日（　）（　年　月）	個	氏名：連絡先(　)		HbA1c　血糖値　中性脂肪　HDL　LDL		
年月日（　）（　年　月）	個	氏名：連絡先(　)		HbA1c　血糖値　中性脂肪　HDL　LDL		
年月日（　）（　年　月）	個	氏名：連絡先(　)		HbA1c　血糖値　中性脂肪　HDL　LDL		
年月日（　）（　年　月）	個	氏名：連絡先(　)		HbA1c　血糖値　中性脂肪　HDL　LDL		

スマートヘルスケア協会201507

図11　検体測定結果管理台帳 例（記入例）

（2）検体測定室の感染防止対策

①感染防止対策委員会の設置

　検体測定室ガイドラインの第2「6 衛生管理」にて「感染防止対策委員会の設置や感染対策マニュアルの整備を行い，従業員に感染防止について徹底した教育を行う」とあり，検体測定室内の感染防止対策を講じる必要があります。そのための感染防止対策委員会設置についての要綱の一例を示します（図12）。検体測定室（薬局等）の運営主体の実状にあわせて作成してください。

　感染防止対策委員会設置要綱（図12）の第三条に委員会の組織について項を立てていますが，複数人従事できない場合，1人で組織することもやむを得ないと思います。検体測定室ガイドラインQ&Aの問13では，「組織的な委員会の設置が困難である場合であっても，運営責任者は，自ら率先して感染防止に取り組むとともに，複数名が従事する場合には，感染防止について情報共有等を行う体制を整えてください」とあります。また必要に応じて，外部の資格者に委員会に入ってもらうのもよいと考えます。

②感染対策マニュアルの整備

　図13は感染対策マニュアルの一例です。検体測定室ガイドラインの第2「6 衛生管理」にて，検体測定室における感染防止対策については，不特定の者の血液を取り扱うことから，「医療機関に準じた取扱いとし，従業員は標準予防策，手指衛生，職業感染防止，環境整備，機器の洗浄・消毒・滅菌，感染性廃棄物の処理を適切に行うことを徹底する」とあり，感染防止対策委員会の設置と同様，検体測定室内の感染防止対策を講じるための一つとして作成されるべきものです。

（3）測定作業日誌・測定機器保守管理作業日誌

　測定作業日誌と測定機器保守管理作業日誌は，標準作業書の内容に従って作成します。図14は，測定作業日誌と測定機器保守管理作業日誌を一つの作業日誌として作成したものです。

　測定作業日誌として，測定前のチェック・測定実施手順・測定後の点検，測定機器保守管理作業日誌として，測定用機器器具の使用前・使用後のチェックなど，毎日確認すべき項目をA4・1枚で4日分使用できる仕様になっています。ほかにも，1枚で1週間分記載できる仕様の日誌も作成していますので，詳細は，ダウンロードサイトを参照してください。

検体測定室内感染防止対策委員会設置要綱

○○薬局○○店

（設置）
第一条　○○薬局○○店内検体測定室における感染を防止し，衛生管理の万全を期するため，○○薬局○○店検体測定室感染防止委員会（以下「委員会」という。）を設置する。

（所掌事務）
第二条　委員会の所掌事務は次のとおりとする。
（１）　検体測定室内感染防止の計画及び実施に関すること。
（２）　院内感染についての周知及び啓発，職員の教育，指導に関すること。
（３）　検体測定室内感染が判明した場合の報告並びに対応に関すること。
（４）　検体測定室内感染，検体測定室内の清掃度及び滅菌消毒業務の調査に関すること。
（５）　検体測定室内感染者の処置，搬送，その他の取り扱いに関すること。
（６）　その他検体測定室内感染防止に関すること。

（組織）
第三条　委員会は，次に掲げる者をもって組織とする。
（１）　○○薬局長
（２）　○○薬剤師
（３）　○○事務長

（委員長）
第四条　委員会に委員長を置き，○○をもって充てる。
　　２　委員長に事故があるとき，又は委員長が欠けたときは，あらかじめ委員長が指定する委員がその職務を代理する。

（会議）
第五条　委員会は，委員長が招集する。
　　２　委員会は，毎月第二水曜日に定例会を開くものとする。ただし，委員長が必要と認めたときは，臨時に開くことができる。
　　３　委員会は，必要があると認めるときは，委員以外の者を出席させ，説明又は意見を聞くことができる。

（補則）
第六条　この要綱に定めるもののほか，委員会の運営に関し必要な事項は，別に定める。

スマートヘルスケア協会201507

図12　検体測定室内感染防止対策委員会設置要綱 例

検体測定室感染対策マニュアル

1. 標準予防策
1−1. 感染防止の基本として，手袋・白衣・マスク等の個人用防護具を，感染性物質に接する可能性に応じて，適切に配備し，従業員にその使用法を正しく周知したうえで，標準予防策（受検者に対して感染予防のために行う予防策のことを指し，手洗い，手袋やマスクの着用等が含まれる。）を実施する。
1−2. 必要に応じ，感染経路予防策（空気予防策，飛沫予防策，接触予防策）を実施すること。

2. 手指衛生
2−1. 測定前後には，石鹸と流水による手洗いをし，アルコール製剤による擦式消毒を行う。
2−2. 手荒れ防止に関する配慮（皮膚保護材の良質な手荒れの起きにくい石鹸・擦式消毒薬使用，および，適切なスキンケアの実施）を行う。
2−3. 血液には，直接触れないようにすることが原則であるため，使い捨て手袋を着用する。ただし測定に影響を与えないためパウダーフリーの手袋を使用する。
2−4. 手袋を着用した安心感から，汚染した手袋でベッド，ドアノブなどに触れないように注意する。
2−5. 使い捨て手袋は測定ごとの交換が原則である。

3. 職業感染防止
　測定業務に従事する者等への感染を防止するため，使用済みの穿刺器具は，危険防止の観点から堅牢で耐貫性のある容器等を適切に配置する。

4. 環境整備
　環境整備の基本は清掃であるが，その際一律に広範囲の環境消毒を行わないこと。血液による汚染がある場合は，汚染局所の清拭除去及び消毒を基本とする。

5. 穿刺器具
5−1. 自己穿刺用の穿刺器具については，器具全体がディスポーザブルタイプ（単回使用のもの）を使用する。
5−2. 外観を観察し，保護キャップが外れていたり，破損していたりする場合は，使用しないこととし，専用の廃棄容器等を適切に配置する。
5−3. 保護キャップを外したらすぐに使用する。
5−4. 複数回，同一部位での穿刺はしない。

6. 感染性廃棄物の処理
6−1. 穿刺器具の処理については，危険防止の観点から堅牢で耐貫性のある容器等に入れて排出する。
6−2. 血液付着物の廃棄の際には，「廃棄物処理法に基づく感染症廃棄物処理マニュアル」に基づき，医療関係機関等から感染症廃棄物を排出する際に運搬容器に付けることとされているバイオハザードマークの付いた容器を原則利用する。

スマートヘルスケア協会201507

図13　検体測定室感染対策マニュアル 例

測定作業日誌および測定機器保守管理作業日誌（記入例）

日付	項目	管理項目	内容	点検結果	備考欄
○○月○○日（月）確認者 測定太郎	測定の実施方法	測定前のチェック	感染性廃棄物処理の確認 機器用具の内容確認 受検者情報管理確認	適☑・要改善☐ 適☑・要改善☐ 適☑・要改善☐	
		測定実施手順	承諾書説明・署名・測定結果提示 自己採血・測定機器の使用 廃棄物処理	適☑・要改善☐ 適☑・要改善☐ 適☑・要改善☐	
		測定後の点検	感染性廃棄物の管理確認 機器・用具の清掃点検 受検者情報の管理	適☑・要改善☐ 適☑・要改善☐ 適☑・要改善☐	
	測定の操作方法 用機械器具	使用前チェック	動作確認 機器清掃 その他器具備品の確認	適☐・要改善☑ 適☑・要改善☐ 適☑・要改善☐	立上時電源入らず。確認しコンセント部分抜けかけと判明。ゴミ箱の位置を変え当たらないように対応。
		使用後チェック	動作確認 機器清掃 その他器具備品の確認	適☑・要改善☐ 適☑・要改善☐ 適☑・要改善☐	
○○月○○日（月）確認者 測定太郎	測定の実施方法	測定前のチェック	感染性廃棄物処理の確認 機器用具の内容確認 受検者情報管理確認	適☑・要改善☐ 適☑・要改善☐ 適☑・要改善☐	
		測定実施手順	承諾書説明・署名・測定結果提示 自己採血・測定機器の使用 廃棄物処理	適☑・要改善☐ 適☑・要改善☐ 適☑・要改善☐	
		測定後の点検	感染性廃棄物の管理確認 機器・用具の清掃点検 受検者情報の管理	適☐・要改善☑ 適☑・要改善☐ 適☑・要改善☐	穿刺器具のキャップが1つ床に落ちていた。感染性廃棄物ではないが処理を行う。
	測定の操作方法 用機械器具	使用前チェック	動作確認 機器清掃 その他器具備品の確認	適☑・要改善☐ 適☑・要改善☐ 適☑・要改善☐	
		使用後チェック	動作確認 機器清掃 その他器具備品の確認	適☑・要改善☐ 適☑・要改善☐ 適☑・要改善☐	
○○月○○日（月）確認者 測定太郎	測定の実施方法	測定前のチェック	感染性廃棄物処理の確認 機器用具の内容確認 受検者情報管理確認	適☑・要改善☐ 適☑・要改善☐ 適☑・要改善☐	
		測定実施手順	承諾書説明・署名・測定結果提示 自己採血・測定機器の使用 廃棄物処理	適☑・要改善☐ 適☑・要改善☐ 適☑・要改善☐	
		測定後の点検	感染性廃棄物の管理確認 機器・用具の清掃点検 受検者情報の管理	適☑・要改善☐ 適☐・要改善☑ 適☑・要改善☐	消毒用アルコール綿が残り1箱を切ったため発注。
	測定の操作方法 用機械器具	使用前チェック	動作確認 機器清掃 その他器具備品の確認	適☑・要改善☐ 適☑・要改善☐ 適☑・要改善☐	
		使用後チェック	動作確認 機器清掃 その他器具備品の確認	適☑・要改善☐ 適☑・要改善☐ 適☑・要改善☐	
○○月○○日（月）確認者 測定太郎	測定の実施方法	測定前のチェック	感染性廃棄物処理の確認 機器用具の内容確認 受検者情報管理確認	適☑・要改善☐ 適☑・要改善☐ 適☑・要改善☐	
		測定実施手順	承諾書説明・署名・測定結果提示 自己採血・測定機器の使用 廃棄物処理	適☑・要改善☐ 適☑・要改善☐ 適☑・要改善☐	
		測定後の点検	感染性廃棄物の管理確認 機器・用具の清掃点検 受検者情報の管理	適☑・要改善☐ 適☑・要改善☐ 適☑・要改善☐	
	測定の操作方法 用機械器具	使用前チェック	動作確認 機器清掃 その他器具備品の確認	適☑・要改善☐ 適☑・要改善☐ 適☑・要改善☐	
		使用後チェック	動作確認 機器清掃 その他器具備品の確認	適☑・要改善☐ 適☑・要改善☐ 適☑・要改善☐	

スマートヘルスケア協会201507

図14　測定作業日誌および測定機器保守管理作業日誌 例（記入例）

（4）各種管理台帳

次の①～④は，20年間適切に保管・管理しなければなりません。電子媒体で保存する場合は，真正性，見読性，保存性の3条件を確保するようにしてください。

①測定受付台帳

検体測定サービスについて承諾を得られた受検者の受付台帳の例を図15に示します。

②試薬台帳・穿刺器具台帳

「体外診断用医薬品（試薬）」を管理する試薬台帳（図16）と「穿刺器具（針）」を管理する穿刺器具台帳（図17）の一例を示します。

試薬台帳の目的は，試薬の個数管理にあります。図16に例示した試薬台帳は，試薬1薬品ごとに管理し，譲受と譲渡が記入できるので在庫数の管理ができます。例えば，HbA1cと脂質の複数の試薬を使用する場合は，これを2枚用意します。

1試薬の譲受のみの台帳，複数の試薬を同時に管理できる台帳など，さまざまな様式でも作成しています（検体測定室ダウンロードサイト参照）。

試薬台帳とセットで管理する必要があるのが，穿刺器具台帳です。「穿刺器具」は管理医療機器にあたり，販売管理をすることが望まれます（記録票の作成が努力義務になっています）。穿刺器具をすでに販売している薬局などで，管理票が用意されているところは，それを利用してもよいと思います。

図18は，測定受付台帳（図15），試薬台帳（図16），穿刺器具台帳（図17）の管理が一度にできるよう作成した台帳の例です。受検者に，どの試薬と穿刺器具を使ったか，この1枚でわかります。一見複雑にみえますが，受検者に何かあったとき，試薬や穿刺器具に何か不具合があったとき等に，フィードバックできるよう，販売管理・残量確認とともに，受検者がひもづけられたスタイルになっています。運用にあった使い勝手のよい台帳を作成することをおすすめします。

③使用測定機器台帳

使用測定機器台帳（図19）は，使用している測定用機器の名称，製造者，型番，設置日，修理・廃棄等，購入から廃棄までの履歴を管理する台帳です。

④精度管理台帳

精度管理台帳（図20）は，測定機器保守管理標準作業書に従って精度管理を行った際に，その履歴を記録するための台帳です。

測定機器保守管理標準作業書と照らしあわせながら記入をしてください。

検体測定室　測定受付台帳（記入例）

運営責任者：測定　太郎

受付日	受検者名	連絡先	測定項目
2014年　6月　1日（日）	検体　花子	住所：〇〇市〇〇町〇〇-〇〇 電話番号：(0000) 0000－0000	HbA1c
年　月　日（　）		住所： 電話番号：	
年　月　日（　）		住所： 電話番号：	
年　月　日（　）		住所： 電話番号：	
年　月　日（　）		住所： 電話番号：	
年　月　日（　）		住所： 電話番号：	
年　月　日（　）		住所： 電話番号：	
年　月　日（　）		住所： 電話番号：	
年　月　日（　）		住所： 電話番号：	
年　月　日（　）			
年　月　日（　）			
年　月　日（　）		住所： 電話番号：	
年　月　日（　）		住所： 電話番号：	
年　月　日（　）		住所： 電話番号：	
年　月　日（　）		住所： 電話番号：	
年　月　日（　）		住所： 電話番号：	
年　月　日（　）		住所： 電話番号：	

電子媒体での保存にあたっては真正性，見読性，保存性の3条件を確保して20年間保存。

保存期間20年
スマートヘルスケア協会201507

図15　測定受付台帳 例（記入例）

6-1 検体測定室の運用に必要な書類・帳票類　223

検体測定室　試薬台帳（記入例）

体外診断用医薬品　試薬名○○○○○

> 試薬1薬品ごとの管理台帳です。

運営責任者：測定　太郎

譲受日　ロットNo.	譲渡日　ロットNo.	数量
2014年 6月 1日（日）(No. 123456) 業者名　（株）○○○○ 連絡先　○○県○○市○○町○-○ 電話番号　(○○○)○○○○-○○○○	年　月　日（　）(No.　　　　　)	10個 残（ 11 ）個
年　月　日（　）(No.　　　　　) 業者名 連絡先 電話番号（　　　　）　―	2014年 6月 10日（火）(No. 123456)	2個 残（ 9 ）個
2014年 6月 27日（金）(No. 123654) 業者名　（株）○○○○ 連絡先　○○県○○市○○町○-○ 電話番号　(○○○)○○○○-○○○○	年　月　日（　）(No.　　　　　)	10個 残（ 19 ）個
年　月　日（　）(No.　　　　　) 業者名 連絡先 電話番号（　　　　）　―	2014年 7月 4日（金）(No. 123456)	1個 残（ 18 ）個
年　月　日（　）(No.　　　　　) 業者名 連絡先 電話番号（　　　　）　―	2014年 7月 5日（土）(No. 123456)	1個 残（ 17 ）個
年　月　日（　）(No.　　　　　) 業者名 連絡先 電話番号（　　　　）　―	年　月　日（　）(No.　　　　　)	個 残（　）個
年　月　日（　）(No.　　　　　) 業者名 連絡先 電話番号（　　　　）　―	年　月　日（　）(No.　　　　　)	個 残（　）個
年　月　日（　）(No.　　　　　) 業者名 連絡先 電話番号（　　　　）　―	年　月　日（　）(No.　　　　　)	個 残（　）個
年　月　日（　）(No.　　　　　) 業者名 連絡先 電話番号（　　　　）　―	年　月　日（　）(No.　　　　　)	個 残（　）個
年　月　日（　）(No.　　　　　) 業者名 連絡先 電話番号（　　　　）　―	年　月　日（　）(No.　　　　　)	個 残（　）個
年　月　日（　）(No.　　　　　) 業者名 連絡先 電話番号（　　　　）　―	年　月　日（　）(No.　　　　　)	個 残（　）個
年　月　日（　）(No.　　　　　) 業者名 連絡先 電話番号（　　　　）　―	年　月　日（　）(No.　　　　　)	個 残（　）個
年　月　日（　）(No.　　　　　) 業者名 連絡先 電話番号（　　　　）　―	年　月　日（　）(No.　　　　　)	個 残（　）個

> 譲受があった度に，残数に譲受個数を追加し使用します。

> 電子媒体での保存にあたっては真正性，見読性，保存性の3条件を確保して20年間保存。

試薬1薬品ごとの管理台帳です。
譲受があった度に残数に譲受個数を追加し使用します。

保存期間20年
スマートヘルスケア協会201507

図16　試薬台帳 例（記入例）

検体測定室 穿刺器具台帳（記入例）

運営責任者：測定　太郎

譲受日 ロットNo.	譲渡日 ロットNo.	穿刺器具製品名 （管理医療器）	数量
年　月　日（　） (No.　　　　　　)	2014年 6月 1日（日） (No. 123456789　)	A社 穿刺器具A 0.8mm	1個
2014年 7月 6日（日） (No. 987654321　)	年　月　日（　） (No.　　　　　　)	B社 穿刺器具B 1.0mm	30個
2014年 8月 10日（日） (No. 123456789　)	年　月　日（　） (No.　　　　　　)	A社 穿刺器具A 0.8mm	60個
年　月　日（　） (No.　　　　　　)	2014年 10月 11日（土） (No. 987654321　)	B社 穿刺器具B 1.0mm	29個
年　月　日（　） (No.　　　　　　)	年　月　日（　） (No.　　　　　　)		個
年　月　日（　） (No.　　　　　　)	年　月　日（　） (No.　　　　　　)		個
年　月　日（　） (No.　　　　　　)	年　月　日（　） (No.　　　　　　)		個
年　月　日（　） (No.　　　　　　)	年　月　日（　） (No.　　　　　　)		個
年　月　日（　） (No.　　　　　　)	年　月　日（　） (No.　　　　　　)		個
年　月　日（　） (No.　　　　　　)	年　月　日（　） (No.　　　　　　)		個
年　月　日（　） (No.　　　　　　)	年　月　日（　） (No.　　　　　　)		個
年　月　日（　） (No.　　　　　　)	年　月　日（　） (No.　　　　　　)		個
年　月　日（　） (No.　　　　　　)	年　月　日（　） (No.　　　　　　)		個

卸からの仕入時に記入。

受検者が使用した際に記入。

別途，管理医療器の管理簿を用意されている場合には，本紙記入は任意です。

電子媒体での保存にあたっては真正性，見読性，保存性の3条件を確保して20年間保存。

管理医療器（穿刺器具）の記録表作成は，努力義務です。
別途，管理医療器の管理簿を用意されている場合には，本紙記入は任意です。

保存期間20年
スマートヘルスケア協会201507

図17　穿刺器具台帳 例（記入例）

6-1 検体測定室の運用に必要な書類・帳票類

検体測定室　測定受付および試薬台帳（記入例）

運営責任者：測定　太郎

> 各メーカーごとに試薬の購入単位が異なります。本用紙は各々の包装単位にあわせ，試薬1箱分を1枚の用紙で管理できるよう作成しています。

体外診断用医薬品　○○○○用HbA1c測定試薬
1箱10試薬分管理シート（譲受年月日　2014 年 5 月 26 日　ロットNo: 123456789 ）
納入業者：株式会社○○○○　　連絡先：○○市○○町○○－○○　　0000－0000－0000

使用日・受検者・連絡先	体外診断用医薬品使用数量	穿刺器具製品名（管理医療器）	数量	製造番号等備考
2014年6月1日（日） 受検者氏名：検体　良子 連絡先：(0000)0000－0000 住所：○○県○○市○○町○-○	1個 残（ 14 ）個	A社 穿刺器具A 0.8mm	2個	説明時に1個使用したため (No.　1234　)
2014年7月6日（日） 受検者氏名：検体　良美 連絡先：(0000)0000－0000 住所：○○県○○市○○町○-○	2個 残（ 12 ）個	A社 穿刺器具A 0.8mm	2個	(No.　1234　)
2014年8月10日（日） 受検者氏名：検体　良介 連絡先：(0000)0000－0000 住所：○○県○○市○○町○-○	1個 残（ 11 ）個	B社 穿刺器具B 1.0mm	1個	(No.　5678　)
2014年8月16日（土） 受検者氏名：　不良パッケージのため破棄 連絡先：(　)　－ 住所：	1個 残（ 10 ）個		個	(No.　　)
2014年10月11日（土） 受検者氏名：検体　良之 連絡先：(0000)0000－0000 住所：○○県○○市○○町○-○	1個 残（ 9 ）個	B社 穿刺器具B 1.0mm	1個	(No.　5678　)
年　月　日（　） 受検者氏名： 連絡先：(　)　－ 住所：	個 残（　）個		個	(No.　　)
年　月　日（　） 受検者氏名： 連絡先：(　)　－ 住所：	個 残（　）個		個	(No.　　)
年　月　日（　） 受検者氏名： 連絡先：(　)　－ 住所：	個 残（　）個		個	(No.　　)
年　月　日（　） 受検者氏名： 連絡先：(　)　－ 住所：	個 残（　）個		個	(No.　　)
年　月　日（　） 受検者氏名： 連絡先：(　)　－ 住所：	個 残（　）個		個	(No.　　)

> 試薬1箱分の譲受記録欄です。納入業者の情報とロット番号などを記入してください。

> ・使用した穿刺器具名，数量，ロット番号を記入してください。
> ・管理医療器（穿刺器具）の譲受および譲渡に関する記録表の作成は，努力義務です。
> ・別途，管理医療器の管理簿を用意されている場合には，本紙記入は任意です。

> 電子媒体での保存にあたっては真正性，見読性，保存性の3条件を確保して20年間保存。

本用紙は，○○○○用HbA1c測定試薬1箱の使用を管理できるように作成しております（10試薬／箱）。
試薬1箱単位で本用紙を利用していただくと，上記のロット番号の管理が楽になります。
住所を記入しない場合は，承諾書とともに保管してください。
管理医療器（穿刺器具）の譲受および譲渡に関する記録表の作成は，努力義務です。
別途，管理医療器の管理簿を用意されている場合には，本紙記入は任意です。

保存期間20年

スマートヘルスケア協会201507

図18　測定受付および試薬台帳 例（記入例）

使用測定機器台帳（記入例）

運営責任者：測定　太郎

測定用使用機器の名称	○○○○
製造者（連絡先）	○○○○○○○○（00−0000−0000）
型番	○○−○○○
設置日	2014年　5月　1日
廃棄日（理由）	年　月　日（　　）

＜修理履歴＞

不具合発生日	修理期間	不具合症状（原因）	対処状況（結果）
2014年　6月　1日 確認者：測定花子	2014年　6月　3日～ 2014年　6月　10日まで	測定時にエラー表示となることが多々ある。	機器メーカーへ修理依頼し，改善。
2014年　8月　15日 確認者：測定花子	2014年　8月　18日～ 年　8月　18日まで	外部精度管理について測定誤差が○○以内の基準に対し，△△との指摘。	メーカーへ精度管理内容連絡。出張調整により改善。
年　月　日 確認者：			
年　月　日 確認者：	年　月　日～ 年　月　日まで		
年　月　日 確認者：	年　月　日～ 年　月　日まで		

電子媒体での保存にあたっては真正性，見読性，保存性の3条件を確保して20年間保存。

保存期間20年
スマートヘルスケア協会201507

図19　使用測定機器台帳 例（記入例）

精度管理台帳（記入例）

運営責任者：測定　太郎

測定用機器具の名称	○○○○○
製造者（連絡先）	○○○○○○○○○（00－0000－0000）
型番	○○－○○○

＜精度管理履歴＞

実施年月日	内部管理・外部管理	実施内容	判定（対応）
2014年 6月 1日	☑内部管理　□外部管理	カートリッジチャンバーのクリーニング	☑良好　□不良（　　　　）
2014年 7月 6日	□内部管理　☑外部管理	○○機関による精度管理調査	☑良好　□不良（　　　　）
年　　月　　日	□内部管理　□外部管理		□良好　□不良（　　　　）
年　　月　　日	□内部管理　□外部管理		□良好　□不良（　　　　）
年　　月　　日	□内部管理　□外部管理		□良好　□不良（　　　　）
年　　月　　日	□内部管理　□外部管理		□良好　□不良（　　　　）
年　　月　　日	□内部管理　□外部管理		□良好　□不良（　　　　）
年　　月　　日	□内部管理　□外部管理		□良好　□不良（　　　　）
年　　月　　日	□内部管理　□外部管理		□良好　□不良（　　　　）
年　　月　　日	□内部管理　□外部管理		□良好　□不良（　　　　）
年　　月　　日	□内部管理　□外部管理		□良好　□不良（　　　　）
年　　月　　日	□内部管理　□外部管理		□良好　□不良（　　　　）
年　　月　　日	□内部管理　□外部管理		□良好　□不良（　　　　）

注記：
- 定期的に，機器メーカーが示す保守・点検を実施してください。
- 年に1回以上，日本臨床衛生検査技師会等が実施する精度管理調査に参加してください。
- 電子媒体での保存にあたっては真正性，見読性，保存性の3条件を確保して20年間保存。

保存期間20年
スマートヘルスケア協会201507

図20　精度管理台帳 例（記入例）

（5） 内部・外部研修履歴台帳

　　内部・外部研修履歴台帳（図21）は必須ではありませんが，検体測定室ガイドラインの第2「17 研修」に「運営責任者は，業務に従事する者に，内部研修に留まることなく，関係法令，精度管理，衛生管理，個人情報保護等について必要な外部研修を受講させるものとする」とあり，その研修を実施・受講した際に記録するための台帳として利用してください。

（6） 備品チェック一覧表

　　開設時までに準備すべき備品チェックの一覧表の例を示します（図22）。薬局等の検体測定室ごとの運用にあわせて変更して活用してください。

　　開設する際のチェック一覧表としていますが，日々の測定作業日誌とあわせて使用することもできます。

内部・外部研修履歴台帳（記入例）

運営責任者：測定　太郎

＜研修履歴＞

2014年　6月　～　　年　　月

実施年月日	研修区分	受講者名	講師名 （所属団体）	研修内容
2014年　6月　1日	☑ 内部研修 ☐ 外部研修	測定　花子 測定　二郎	測定　正良	個人情報保護研修
2014年　7月　6日	☐ 内部研修 ☑ 外部研修	測定　良子	○○○協会	衛生管理研修
年　月　日	☐ 内部研修 ☐ 外部研修			
年　月　日	☐ 内部研修 ☐ 外部研修			
年　月　日	☐ 内部研修 ☐ 外部研修			
年　月　日	☐ 内部研修 ☐ 外部研修			
年　月　日	☐ 内部研修 ☐ 外部研修			
年　月　日	☐ 内部研修 ☐ 外部研修			
年　月　日	☐ 内部研修 ☐ 外部研修			
年　月　日	☐ 内部研修 ☐ 外部研修			
年　月　日	☐ 内部研修 ☐ 外部研修			
年　月　日	☐ 内部研修 ☐ 外部研修			
年　月　日	☐ 内部研修 ☐ 外部研修			

> 日本臨床衛生検査技師会等による，精度管理・感染管理・検体の取り扱いなど，必要な外部研修を受講してください。

スマートヘルスケア協会201507

図21　内部・外部研修履歴台帳 例（記入例）

備品チェック一覧表

物品・書類	項目	詳細	確認日	個数	チェック	備考
物品	測定機	血糖				
		HbA1c				
		血圧				
		体重・体脂肪				
		その他				
	消毒	アルコール綿				
		除菌用消毒薬				
		その他				
	止血	絆創膏				
		その他				
	測定	測定試薬				
		穿刺器具				ディスポーザブル
		その他				
	感染防止	手袋（パウダーフリー）				ディスポーザブル
		マスク				ディスポーザブル
		ガウン（予防衣）				
	急変対応	簡易ベッド等横になれるもの				AED（要考慮備品）近隣設置場所確認含む
		水				
		紙ふきん（紙タオル）				
		担架				
		止血帯				
	事後処理	感染性廃棄物用容器				バイオハザードマーク付き容器への廃棄 業者問合せ先：産業廃棄物協会（各都道府県単位） http://www.zensanpairen.or.jp/federation/01/04/
書類	測定承諾書					
	測定結果表					
	標準作業手順書					
	測定マニュアル					

※以下は掲示が必要，あるいは提示したほうがよいものです。必ずご確認ください。

表示	項目	詳細	確認日	個数	チェック	備考
掲示物	測定室掲示用ポスター	ポスター1（連携・針）				測定室に掲示する（必須）
		ポスター2（緊急連絡）				測定室に掲示する（必須）
		ポスター3（責任者表示）				明示するもの（名札でも可）
	「検体測定室」表示	掲示（室がわかる）				測定室に掲示する（必須）
	その他啓蒙資料					必要に応じて

スマートヘルスケア協会201507

図22　備品チェック一覧表 例

第 7 章

Q&Aでわかる
検体測定事業のポイント

● 第7章の解説範囲

法律・規制 （検体測定室に関する ガイドライン等）				
実際の業務 （検体測定室の開設・ 運用，測定業務等）				
	受検者	従事者 （開設者，運営責 任者，精度管理責 任者，測定業務従 事者，補助者）	測定機器，試薬， 穿刺器具等	届出，帳票類 （開設届，標 準作業書等）
	ヒト		モノ	

Q&A でわかる検体測定事業のポイント

　本章では，検体測定室を開設から実際の運用に関して，検体測定室に関するガイドライン等の理解を深める要素や，またスマートヘルスケア協会による支援活動のなかであがった実際の疑問点等を Q&A 形式でまとめました。
　今後の検体測定事業に関わる社会情勢や行政等からの通達により，解釈が変わる場合がありますので注意してください。

用語　検体測定室に関するガイドライン等の名称，および人員等の用語については，下記のように統一して記載します。

	名　称	略　称
ガイドライン等	検体測定室に関するガイドライン	検体測定室ガイドライン，GL
	検体測定室に関するガイドラインに係る疑義解釈集（Q&A）	検体測定室ガイドライン Q&A，Q&A
	検体測定室の自己点検結果と今後のガイドラインの運用について	ガイドラインの運用について，GL の運用について
人員	検体測定室に関わる従事者	従事者
	測定業務に従事する者	測定業務従事者
	運営責任者の業務を補助する者	補助者

凡例　以下に凡例を示します。

運用

Q25　チェックすべき服用薬の種類，薬効群は？
またどのように確認したらよいですか。

> 届出，運用，受検者対応，知識・情報にカテゴリ分けして解説しています。

●POINT　抗血栓薬の服用の有無を，受検者にチェックリストで確認してもらう

A　検体測定室ガイドラインおよび検体測定室ガイドライン Q&A でサーない場合としては，受検者の服用薬や既往歴によって止血困難となり，スを受けられない場合が想定されています。さらに，抗血栓薬の服用のよるチェックリストで確認することとされています。しかしながら，ガイドライン等で危惧されている止血困難状態になることを想定する場合，現在服用している医薬品の効果効能ならびに副作用で同様な状況が起こる可能性がある場合（エパデールや抗血栓薬等の服薬中）には，サービスの提供を行わないほうがよいでしょう。

　なお，上記の件を含め，どのような人に提供するのか，どのような特しないのか，といったサービスを提供する対象者を定め，明示しておきうした対象者は申込書兼承諾書にも明記し，説明のうえ，同意をとって行

> 質問事項を理解するうえでのポイントを示します。

参照　● GL 第 2 の 1［資料 2：p.260］
　　　● Q&A 問 7［資料 3：p.269］
　　　●［第 6 章　図 7 検体測定サービス申込書兼承諾書：p.211］

> 検体測定室ガイドライン等の関連する箇所，本書で解説または資料等が掲載されている箇所（［　］内に記載）を参照として記しています。

Q1 届出

検体測定室開設の書類が，薬剤師会やチェーン店等の複数店舗の書類を同時に提出する場合で，開設書類を取りまとめる際，FAXで集めたものを郵送する（印鑑部分が黒になる）ことでも問題はないでしょうか。

● **POINT** 開設届書送付はメールが基本。郵送，FAXでも可能

A 問題はありません。印鑑部分が黒になることについては，FAXで直接届けを送付した場合と同様です。

　また，FAXで一度に大量の届書が送られてくることの煩雑さを考えれば，取りまとめて郵送することのほうが理にかなっています。ただし，薬剤師会やチェーン店の複数店舗の届書をFAXで一斉に送ることは，医政局の担当部署で情報を管理するうえで，用紙の紛失や他の書類への混入等の不安がありますので，厚生労働省も基本的にFAXは推奨していません。現在ではメール送信を基本としており，下記のメールアドレスを公開しています。＜k-sokutei@mhlw.go.jp＞

参照 ● GLの運用について 3(2)［資料6：p.285］

Q2 届出

期間を定める測定室（臨時）と，定めない測定室（常設）について教えてください。また，実施していない検体測定室と，休止している検体測定室との許可に違いはありますか。

● **POINT** 臨時・常設の違い
いずれの場合も申請用紙は同じだが，実施期間を定めて申請する場合は臨時となる

A 期間を定めない測定室（常設）とは，薬局で常時検体測定を行うために申請される部屋（場所）のことです。これに対して，期間を定める検体測定室は，主に健康フェアや健康相談等のイベントで検体測定を行う際に届け出るものをいいます。イベントには期間があるので，その期間内で検体測定を行う場合には臨時として申請します。

　また休止とは，常設型の検体測定室が何らかの理由で測定できない場合に，休止の届けを出し，休止状態にすることをいいます。つまり，実施していない検体測定室は "実施する意思はあり，設備もあるが実施できていない測定室" で，休止している測定室は "何らかの理由で実施できる状態にない測定室" のことを指すと考えられます。

　「検体測定室の自己点検結果と今後のガイドラインの運用について」（医政地発0218第2号，平成27年2月18日）の「3 今後のガイドラインの運用」の「(2) 開設の届出等の取扱い」では，「運用開始後3か月を超えて業務を行わない場合は，休止ではなく廃止として取り扱うこととする。」と記載されています。運用に応じて適切に届出を出すことが必要です。

参照 ● GL 第1の2［資料2：p.259］
　　 ● GLの運用について 3(2)［資料6：p.285］

届出

Q3 検体測定室の採血行為を通して起きた件について，受検者の医療機関への受診が必要になった場合，これは保険が適用されますか．

● POINT　検体測定に関する承諾書

A　保険が適用されない場合として，健康保険法第116条に「被保険者又は被保険者であった者が，自己の故意の犯罪行為により，又は故意に給付事由を生じさせたときは，当該給付事由に係る保険給付は，行わない」とあります．

検体測定室の採血行為については，危険な行為と承知して，承諾書にも署名して検体測定サービスを実施したことですが，健康保険法の第116条への適用（もしくは，他）としては，"自己の故意の犯罪行為" ではありません．仮に手技に問題があっても，それは「故意」でもないですし，「犯罪行為」にもあたりません．したがって，保険給付の対象にならないとは考えられません．

参照　●［第6章　図7 検体測定サービス申込書兼承諾書 例：p.212］

届出

Q4 検体測定室において，高度管理医療機器に関する規制は関係あるのですか？高度管理医療機器の販売業の許可が必要になる，と聞いたのですが．

● POINT　穿刺器具は管理医療器に該当
　　　　　高度管理医療機器の貸与業にはあたらない

A　検体測定室が取り扱う測定機器等について，高度管理医療機器の販売業や貸与業に該当することはありません．

ただし，穿刺器具は管理医療機器に該当します．薬機法における管理医療機器の規定に従って販売管理を行ってください．

参考書類として，穿刺器具の販売管理に関する帳票を，第6章 図17 穿刺器具台帳 例（記入例）［p.223］に掲載しています（管理票の作成は努力義務です）．

届出

Q5 管理医療機器を使用するにあたって，受検者が測定している時間は管理医療機器の貸与にあたりますか。その場合，管理医療機器の販売業としてみなしの登録はできていますが，貸与業の登録ができていない可能性があります。

● POINT　管理医療機器の販売業の登録で十分

A 貸与にはあたりません。検体測定室に備えられている機器を使用して測定します。したがって，穿刺器具などの販売が伴うため管理医療器の販売業の登録が必要です。

参照　● 医療機器の貸与業の取扱いに関する質疑応答集（Q&A）について（平成26年11月21日 薬食機参発1121第51号）Q5

届出

Q6 薬剤師が1人で，検体測定室を開設することはできますか。

● POINT　運営管理者が精度管理者を兼務することで可能

A 薬剤師1人でも検体測定室を開設・運用することができます。その場合には，運営管理者と精度管理者を兼務する必要があります。また，備考欄に同一人物となったいきさつを記入しておいたほうが確実です。ただし運営責任者は常勤でなければならず，運営責任者が不在のときは検体測定を行うことはできません。

参照　●［第4章　4-2 図3 検体測定室開設届書（記入例），図4 検体測定室変更届書（記入例）：p.78］

届出

Q7 「運営責任者」を複数名申請することはできますか。常勤の薬剤師が「運営責任者」になるとして，当薬剤師が不在のときは検体測定室を開設できませんか。「常勤」の考え方もあわせて教えてください。

- **POINT** 複数名申請し，各運営責任者の責任で開設可能
  ただし，一部屋ごとに申請する必要がある

A 運営責任者とは，検体測定室の衛生管理等を含めた運営に係る全体の責任者であり，受検者へ測定に際しての説明および測定結果の報告を行うこととされています。したがって，運営責任者が休暇等で不在の際には，検体測定を行えないことになってしまい，1人しか申請できなければ不都合が生じてしまいます。そのため，運営責任者を複数申請し，各運営責任者が各々の責任で測定することが認められています。勤務スケジュールのために，曜日によって運営責任者が変わる場合等には，開設届もしくは変更届に，「何曜日から何曜日は○○薬剤師，何曜日から何曜日は△△薬剤師」というように責任者の分担日を示したうえで申請するのが望ましいでしょう。

　また「常勤」とは，原則として開設者が定めた所定の労働時間のすべてを勤務する者をいいます。もちろん，通常の休暇，出張等があっても，常勤には該当することになるでしょう。

参照 ●［第2章　2-1 4.検体測定室の運用に関わる人員：p.28］
　　　●［第4章　4-2 図3 検体測定室開設届書（記入例），図4 検体測定室変更届書（記入例）：p.78］

運用

Q8 運営責任者，精度管理責任者，測定業務に従事する者，運営責任者の業務を補助する者の違い，また兼務の可否を教えてください。

- **POINT** 運営責任者，精度管理責任者，測定業務に従事する者，運営責任者の業務を補助する者，それぞれの従事する業務を理解

A 「運営責任者」とは運営の管理に対してすべての責任と権限をもつ人のことで，医師，薬剤師，看護師または臨床検査技師で，常勤でなければなりません。一方，「測定業務に従事する者」は運営管理者のもと測定業務を行います。ただし測定業務のなかで，承諾書の口頭説明と測定結果の報告は運営責任者以外には行えません。また「運営責任者の業務を補助する者」はあくまでも補助する者ということで，帳票の整理等を行う事務的な業務にのみ従事する人のことをいいます。そして，「精度管理責任者」は，測定機器の精度を管理する責任をもつ人のことです。

　「運営責任者」は「精度管理責任者」を兼務することもできますが，薬剤師が複数名在籍している場合には，兼務せずそれぞれに責任者をおいたほうがよいでしょう。

参照 ●［第2章　2-1 4.検体測定室の運用に関わる人員：p.28］

Q9 運用
臨時で検体測定室を開設する場合に，スペースの広さ・衝立の数等，どの程度必要とされるでしょうか。

● **POINT** 検体測定室ガイドラインで求められている，"衛生管理"や"安全管理"がしっかりできるスペースであることが重要

A 検体測定室においてスペースの広さとその区切りについて考慮すべきポイントは，第一に衛生や安全の管理ができるスペースであることです。そのために必要とされる広さは，狭くて測定を安全にできない，あるいは広すぎて落ち着かず安心して測定できないようなスペースであってはなりません。

おおむね検体測定サービス提供にあたっての説明や，採血等を行うスペースとして60cm角の机スペースと，測定機器やその他器具類の設置場所が必要で，60cm×90cmくらいの机があれば十分測定は可能です。また，申込書兼承諾書の説明や測定行為を行う場合に，プライバシーに配慮して周りの視線を遮るための役目としても衝立は必要です。また，「検体測定室において自己採血を行う際の感染防止等衛生管理の徹底等について」（平成26年10月21日 医政地発1021第4号）[p.274]では，衝立が倒れたりしないよう，「固定された衝立」を設置するよう求めています。

測定はイスに座って行いますので，衝立の高さは120～150cmくらいが適当と考えられます（図1）。

前述のような衛生面，安全面，プライバシーの確保を担保するためには，両サイドの衝立は必要になりますが，自治体によっては明確に4方向に衝立が必要としている場合もあります。これまで最も多い例は，図1のように両サイドに加え背後からの視線を遮る衝立を用意（3方向）したケースです。

参照 ● Q&A 問17 [資料3：p.271]
　　　● GLの運用について 3（1）[資料6：p.285]

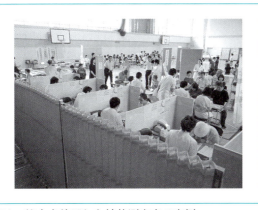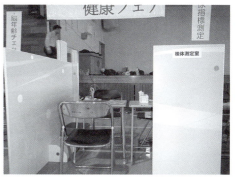

図1　衝立を使用した検体測定室の事例

運用

測定に際しての説明について，検体測定室ガイドラインでは「明示して口頭で説明する」とありますが，「明示して」の言葉の意味は，プリントアウトしたものを見せる，または掲示する等，どのような方法が適切ですか．

●POINT　受検者に内容を理解してもらえる運用を

A　「明示して」説明することについては，特に決まった形式はないと考えられます．

　ただし，受検者に対して，「明示して口頭で説明する」ことを義務付けている意味は，受検者に正しく検体測定の内容を理解してもらうためです．したがって，検体測定室内での掲示だけではなく，できる限りプリントアウトする等，手元で説明できる形で明示し，そのうえで承諾書を取得することが適切でしょう．

参照　● GL 第2の1［資料2：p.260］
　　　●［第6章　図7 検体測定サービス申込書兼承諾書 例：p.211, 図8 検体測定サービス利用説明書（お客様控え）例：p.212］

Q11 運用
精度管理とはどのようなことをすればよいのでしょうか。

● **POINT**　内部精度管理と外部精度管理の違い

A　精度と確度を確認するための手法として，「内部精度管理」と「外部精度管理」があります（表1）。

　検体測定室の精度管理としては，市販の管理試料を用いたXbar（エックスバー）-R管理図法，または機器メーカー等が中心となって行う外部精度管理を活用することが推奨されます。精度管理は，購入した機器メーカーより十分な教育指導を受け，受検者に対する測定値の信頼保証の観点からも必ず実施されるべきものです。

参照　●［第3章　3-1 精度管理の考え方：p.80］

表1　内部精度管理と外部精度管理

内部精度管理（臨床検査室または検体測定室内の精度管理）	●（市販）管理試料を用いる精度管理法 ・Xbar-R管理図法 　工場の生産工程における品質管理法として，シューハートが考案したもので，日本工業規格（JIS）にも採用されている。 ・X-Rs管理図法 　日内の測定値が得られた時点で測定時状態を管理し，異常を早期に発見するのに有用である。測定値のばらつきの管理に移動範囲Rsを用いている。 ●患者データを用いる精度管理法 ・反復測定法 　前日測定した検体の一部を翌日測定し，測定の差を管理する方法である。 ・正常者平均法 　毎日の測定検体の中から，基準範囲内にあるもの（正常者）を抽出し，それらの平均値を求め管理図にプロットしていく方法である。 ・デルタチェック法（前回値チェック法） 　個々の検査値を経日的に管理し，測定の誤差を検出しようとする方法である。
外部精度管理	多数の検査室（または検体測定室）が同一試料を測定し，その結果を解析して精度管理の目的に活用する。「精度管理調査」や「コントロール・サーベイ」ともよばれている。

運用

Q12 使用している機種は，総コレステロール値も測ることができてしまいます。総コレステロールを伝えてはいけませんか。

● **POINT**　測定結果は伝えてもよい

A　機種によっては，HbA1c以外にCRPや総コレステロールが測定できるものもあります［第5章 5-3 表2 測定機器比較表：p.158］。測定結果として同時に印字されてしまう場合，伝えない理由もありません。

　　ただし，開設届書等の届書の「測定項目」に記載はできません。

運用

Q13 脂質や肝機能を調べてもよいでしょうか。

● **POINT**　検体測定室ガイドラインQ&Aで8項目と明記

A　検体測定室ガイドラインの第2の「2　測定項目」では，「測定の項目については，特定健康診査及び特定保健指導の実施に関する基準第1条第1項各号に掲げる項目の範囲内とする。」とされており，検体測定室ガイドラインQ&Aで測定できる項目は次の8項目と明記されました。

　　　　AST（GOT）／ALT（GPT）／γ-GT（γ-GTP）／中性脂肪（TG）／HDLコレステロール／LDLコレステロール／血糖／HbA1c

　この範囲であれば脂質や肝機能の測定をすることができます。現在ガイドラインでは，この項目を超えて測定するサービスを提供することはできません。

参照　● GL第2の2［資料2：p.261］
　　　● Q&A 問10［資料3：p.270］

Q14 運用
「診断」,「診療」,「検査」,「測定」の言葉の使い分けを教えてください。例えば「健診フェア」などというイベント名を付けてよいのでしょうか。

● POINT　診断,診療,検査,健診という用語は使えない

A　「診断」は,医師が健康状態や病気について,検査,診察等を基に行う医学的判断であり,医師しか行うことができない行為です。「診療」は,診断や治療を行う医療行為であり,「検査」は,医療機関等で行われる診断や保健指導のために行われるものと一般には考えられます。

一方,検体測定室での「測定」は,「国民の健康意識の醸成や医療機関受診の動機付けを高める観点から,受検者が検体を採取し,測定結果について受検者が判断することで,健康管理の一助となるようなサービス」(検体測定室ガイドラインQ&A,問6)とされています。

したがって,診断,診療,検査という用語は,受検者に検体測定室が医療行為を行う場所と誤解を与えるため使用できません。また,健診や検診も診断や診察との誤解を与えるため使用できないとされています(検体測定室ガイドラインQ&A,問12)。

参照　● GL第2の5［資料2：p.261］
　　　● Q&A 問6,問12［資料3：p.269,270］

Q15 運用
検体測定室を開設していることを,地域の住民に知らせたいと思います。新聞の折り込み広告やテレビCM等で宣伝して集客してよいでしょうか。それともポスターを店頭に掲示する程度にとどめたほうがよいのでしょうか。

● POINT　誤解を招くような表現は避ける

A　検体測定室を開設し,測定できることを広告する行為について規制している項目は,検体測定室ガイドラインにはありません。しかし,過度に期待させたり誤解を招くような表現は避けねばなりません。

特に注意したいのは「診療」や「診察」行為ととられるような表現や「健康診断」と間違われるような言葉は避ける必要があります。「検査」や「健診」,「診断」等は判断を伴う表現となりますので,「測定」が適切です［Q14も参照］。

参照　● GL第2の5［資料2：p.261］

運用

Q16 医療機関と検体測定室での測定値が違うと言われました。それはなぜですか。

● POINT　検体・採血部位の違いと測定に影響を与える因子

A 病院等の臨床検査室の自動分析装置と，検体測定室等のPOCTやSMBGでは，検体とするものが静脈血漿と指先全血と異なっているため，比較できません。

例えば，血糖値測定において，臨床検査室等の自動分析装置では標準物質を用いて校正を行い，既知濃度の溶液を測定して確認する等，毎日厳密な精度管理のもと行われています。一方，検体測定室等で測定しているSMBGは，受検者の日々の血糖コントロールを把握するための測定装置であり，正確な血糖値を追及するものではありません。

また血糖値は，「動脈血≧毛細血管血＞静脈血」の順で上昇が早いという関係があります。特に，食事による血糖の上昇は最初に動脈であらわれ，その後静脈にあらわれるため，指先採血（毛細血管血）と腕（静脈血）では時間差があり，指先から採血した血液のほうが，血糖値が高いことがあります。指先の血液の流れは「小動脈→毛細血管→静脈」の順で，表皮の下にある毛細血管は血液循環速度が遅くなっています。

そのほかに血糖測定に影響を与える因子として，グルコース以外の糖類による影響では，マルトース（2糖類）があげられます。マルトースはグルコース（単糖類）が2分子結合したもので，グルコースに類似しているため酵素を用いた一部の測定原理では，誤った測定値を示す場合があります。しかし一般に，検体測定室で測定される受検者においては，マルトースが高濃度に存在することは通常ありませんので，ほとんど問題がないと考えられます。

前述のように，測定機器，採血箇所，血糖値上昇のタイミングの違い等，さまざまな要素で，医療機関と検体測定室での測定値には違いがあることが知られていますので，測定時には受検者に十分な説明を行ってから実施することをすすめます。

参照　● ［第2章　2-2 測定機器と検体に関する特性の理解：p.50］
　　　● ［第3章　3-2 測定機器，試薬，器具，検体等の注意点：p.64］

Q17 運用
医療機関と連携することになっていますが，特定の医療機関紹介はできないということなので，どのように医療機関受診をすすめるのがよいですか。

- **POINT**　①検体測定の結果から，受検者が自己判断によって受診の機会を失うような誤解をしないよう，受診勧奨等を通して，地域の医療機関との連携が必要
　　　　　　②受検者の急変時において，対応できる体制と，従事者へ徹底するための手順書の整備が重要

A　受検者の急変時対応や健康診断等の受診勧奨において，地域の医療機関との連携は厚生労働省からも指示が出ているところです。検体測定室ガイドラインQ&Aでは連携を図る体制に対する具体例として，受検者の体調急変時における対応において，組織対応を明確化し，緊急対応できるような手順書の作成と従事者への徹底が求められています。

　なお受診勧奨をする場合に，特定の医療機関のみの紹介は誘導にあたる可能性があります。したがって医療機関を紹介する場合には，受検者が選択できるよう複数の医療機関を紹介したり，受検者が住む地域の医療機関マップを配付したりすること等が適切と考えます。

参照　● GL第2の4，19［資料2：p.261，263］

Q18 運用
お薬手帳に測定結果を記載してもよいですか。また，測定値等をメモした報告書を医療機関向けに別途書いてあげてもよいですか。

- **POINT**　検体測定サービスの結果は，受検者自身が自己の特性を把握し，受診勧奨等を通して，不安や疾患の診断を医療機関で対応してもらえるようにすることが重要

A　検体測定室ガイドラインには測定結果の報告は，「測定値と測定項目の基準値のみにとどめる」とだけ記載されています。したがって記載されるものがお薬手帳であっても問題はありません。むしろお薬の記録と測定値を一元管理できるほうが効率的であるとも考えられます。お薬手帳に記載した場合，この手帳を医療機関に出していただくことで医師に報告できる可能性もあります。ただし結果を伝える際には，簡易の測定であり検査（判断を伴うもの）でないことは明記しておいたほうが誤解がないと思います。また，どのような血液でどのような機器を使用して測定を行ったのかを連絡するとより適切です。

参照　● GL第2の3［資料2：p.261］

運用

Q19 測定値を薬歴とあわせて記録し，地域住民の健康管理に利用してもよいですか。

● POINT　診断等はできないことに注意

A　検体測定を行う際に，測定値を記録し保存することについて，あらかじめ受検者から同意を得ていれば問題ありません。ただし，検体測定室ガイドラインによって，測定結果についての報告は「測定値と測定項目の基準値のみ」とされていますので，患者からの求めに応じて測定値にかかるアドバイス等をする場合であっても，あくまで診断等はできず一般的な情報を伝える等，注意が必要です。

参照 ● GL 第2の3［資料2：p.261］
　　 ●［第6章　図7 検体測定サービス申込書兼承諾書 例：p.211］

運用

Q20 検体測定後の受診行動等について，アンケート等のダイレクトメール・はがきを送り，フォローしてよいでしょうか。

● POINT　個人情報の取り扱いに注意。物品購入の勧奨等はできない

A　個人情報の取得時に，あらかじめダイレクトメールなどに利用することの同意を得ていれば可能です。ただし，測定結果をふまえた物品購入の勧奨等は，ガイドラインにおいて禁止されていますので注意が必要です。

参照 ● GL 第2の24 キ［資料2：p.65］
　　 ●［第6章　図7 検体測定サービス申込書兼承諾書 例：p.211］

運用

Q21 測定値を副作用のモニタリングの位置付けで扱ってもよいでしょうか。

● POINT　「モニタリング」としてサービスの提供および測定結果を活用することはできない

A　検体測定事業は，日本再興戦略において，国民の「健康寿命の延伸」の項で自己管理を進めるセルフメディケーションの実現を具現化するサービスの一つです（スクリーニング）。その目的は，健康増進および疾病の予防であり，罹患している疾患の診断や，服薬している薬の副作用の判断に必要な検査を目的としたもの（モニタリング）ではありません。

運用

Q22 衛生管理とはどのようなものですか。

● POINT　検体測定室ガイドライン等では，衛生管理と安全対策の徹底が強く求められている

A　検体測定室においては，不特定多数の受検者の血液を扱うことから，感染対策が必要であり，標準予防策（スタンダードプリコーション）について，医療機関に準じた取り扱いとすることとされています。この標準予防策とは，感染防止の基本として，すべての人は病原体を持っている可能性があると考え，受検者に接触する可能性がある場合に，その前後には手指衛生を行い，血液・体液・粘膜等に接触するおそれのあるときは，個人防護具を用いることをいいます。

参照　●［第2章　2-2 衛生管理の要点と理解：p.37］

運用

Q23 測定前に流水で手を洗うことは，なぜ必要なのですか。

● POINT　①穿刺器具の添付文書に基づいて操作すること
　　　　　②指採血を測定に用いる際に影響を及ぼす物質を取り除くため

A　流水による手洗いは，測定の精度を担保するという意味もあります。例えば，ある成分を含んだハンドクリームをきちんと拭き取らずに血液を採取した場合，血液にその成分が含まれてしまうことによって測定結果に影響が出てしまうことが懸念されます。これらのリスクを回避するために，流水による手洗いが求められますし，手洗いの際の石けん等もしっかり洗い流すこと，もしくは成分に問題のない石けんを使用すること等が求められます。

参照　●［第2章　2-2 衛生管理の要点と理解：p.37］
　　　●［第3章　3-3 パニック値の理解と対応：p.67］
　　　●［第4章　4-3 検体測定室の運用に必要な標準作業書　2.測定標準作業書：p.99］

運用

Q24 机に血がついてしまいました。清掃方法を教えてください。

●POINT　衛生管理と感染予防。手袋をした手で机や壁，ドアノブ等に決して触れないよう注意すること

A　一般的な消毒法として，血液等を媒介して感染するウイルス（B型肝炎ウイルス：HBV等）を対象とした消毒には，アルコール綿（消毒用エタノール，70％イソプロパノール）による清拭消毒を行ってください。十分にアルコールを含んでいることが大切で，接触時間が重要な要素となります。また器具類は，有効塩素濃度500ppm（0.05％）次亜塩素酸ナトリウムに10分間（20℃）浸漬消毒することが望まれます。

参照　●［第2章　2-2 衛生管理の要点と理解：p.37］

運用

Q25 チェックすべき服用薬の種類，薬効群は何ですか。
またどのように確認したらよいですか。

●POINT　抗血栓薬の服用の有無を，受検者にチェックリストで確認してもらう

A　検体測定室ガイドラインおよびQ&Aでサービスの提供ができない場合としては，受検者の服用薬や既往歴によって止血困難となり，測定を行うサービスを受けられない場合が想定されています。さらに，抗血栓薬の服用の有無は，受検者によるチェックリストで確認することとされています。しかしながら，ガイドライン等で危惧されている止血困難状態になることを想定する場合，現在服用している医薬品の効果効能ならびに副作用で同様な状況が起こる可能性がある場合（エパデールや抗血栓薬等の服薬中）には，サービスの提供を行わないほうがよいでしょう。

　なお，上記の件を含め，どのような人に提供するのか，どのような特性のある人には提供しないのか，といったサービスを提供する対象者を定め，明示しておきましょう。さらにこうした対象者は申込書兼承諾書にも明記し，説明のうえ，同意をとって行うことが大切です。

参照　●GL 第2の1［資料2：p.260］
　　　●Q&A 問7［資料3：p.269］
　　　●［第6章　図7 検体測定サービス申込書兼承諾書：p.211］

運用 —— Q24, Q25, Q26, Q27

運用

測定結果に影響を与える可能性のある薬剤（例えばHbA1cが高くなりやすい，高血糖になりやすい薬剤）の服用歴の確認は不要でしょうか。

● POINT　検体測定サービスの提供を機会として，受検者の罹患情報や服薬状況等を収集して，体調の判断や商品や他のサービスといった物品の購入の勧奨をしてはならない

A　確認そのものは，必要ありません。確認しなければならない理由とされていないからです。

　検体測定サービスとは，受検者が自身の状態を知ることを目的に自ら検体（指採血）を採取し，測定した結果について判断するために，事業者が，必要な設備および体制等の環境と，適切な情報の提供をするものです。したがって，測定結果の値にかかわらず，受診勧奨を行うとともに，薬学および生理学的な情報提供として，受検者から情報提供が望まれた場合に，服薬状況や食事，飲酒等の生活状況から得られる一般的な知見を提供することは望まれると思います。いずれにしても検体測定事業と他のサービスを明確に切り分けた運用を心がけましょう。

参照　● GL 第2の1［資料2：p.260］
　　　● Q&A 問7［資料3：p.269］
　　　●［第6章　図7 検体測定サービス申込書兼承諾書 例：p.211］

運用

チェックすべき感染症等の既往歴は？

● POINT　①サービス提供内容と提供制限を明示
　　　　　②血液から感染するおそれのある既往歴等は確認すべき

A　検体測定室ガイドラインでは，感染症等の既往歴について受検制限は設けていません。血液を媒介して感染するおそれのある既往歴については，衛生管理の観点からより慎重に取り扱う必要があるため確認すべきと考えられます。また，検体測定室ガイドラインやQ&Aの問7，問8に記載のある既往歴以外にも，検体測定サービスの提供にあたって，その他必要があると考える既往歴については，適宜確認してもよいでしょう。

　ただし，個人情報の取り扱いにおいて，なぜその確認が必要なのかを説明し同意を得る必要があると考えられます。受検対象者の明示を事前にしておくなどの対応を行ってください。

参照　● GL はじめに，第2の1 ③［資料2：p.258, 260］
　　　● Q&A 問7，問8［資料3：p.269］
　　　●［第2章　2-1 5(2)：p.32］

運用
Q28 薬歴から肝炎だとわかっている人が，検体測定を希望しています。感染防止の観点からお断りしてもよいでしょうか。

● POINT　安全管理状況や感染リスク等から判断

A　検体測定室には，薬剤師の調剤の求めに応ずる義務（薬剤師法21条）のような規定はありませんので，感染防止の観点からお断りすることは可能です。このような感染リスクがある人の検体測定を行うか否かは，各開設者が当該検体測定室の安全管理状況や感染リスクなどを考えて判断していくべきと考えられます［本章Q27，Q29も参照］。

　いずれの場合であっても，衛生管理や安全管理を徹底して行うべきです。

参照　●［第2章　2-1 検体測定事業に関わるガイドライン等の要点と理解：p.22］
　　　●［第2章　2-2 衛生管理の要点と理解：p.37］

運用
Q29 血液による感染防止の観点から，ウイルス性肝炎・HIV感染症の人は検体測定をお断りします，と掲示してもよいでしょうか。

● POINT　対象者を限定する理由も一緒に提示を

A　そのような方の検体測定を行わない運用をしているのであれば，あらかじめ受検希望者において検体測定が可能かどうか判断できるよう，掲示しておくことは可能です。ただし，断る理由も示すべきと考えますので，理由も含めて掲示すべきでしょう［本章Q27，Q28も参照］。

運用
Q30 コレステロールが気になるから，とトクホを利用している（ただし，受診はしていない）人から，「検体測定で効果をみてみたい」と言われているのですが，受検希望者のそのような目的で検体測定を行ってもよいのでしょうか？

● POINT　検体測定事業の目的および測定結果の意味が理解されるよう啓発活動が重要

A　事業者は，受検者自身が測定結果を診断の補助のデータとして利用することを目的にしている場合，検体測定サービスを提供することはできません。そもそも検体測定サービスは，特定保健用食品（トクホ）に限らず，いわゆる健康食品と呼ばれるものの効果や，用いたことによる体調変化を判断できる手段ではありません。

　しかし，検体測定サービス自体は，受検者が想像している測定目的にかかわらず提供することはできます。事業者は，得られた測定結果が，何を意味するものなのか，どのように利用できるのかを啓発し，受検者が自己の特性を知り，必要に応じ医療機関を受診し，不安の解消と治療の機会を逸しないようにすることが重要です。

Q31 運用

すでに糖尿病とわかっている人の検体測定を行ってもよいですか。

● POINT　①禁止されているのは，出血が止まらない可能性がある疾患や薬物治療を受けている患者

②検体測定サービスを提供する事業者は，サービス対象者を明確にすること

A　検体測定室ガイドラインおよびQ&Aでサービスの提供ができない場合としては，受検者の服用薬や既往歴によって止血困難となり，測定を行うサービスを受けられない場合が想定されています。したがって，糖尿病患者に測定サービスを提供することはできます。しかし，事業者は，患者自身が診断の補助のデータとして利用することを目的に，検体測定サービスを提供することはできません。

　また，糖尿病患者の場合は，すでに病院で治療を受け，モニタリングもされていることから，事業者としてサービスを提供しない等，検体測定事業者がサービス内容とともに，提供する対象者を明確にすることが大事です。さらに対象者については，受検者に事業者の姿勢とサービスの内容を承諾書にも明記し，説明のうえ，同意をとって行うことが大切です。

参照　● GL 第2の1 ③［資料2：p.260］
　　　● Q&A 問7，問8［資料3：p.269］
　　　●［第2章　2-1 検体測定事業に関わるガイドライン等の要点と理解：p.22］
　　　●［第6章　図7 検体測定サービス申込書兼承諾書 例：p.211］

Q32 運用

検体測定室内に血圧計を置いてもよいですか。

● POINT　検体測定室内では，物品の購入の勧奨やそれらを行う特定の事業所等への誘導が禁止されている

A　検体測定室内に置くことが認められていないものとして，OTC医薬品や健康食品等の販売するための物品があげられています。したがって，販売目的等の理由で血圧計を置くことは避けるべきです。しかし，測定の目的で血圧計を設置することについては，感染防止対策や安全管理が徹底されていれば問題はないと考えられます。

受検者対応

Q33 マスクや手袋の着用は何のためにするのですか。検体測定の受検希望者から「健康診断時の採血では，看護師さんは手袋なんてしていない。私がそんなに不潔か！」と怒られてしまいました。どう考えたらよいでしょうか。

● **POINT** 受検者に対して，サービス提供者から菌や病原体をうつさないためでもある

A 本章Q22「衛生管理とはどのようなものですか。」［p.245］と同様，標準予防策に沿って衛生管理するために，マスクや手袋の着用を行います。これは受検者の血液から感染することを防ぐためです。医療機関等の医師や看護師も標準予防策に従って，マスクや手袋，ガウン等の予防衣の着用を適宜行っています。

参照 ●［第2章 2-2 衛生管理の要点と理解：p.37］

受検者対応

Q34 受検者から，測定後におすすめのサプリメントを尋ねられたら，商品を紹介してもよいのでしょうか。検体測定室に隣接する薬局店頭では，サプリメントを販売しています。

● **POINT** 販売目的でなく受検者にあったアドバイスを

A 検体測定室ガイドラインにおいては，「検体測定室では，測定結果をふまえた物品の購入の勧奨（物品の販売等を行う特定の事業所への誘導を含む。）を行わないものとする。」とされています。検体測定事業で提供するサービスと，他のサービスを明確に切り分けて運用してください。

検体測定事業の目的は，「国民の健康意識の醸成や医療機関受診の動機付けを高める観点から，受検者が自ら検体を採取し，測定結果について受検者が判断することで健康管理の一助となる」よう支援することです。測定後は，結果の報告とともに受診勧奨を行ってください。

参照 ● GL 第2の24 キ［資料2：p.265］

知識・情報
Q35 血がなかなか出てこない場合にはどうしたらよいでしょうか。

● POINT　穿刺採血方法

A　穿刺採血方法としては，①押し出し法：指先部を穿刺後，第2関節部を対側の拇指と中指で挟み，穿刺部に向かってゆっくりと移動して押し出す方法，②揉み出し方法：指先部を穿刺後，穿刺部位周囲を揉み出す方法，③絞り出し方法：手のひらの小指球部を穿刺後，穿刺部周囲から穿刺部に向かって絞り出す――3通りの方法があります。

　血がなかなか出ない場合は，①の押し出し方法が最も簡便で受検者の負担も少なく穿刺採血が可能と思われます。ただし，受検者から無理をして穿刺採血することや，運営責任者や測定業務従事者が手指を触って手伝うことは，絶対に避けてください。

知識・情報
Q36 血が止まりにくい薬とは何ですか。

● POINT　抗血小板薬と抗凝固薬に注意

A　血が止まりにくい原因には，いわゆる血液をさらさらにする薬を服用している場合に多くみられます。血液をさらさらにする薬としては，主に，血小板の働きを抑える「抗血小板薬」と，凝固因子の働きを抑える「抗凝固薬」の2種類に分けられます。

　抗血小板薬には，アスピリン，クロピドグレル，チクロピジン，シロスタゾール等があります。このうちアスピリンが最もよく使われています。

　抗凝固薬には，注射薬としてヘパリン，低分子ヘパリン（ダナパロイドナトリウム等），アルガトロバン，フォンダパリヌクスが主に使用されています。これらの薬は，患者さんが重篤になった場合や急変したとき，もしくは手術のため等に使います。ヘパリン（低分子ヘパリン）は，皮下注射でも投与できます。経口投与できる抗凝固薬としては，ワルファリン等が使われています。

　また，血管内で血液が固まるのを防いだり，脂質異常症を改善する（中性脂肪を下げる）作用もあることで知られているイコサペント酸エチル（商品名：エパデール）は，血小板凝集抑制作用を示すので血が止まりにくい薬の一つとして報告されています。

参照　● GL 第2の1 ［資料2：p.260］

知識・情報

Q37 迷走神経反射とはどのような症状ですか。

● POINT　迷走神経反射

A 血管迷走神経反射は，長時間の立位，温暖下での激しい運動，恐怖感や情緒的不安定，激しい痛み等によって誘発されます。極端な場合は失神（意識喪失）が起こりますが，失神の前兆としては，ふらふら感，虚弱感，発汗，視野のぼけ，頭痛，吐き気，熱感や寒気等があります。また，顔色が悪くなったり，あくび，瞳孔の拡大，おちつきがなくなることもあります。

なお，失神等の前兆があれば，横に寝て，そして，手を強く握り，腕や足に力を入れます。これで失神の予防ができることがあります。

参照 ● GL 第2の1 ⑨ ［資料2：p.261］

参考資料

資料1. 一般社団法人スマートヘルスケア協会

資料2. 検体測定室に関するガイドラインについて

資料3. 検体測定室に関するガイドラインに
係る疑義解釈集（Q&A）の送付について

資料4. 検体測定室等において自己採血を行う際の
感染防止衛生管理の徹底等に関する通知

資料5. 検体測定室に関するガイドライン通知の
遵守状況に関する自己点検等の実施について

資料6. 検体測定室の自己点検結果と
今後のガイドラインの運用について

資料7. 薬局・薬剤師のための
検体測定室の適正な運用の手引き（暫定版）

資料8. 医療機関における院内感染対策について

資料9. FIP Statement of Policy
Point of Care Testing in Pharmacies

資料10. 問い合わせ一覧

資料1　一般社団法人スマートヘルスケア協会

　一般社団法人スマートヘルスケア協会（以下，当法人）は，生活者が自らの特性と健康を意識し，改善するための方法を理解し，生活をコントロールしていけるようになるプロセスおよび活動（ヘルスケアプロモーション）に関する学際的・総合的な研究および教育活動を行っています。その成果は社会に発信し，社会的な貢献を積極的に果たしていくために，次に掲げる種類の非営利活動を行っています。

1. ヘルスケアプロモーションサービスの増進を図る事業
2. ヘルスケアリテラシーに関する啓発・普及の促進を図る事業
3. 地域医療連携の増進を図る事業
4. 地域医療連携に関する啓発・普及の促進を図る事業
5. その他，目的を達成するために必要な事業
6. 前各号に付帯する一切の業務

　当法人の前進となる任意団体の折から，生活者のヘルスケアプロモーションを支援する薬局や健康支援サービスを提供する施設に対し，サービス提供に必要となる環境作り，機器等の取り扱い，IT技術の活用に関わる学際的・総合的な研究および教育活動を行ってきました。その一環として2014年からは，検体測定事業を実施する薬局や薬剤師会を支援し，研修会の実施，整備すべき書類の作成，健康フェアの実施支援などを行っています。今後も，検体測定事業についての支援活動のみならず，セルフメディケーションを生活者に啓発していくための様々な活動に対して関わり，より良いサービスの構築と継続性を支援する取り組みを続けていきたいと考えています。

> 一般社団法人スマートヘルスケア協会　事務局
> 　　　住所：〒110-0005　東京都台東区上野三丁目7番3号　SDビル2階
> 　　　電話：050-3509-7859　　FAX：03-5539-3528　　e-mail：office@shca.or.jp
> 　　　ウェブページ：http://www.shca.or.jp/

［ユーザー会員の登録申込（無料）］

　当法人では，広くユーザー会員の募集を行っています。ユーザー会員は，個人，法人・団体から，無料で登録することができます。ユーザー会員の方々には，下記のような特典を用意しています。多くの方々のご利用と，ご意見をいただきたいと思っています。

［特典］
1. 当法人の制作物を原則無償で使用することができます。
　　※会社全体（複数店舗）で使用する場合は，法人・団体で登録してください。
2. メールマガジン等を通じて，当法人の活動や様々なヘルスケア分野の情報をお届けします。
3. ウェブサイト等で，ユーザー会員どうしの情報共有を支援いたします。
4. 生活者に提供する「検体測定室検索マップ」等の検索マップに店舗登録できます。
　　※店舗情報を管理するため，ユーザー会員（個人）の登録が必要になります。

［登録方法］
1. ユーザー会員の入会申込書に記入のうえ，FAXまたはメールでお送りください。
　　※申込書は，本書からコピーしていただくか，当法人ウェブサイトからダウンロードしてお使いください。（当法人ウェブサイト上で申し込みできるよう準備中です。）
2. 登録される際，個人情報の取り扱いについては，当法人ウェブサイトをご確認ください。

ユーザー会員に登録されるにあたり，当法人の制作物の取り扱いについては，以下の同意内容に同意をいただいたものとみなさせていただきます。
※最新の情報は，当法人ウェブサイトでご確認ください。

3. ユーザー会員の種別には，個人と，法人・団体がございます。得られるサービスは同じですが，会社全体（複数店舗）で当法人の制作物を使用する場合は，法人・団体で登録してください。また，検体測定室検索マップに店舗を登録する場合に，各店舗で店舗情報を管理していただくため，当協会からの情報提供の受取人として，法人・団体による入会の場合でも1名以上のユーザー会員（個人）を登録していただきます。

同意内容
1. 一般社団法人スマートヘルスケア協会（以下，当法人）が作成し又は提供した説明資料及び各種書類の所有権・著作権が当法人に帰属することを確認します。当法人の許可無くこれらの資料及び書類を，当法人の会員以外の者に譲渡，貸与，販売若しくは公衆通信し，複製しその他著作権を侵害することは一切致しません。
2. 説明会の記録や撮影についても，上記1の資料等と同様に扱うことを厳守いたします。
3. 上記1に関して同意できない場合又は同意を撤回した場合には，上記1の一切の資料等を速やかに当法人に返却いたします。
4. 当法人が実施する調査やアンケートに，協力いたします。
5. 私は，本入会申込書への記入，署名又は押印をもって，上記に記載された事項にすべて同意いたします。

検体測定室検索マップ掲載の登録申込（無料）

当法人では，生活者の方々に，検体測定事業の実施場所や，ユーザー会員の開設した検体測定室のサービス提供情報を，ウェブサイトやメール，公共媒体などを通して，情報発信していきます。検体測定室を開設し，サービスを提供されているユーザー会員には，是非ご登録をお願いいたします。

［特典］
1. 当法人が生活者に提供する，検体測定室検索マップで情報を提供することができます。
2. 当法人が主催，共催等する講演会等において，開催地の検体測定室の開設情報の提供に活用いたします。
3. 当法人や当法人が関係するイベント等において，生活者からの問い合わせや相談を受けた場合の情報提供に活用いたします。

［登録方法］
1. 検体測定室検索マップ掲載申込書（常設）に記入のうえ，FAXまたはメールでお送りください。
   ※申込書は，本書からコピーしていただくか，当法人ウェブサイトからダウンロードしてお使いください。
2. 登録される情報の掲載は，検体測定室の開設届けが受理された後でお願いいたします。なお，検体測定室内容の変更，廃止などの状況は，随時ご連絡ください。
3. 運営責任者のうち1名以上は，当法人のユーザー会員（個人）となっていただきます。検索サイトの情報管理と，制度や情報の受け取りをお願いいたします。
   ※ユーザー会員（個人）の登録は別紙の登録用紙をお使いください。できる限り，従事者の皆さまのご登録をお願いいたします。
4. お申込みいただきました内容に関しては，当法人が運用する検索マップへ掲載いたします。
   ※お申込情報の取り扱いにつきまして，最新の情報は，当法人ウェブサイトでご確認ください。

スマートヘルスケア協会　御中

ユーザー会員　申込書

下記の通り，ユーザー会員として，入会を申込みいたします。

ユーザー会員　入会申込書（個人用）	
申込先	一般社団法人スマートヘルスケア協会
申込日【必須】	（西暦）　　　年　　　月　　　日
フリガナ	
御名前【必須】	
フリガナ	
お勤め先【必須】	
ご所属【必須】	
ご連絡先【必須】※FAXは，有りましたらお書きください	電話　　　　　　　　　（FAX　　　　　　　）
	住所
	e-mail

・e-mailアドレスは，ウェブサイトを利用するログインIDといたしますので，必ずお書きください。
・必要に応じて，上記の連絡先にご連絡をさせていただくことがございます。ご了承ください。

ユーザー会員　入会申込書（法人・団体用）	
申込先	一般社団法人スマートヘルスケア協会
申込日【必須】	（西暦）　　　年　　　月　　　日
フリガナ	
御社名（団体名）代表者名【必須】	
本社所在地【必須】	〒
ご担当者 連絡先【必須】※FAXは，有りましたらお書きください	フリガナ　氏名
	所属先（部署，店舗等）
	所属先住所
	電話　　　　　　　　　FAX
	e-mail

・e-mailアドレスは，ウェブサイトを利用するログインIDといたしますので，必ずお書きください。
・必要に応じて，上記の連絡先にご連絡をさせていただくことがございます。ご了承ください。

スマートヘルスケア協会　御中

検体測定室検索マップ掲載申込書（常設）

　下記の通り，検体測定室検索マップへの掲載を申込みいたします。下記の情報を検索マップで公開してください。

検体測定室名【必須】	ふりがな		検体測定室届出番号【必須】 （厚労省からの通知書に記載されています）	
店舗名（薬局名）【必須】	ふりがな			
住所【必須】	〒			
代表連絡先【必須】 ※利用者からの連絡がつく連絡先をお書きください。	電話：		FAX：	
	e-mail：			
運営責任者名【必須】 ※運営責任者のうち1名以上は，当協会のユーザー会員(無料)となっていただきます。検索サイトの情報管理と，制度や情報の受取をお願いいたします。 ※ユーザー会員の登録は別紙の登録用紙をお使いください。皆さまのご登録をお願いいたします。 ※また，当協会の調査やアンケートについてもご協力をお願いいたします。	ご氏名		ユーザー会員登録 済・未	登録メールアドレス
	ご氏名		ユーザー会員登録 済・未	登録メールアドレス
	ご氏名		ユーザー会員登録 済・未	登録メールアドレス
	ご氏名		ユーザー会員登録 済・未	登録メールアドレス
精度管理責任者名【必須】	ご氏名		ユーザー会員登録 済・未	登録メールアドレス
測定項目・価格【必須】 （当てはまるものにチェックしてください。価格については，掲載して良い場合にお書きください）	項目	価格	項目	価格
	□ 血糖	円	□ 脂質（TG・HDL-C・LDL-C）	円
	□ HbA1c	円	□ 肝機能（AST・ALT・γ-GT）	円
営業時間 （店舗の営業時間です）	月　　　火　　　水　　　木　　　金　　　土　　　日　　　祝　　　その他 〜　　　〜　　　〜　　　〜　　　〜　　　〜　　　〜　　　〜　　　〜			
提供時間【必須】 （検体測定室のサービス提供時間です。店舗の営業時間と同じ場合は，"同上"とお書きください）	月　　　火　　　水　　　木　　　金　　　土　　　日　　　祝　　　その他 〜　　　〜　　　〜　　　〜　　　〜　　　〜　　　〜　　　〜　　　〜			
	対応形態　□予約　□随時　□その他（　　　）			
その他測定機器 （血圧計，体組成計，骨密度計等）	[測定可能機器]		[販売機器]	
自社HP等URL	http://			
受検者へのメッセージ	例）脂質を測定する場合には，8時間以上前から食事をとらずに測定にきてください。			

虚偽の内容があった場合は，当協会が判断して削除いたします。検体測定室の休止・廃止届を出された場合は，別途お知らせください。

　薬局やドラッグストア等の店舗での開設の場合は，以下の情報もご記入ください。

一般用医薬品の販売	有　／　無	調剤	有　／　無
薬局機能情報提供制度における公開情報	http://		

お申込内容について，ご確認の連絡をさせていただく事があります。また，マップ掲載にあたって当協会が参加する大学や研究機関等からの調査を実施する際の参加・協力相談のご連絡をさせていただく場合があります。

申込書送付先：一般社団法人 スマートヘルスケア協会
　　　〒110-0005　東京都台東区上野三丁目7番3号　SDビル2階
　　　　電　話　050-3509-7859　　FAX　03-5539-3528　　e-mail　office@shca.or.jp

資料2 検体測定室に関するガイドラインについて

(平成26年4月9日　医政発0409第4号
各都道府県知事，各保健所設置市市長，各特別区区長あて　厚生労働省医政局長通知)

検体測定室に関するガイドラインについて

　臨床検査技師等に関する法律第二十条の三第一項の規定に基づき厚生労働大臣が定める施設の一部を改正する件（平成26年厚生労働省告示第156号。以下「告示」という。）が公布され，平成26年4月1日より施行されたところである。

　この改正の趣旨は，利用者自らが採取した検体について民間事業者が血糖値や中性脂肪などの生化学的検査を行う事業（以下「検体測定事業」という。）については，診療の用に供する検体検査を伴わないことから，診療の用に供する検体検査の適正の確保という衛生検査所の登録制度の趣旨等を踏まえ，検体測定事業を行う施設について，衛生検査所の登録を不要とすることとしたものである。

　他方，医師の診断を伴わない検体測定事業の結果のみをもって，利用者が健康であると誤解するといった事態も生じかねないため，利用者への健康診断の定期受診の勧奨を求めるとともに，血液に起因する感染症を防止する観点等から，適切な衛生管理や精度管理の在り方等の検体測定事業の実施に係る手続，留意点等を示したガイドライン（検体測定室に関するガイドライン）を別紙のとおり定めた。

　本ガイドラインに係る事務については，厚生労働省において行うものであるが，地域保健に関係するものであること等に鑑み，貴職におかれても，御了知いただくとともに，改正告示の円滑な施行に御配慮をお願いしたい。

［別紙］

検体測定室に関するガイドライン
（平成26年4月）

厚生労働省医政局

はじめに

　人体から排出され，又は採取された検体の検査を業として行う場所は，臨床検査技師等に関する法律（昭和33年法律第76号）第20条の3第1項により，病院，診療所又は厚生労働大臣が定める施設内の場所を除き，都道府県知事等の登録を受けることとされているところである。

今般，日本再興戦略（平成25年6月14日閣議決定）等を踏まえ，上記の厚生労働大臣が定める施設を定める告示である「臨床検査技師等に関する法律第20条の3第1項に基づき厚生労働大臣が定める施設（昭和56年厚生省告示第17号）」の第4号に，「ホ　人体から採取された検体（受検者が自ら採取したものに限る。）について生化学的検査を行う施設（イからニまでに掲げる施設を除く。）」を追加し，これに該当する衛生検査所の登録が不要な施設として検体測定室を位置づけるとともに，その事業の実施に係る手続，留意点等をガイドラインで示すこととする。

　なお，ここでいう生化学的検査とは，臨床検査技師等に関する法律第2条における検査分類に基づくものを言い，社会保険診療報酬点数表上の検体検査分類に基づくものではない。

　検体測定室は，臨床検査技師等に関する法律第20条の3第1項の規定による登録を受けた衛生検査所とは，検体の測定が診療の用に供するものではないこと，検体採取の環境，測定の方法や精度管理等の点で異なるものである。

　検体測定室においては，血液を取り扱うことになる。我が国においては，かつて，集団予防接種における注射針等の連続使用によりB型肝炎ウイルスへの感染被害が生じた。また，平成20年に，複数の患者に使用しないことが明示されている採血用穿刺器具（針の周辺部分がディスポーザブルタイプでないもの）を複数の患者に使用し，感染症の発生が疑われる事例が発生した。検体測定室の事業を実施する者は，血液を取り扱うことのリスクを認識し，器具等の衛生管理や単回使用器具の再使用の防止，廃棄に至るまでの間の安全管理等について，従業員への教育・研修や自己採取者への測定に際しての説明・注意喚起を行い，血液に起因する感染症を防止する責任が伴うことを踏まえて事業を行う必要がある。

　さらに，検体測定室の運営に当たっては，公衆衛生の確保や医療機関等との連携が重要となる。事業者は，ガイドラインの全体を遵守し，責任感を持って事業を実施することが求められることは言を俟たないが，特に，第2の1に規定する「測定に際しての説明」及び第2の3に規定する「地域医療機関との連携等」について，当該施設において自己採取した検体の測定を望む者（以下「受検者」という。）に確実に伝えることが不可欠である。

第1　検体測定室の届出等

1　検体測定室の定義

　　検体測定室は，以下の全てを満たした，診療の用に供しない検体検査を行う施設をいう。

① 当該施設内で検体の採取及び測定を行う
② 検体の採取及び採取前後の消毒・処置については受検者が行う

2　検体測定室の届出

（1）検体測定室（期間を定めて運営を行うものを除く。）の届出の手続

　　検体測定室を開設しようとする者は，開設の7日前までに別添の様式1に必要な事項（実施期間を除く）を記載の上，医政局指導課医療関連サービス室長に届け出るものとする。

（2）期間を定めて運営を行う検体測定室の届出の手続

検体測定室を開設しようとする者は，開設の7日前までに別添の様式1に必要な事項を記載の上，医政局指導課医療関連サービス室長に届け出るものとする。

（3）届出の内容

ア　記載事項

2（1）又は（2）の規定による届出（以下「届出」という。）は，次に掲げる事項を記載し，提出するものとする。

（ア）検体測定室の開設者の氏名及び住所（法人にあっては，その名称，代表者の氏名及び主たる事務所の所在地）

（イ）衛生管理を含めた検体測定室の運営に係る責任者（以下「運営責任者」という。）の氏名及び資格

※運営責任者になることができる者は，医師，薬剤師，看護師又は臨床検査技師とする。

（ウ）精度管理（測定の精度を適正に保つことをいう。以下同じ）を職務とする者（以下「精度管理責任者」という。）の氏名及び資格

※精度管理責任者になることができる者は，医師，薬剤師，臨床検査技師とする。

（エ）検体測定室の名称及び所在地

（オ）測定項目の内容及び開設日

（カ）期間を定めて運営を行う検体測定室の場合にあっては実施期間

イ　添付書類

届出には，アの（イ），（ウ）の者に係る免許証の写し及び検体測定室の場所を明らかにした図面等の書類を添付するものとする。

（4）届出の変更等

届出に変更がある場合は，別添の様式2を変更が生じた日から30日以内に医政局指導課医療関連サービス室長に届け出るものとする。

（5）検体測定室の休廃止等

検体測定室を廃止し又は休止した場合は，廃止等した日から30日以内に，また，休止した検体測定室を再開した場合は，再開した日から7日以内に別添の様式3を医政局指導課医療関連サービス室長に届け出るものとする。

第2　検体測定室の指針について

1　測定に際しての説明

測定に当たっては，運営責任者が受検者に対して以下の事項を明示して口頭で説明し，説明内容の同意を得て承諾書を徴収するものとする。

① 測定は，特定健康診査や健康診断等ではないこと（特定健康診査や健康診断の未受診者には受診勧奨をしていること）

② 検体の採取及び採取前後の消毒・処置については，受検者が行うこと

③ 受検者の服用薬や既往歴によっては，止血困難となり，測定を行うサービスを受け

られない場合があること（このため，運営責任者は受検者に抗血栓薬の服用の有無や出血性疾患（血友病，壊血病，血小板無力症，血小板減少性紫斑病，単純性紫斑病）の既往歴の有無をチェックリストで確認し，これらの事実が確認された場合はサービスの提供を行わないこと）

また，採血は受検者の責任において行うものであるため，出血・感染等のリスクは，基本的に受検者が負うものであること

④ 自己採取及び自己処置ができない受検者はサービスを受けられないこと
⑤ 採取方法（穿刺方法），採取量（採血量），測定項目及び測定に要する時間
⑥ 体調，直前の食事時間等が測定結果に影響を及ぼすことがあること
⑦ 検体の測定結果については，受検者が判断するものであること
⑧ 検体測定室での測定は診療の用に供するものではないため，受検者が医療機関で受診する場合は，改めて当該医療機関の医師の指示による検査を受ける必要があること
⑨ 穿刺による疼痛や迷走神経反射が生じることがあること
⑩ 受検者が自己採取した検体については，受検者が希望した測定項目の測定以外には使用しないこと
⑪ 受検者からの問い合わせ先（検体測定室の電話番号等）

2　測定項目

測定の項目については，特定健康診査及び特定保健指導の実施に関する基準（平成19年厚生労働省令第157号）第1条第1項各号に掲げる項目の範囲内とする。

3　測定結果の報告

測定結果の報告は，測定値と測定項目の基準値のみに留めるものとする。

4　地域医療機関等との連携等

受検者に対しては，測定結果が当該検体測定室の用いる基準の範囲内であるか否かに拘わらず，特定健康診査や健康診断の受診勧奨をするものとし，また，受検者から測定結果による診断等に関する質問等があった場合は，検体測定室の従事者が回答せずに，かかりつけ医への相談等をするよう助言するものとする。この場合，特定の医療機関のみを受検者に紹介しないよう留意するものとする。

5　広告の規制

診療所，健診センター等の紛らわしい名称を付けてはならないものとする。また，診察，診断，治療，健診（例えば，ワンコイン健診）等と紛らわしい広告を行ってはならないものとする。

6　衛生管理

検体測定室における感染防止対策については，不特定の者の血液を取り扱うことから，「医療機関等における院内感染対策（平成23年6月17日医政指発0617第1号厚生労働省医政局指導課長通知）」に規定する「標準予防策」（全ての患者に対して感染予防策

のために行う予防策のことを指し，手洗い，手袋やマスクの着用等が含まれる。）について，医療機関に準じた取扱いとし，従業員は標準予防策，手指衛生，職業感染防止，環境整備，機器の洗浄・消毒・滅菌，感染性廃棄物の処理を適切に行うことを徹底する。また，感染防止対策委員会の設置や感染対策マニュアルの整備を行い，従業員に感染防止について徹底した教育を行うものとする。

7　穿刺箇所への処置に係る物品

　血液採取前後の消毒や絆創膏等の自己処置のための物品を常備するものとする。

8　穿刺部位

　穿刺器具による穿刺については，手指に行うものとする。

9　穿刺器具

　検体測定室内で受検者が用いる自己採取用の穿刺器具については，薬事法（昭和35年法律第145号）に基づき承認されたものであって，器具全体がディスポーザブルタイプ（単回使用のもの）で使用後の危険が解消されているものとし，受検者に対し，穿刺器具は器具全体がディスポーザブルタイプであることを明示するものとする。

　また，穿刺器具の取扱い等については，以下の点に注意して使用するものとする。

① 　外観を観察し，保護キャップが外れていたり，破損していたりする場合は使用しないこと

② 　保護キャップを外したらすぐに使用すること

③ 　複数回，同一部位での穿刺はしないこと

10　穿刺器具等の血液付着物の廃棄について

　穿刺器具の処理については，危険防止の観点から堅牢で耐貫通性のある容器に入れて排出するものとする。

　血液付着物の廃棄の際には，安全な処理の確保の観点から，「廃棄物処理法に基づく感染性廃棄物処理マニュアル」（平成24年5月環境省作成）に基づき医療関係機関等から感染性廃棄物を排出する際に運搬容器に付けることとされているバイオハザードマークの付いた容器を原則利用するものとする。

11　検体の取扱い

　受検者が自己採取した検体については，1の承諾により受検者が希望した測定項目の測定以外には使用してはならないものとする。

12　運営責任者

　検体測定室ごとに，医師，薬剤師，看護師又は臨床検査技師が運営責任者として常勤するものとする。

　第2の1に定める測定に際しての説明及び測定結果の受検者への報告については，運営責任者が行うものとし，受検者に対し，資格及び氏名を明示するものとする。

　また，運営責任者は，本ガイドラインを遵守するとともに，測定業務に従事する者等

に本ガイドラインを遵守させるものとする。

13 精度管理

精度管理については，測定機器の製造業者等が示す保守・点検を実施するものとし，検体の測定に当たっては，複数人の検体を一度に測定しないものとする。

また，検体測定室ごとに，精度管理責任者（医師，薬剤師又は臨床検査技師）を定め，精度管理責任者による定期的な内部精度管理を実施し，年1回以上，外部精度管理調査に参加するものとする。

14 測定業務に従事する者

測定業務に従事する者は，医師，薬剤師，看護師又は臨床検査技師とする。

15 運営責任者の業務を補助する者

運営責任者の業務を補助する者は，運営責任者の下での実務研修の後に業務に従事させることとする。この場合，受検者に対し，補助者であること及び氏名を明示するものとする。

16 検体測定室の環境

検体測定室では，血液を扱うことから，穿刺時の飛沫感染等の感染の防止を図る必要がある。このため，飲食店等容器包装に密封されていない食品を取り扱う場所や公衆浴場を営業する施設の一角で行う場合には，検体測定室としての専用場所として別室を設置するものとする。

それ以外の施設を検体測定室として用いる場合には，受検者の自己採取等に支障のないよう個室等により他の場所と明確に区別するとともに，十分な広さを確保することとする。

なお，十分な照明を確保し，清潔が保持されるために，防塵，防虫，換気・防臭等の措置を講ずるとともに，測定に際しての説明を確実に伝達できるよう騒音防止等の措置を講ずるものとする。さらに，測定用機械器具及び測定試薬に影響がないよう，直射日光や雨水の遮蔽等について対処するものとする。

17 研修

運営責任者は，業務に従事する者に，内部研修に留まることなく，関係法令，精度管理，衛生管理，個人情報保護等について必要な外部研修を受講させるものとする。

18 個人情報保護

受検者の個人情報については，「個人情報の保護に関する法律」（平成15年法律第57号）及び「医療・介護関係事業者における個人情報の適切な取扱いのためのガイドライン」（平成16年12月厚生労働省作成）により，適正に取り扱うものとする。また，測定結果については，受検者の同意を得ずに，保管・利用してはならないものとする。

19 急変への対応等

受検者の急変に対応できるよう，物品を常備するとともに，救急隊への通報体制につ

いて手順書を作成し，検体測定室に掲示すること及び近隣の医療機関の把握等により医療機関との連携を図る体制を整備するものとする。なお，施設の開設等に当たり地域医療機関等に対して事前に協力依頼を行うものとする。

20 測定用機械器具等

測定用機械器具及び測定試薬については，薬事法に基づき承認されたものを使用するものとする。また，関係法令を遵守し，適切に保管・管理するものとする。

21 標準作業書

別表に定めるところにより，標準作業書を作成するものとする。

22 作業日誌

別表の標準作業書に従い，次に掲げる作業日誌を作成するものとする。
ア 測定機器保守管理作業日誌
イ 測定作業日誌

23 台帳

次に掲げる台帳を作成することとし，20年間適切に保管・管理するものとする。
ア 測定受付台帳（受検者の氏名，連絡先等の保存を行うための台帳）
イ 使用測定機器台帳（測定用機械器具の名称，製造者，型番，設置日，修理及び廃棄を記録するための台帳）
ウ 試薬台帳（試薬の購入等の記録や数量管理を行うための台帳）
エ 精度管理台帳（内部・外部精度管理調査の結果の書類を整理した台帳）

24 その他

ア 検体測定室の開設者は，血液を取り扱うことのリスクを十分認識し，器具等の衛生管理や単回使用器具の再使用の防止，廃棄に至るまでの間の安全管理等について，従業者への教育・研修や自己採取者への測定に際しての説明・注意喚起を行い，血液に起因する感染症を防止する責任が伴うこと，また，穿刺器具等の不適切な取扱いを行った場合の健康影響への責任も伴うことを十分に踏まえて運営を行うものとする。
イ 測定業務に従事する者等が受検者に対して採血，処置及び診断を行った場合は，関係法令に抵触し，罰則の対象となる可能性がある。
ウ 広告，廃棄物処理，個人情報保護において適切に行われていない場合は，それぞれ関係法令に抵触し，罰則の対象となる可能性がある。
エ 検体測定室は，診療の用に供しない検体の測定を行う施設であるため，医療機関から検体の測定を受託することはできないこと。また，病院，診療所内では検体測定室の運営を行わないものとする。
オ 検体の測定は受検者から直接受託するものとする。また，検体の生化学的検査を登録された衛生検査所に委託をする場合を除き，業務の一部又は全部を他の施設に委託しないものとする。なお，測定結果については，受検者に直接報告するものとする。

カ　他の施設と誤解されないよう，検体測定室と分かる表示を行うものとする。

キ　検体測定室では，測定結果をふまえた物品の購入の勧奨（物品の販売等を行う特定の事業所への誘導を含む。）を行わないものとする。

ク　測定の際，穿刺器具の販売・授与が行われる場合には，都道府県知事に対し管理医療機器販売業の届出を行うなど，薬事法における規定を遵守するものとする。

ケ　厚生労働省医政局指導課は，このガイドラインの運用に関して助言を行うものとする。

コ　検体測定室の開設者は，厚生労働省医政局指導課が行う調査に協力するものとする。

別表

測定機器保守管理標準作業書	一　常時行うべき保守点検の方法 二　定期的な保守点検に関する計画 三　測定中に故障が起こった場合の対応（検体の取扱いを含む。）に関する事項 四　作成及び改定年月日
測定標準作業書	一　測定の実施方法 二　測定用機械器具の操作方法 三　測定に当たっての注意事項 四　作成及び改定年月日

［様式1］

検体測定室　開設届書

届出番号（※開設者による記入は不要）	
検体測定室の名称	
所在地	〒
測定項目	
開始日（年月日）	平成　　　年　　　月　　　日
期間を定めて行う場合はその実施期間	開始日（年月日）　　　　　　　　　廃止日（年月日） 平成　　年　　月　　日　　　平成　　年　　月　　日
衛生管理等を含めた運営に係る責任者	氏名　　　　　　　　　　　資格の種類
精度管理を職務とする者	氏名　　　　　　　　　　　資格の種類
備考	

上記により，検体測定室の開設を行います。
平成　　　年　　　月　　　日

住所（法人にあっては，主たる事務所の所在地）
〒

氏名（法人にあっては，名称及び代表者の氏名）
　　　　　　　　　　　　　　　　　　　　　　㊞

開設届書に関するご案内
・開設届書に不備がない場合，届出番号を記入した写しを交付します。
・手数料は不要です。
・開設届書は郵送，FAXでも受け付けています。

厚生労働省医政局指導課
医療関連サービス室長　　殿

[様式2]

検体測定室　変更届書

届出番号		届出年月日	平成　　年　　月　　日
検体測定室の名称			
所在地	〒		
変更内容	変更前		変更後
備考			

上記により，検体測定室の届出の変更を行います。
平成　　年　　月　　日

住所（法人にあっては，主たる事務所の所在地）
〒
氏名（法人にあっては，名称及び代表者の氏名）
㊞

変更届書に関するご案内
・手数料は不要です。
・変更届書は郵送，FAXでも受け付けています。

厚生労働省医政局指導課
医療関連サービス室長　　　殿

[様式3]

検体測定室　休止／廃止／再開　届書

届出番号		届出年月日	平成　　年　　月　　日
検体測定室の名称			
所在地	〒		
休止，廃止又は再開の年月日	平成　　年　　月　　日		
備考			

上記により，検体測定室の休止／廃止／再開を行います。
平成　　年　　月　　日

住所（法人にあっては，主たる事務所の所在地）
〒
氏名（法人にあっては，名称及び代表者の氏名）
㊞

変更届書に関するご案内
・手数料は不要です。
・休止，廃止又は再開届書は郵送，FAXでも受け付けています。

厚生労働省医政局指導課
医療関連サービス室長　　　殿

資料3 検体測定室に関するガイドラインに係る疑義解釈集（Q&A）の送付について

> 平成26年6月18日　事務連絡
> 各都道府県，各保健所設置市，各特別区衛生検査所業務担当部（局）あて
> 厚生労働省医政局指導課医療関連サービス室

検体測定室に関するガイドラインに係る疑義解釈集（Q&A）の送付について

「検体測定室に関するガイドラインについて」（平成26年4月9日付け医政発0409第4号）の別紙において「検体測定室に関するガイドライン」を通知したところであるが，今般，別添のとおりその取扱いに係る疑義解釈集を取りまとめたので，参考までに送付します。

［別添］

検体測定室に関するガイドラインに係る疑義解釈集（Q＆A）
（平成26年6月）

厚生労働省医政局指導課医療関連サービス室

検体測定室に関するガイドラインに係る疑義解釈集（Q＆A）

目次
第1　検体測定室の届出関係
第2　検体測定室の指針関係
　1　測定に際しての説明（ガイドライン第2の1関係）
　2　測定項目（ガイドライン第2の2関係）
　3　測定結果の報告（ガイドライン第2の3関係）
　4　広告の規制（ガイドライン第2の5関係）
　5　衛生管理（ガイドライン第2の6関係）
　6　運営責任者（ガイドライン第2の12関係）
　7　精度管理（ガイドライン第2の13関係）
　8　検体測定室の環境（ガイドライン第2の16関係）
　9　研修（ガイドライン第2の17関係）
　10　急変対応（ガイドライン第2の19関係）
　11　測定用機械器具等（ガイドライン第2の20関係）
　12　台帳（ガイドライン第2の23関係）
　13　その他（ガイドライン第2の24関係）

第1　検体測定室の届出関係

> 問1　ガイドラインを遵守し，医政局指導課医療関連サービス室に届出をすれば，薬事法第39条の3の規定に基づく管理医療機器の販売業の届出は不要ですか。

答　検体測定室の届出を行った事業者であっても，薬事法第39条の3の規定に基づく管理医療機器の販売業の届出を別途行う必要があります。

　　また，検体測定室の届出を行った場合は，検体測定室において使用する医療機器の販売等に限定されますが，看護師又は臨床検査技師も販売管理者になることができます。

> 問2　衛生検査所の開設者が，衛生検査所内や衛生検査所以外の場所で検体測定室を開設する場合には，検体測定室の届出は必要ですか。

答　都道府県知事等の登録を受けた衛生検査所の開設者であっても，衛生検査所内や衛生検査所以外の場所で，検体測定室を開設する場合には，医政局指導課医療関連サービス室長に，検体測定室の届出を行う必要があります。

> 問3　開設者は，運営責任者や精度管理責任者を兼務できますか。

答　開設者は，運営責任者や精度管理責任者の要件を満たしていれば，兼務することが可能です。

　　ただし，精度管理責任者は，定期的に精度管理を実施するとともに，運営責任者に対して精度管理の充実を図るために必要な措置等を報告する役割が求められますので，精度管理を確実に実施する体制が確保されている場合を除き，精度管理責任者は運営責任者を兼務できません。

　　なお，ガイドラインにおいて，運営責任者は常勤とすること，精度管理責任者は定期的に精度管理を実施することとしていますが，勤務状況等を確認できる体制を整えてください。

第2　検体測定室の指針関係
1　測定に際しての説明（ガイドライン第2の1関係）

> 問4　受検者から徴取する承諾書は，どのような様式にすればよいですか。

答　承諾書の徴取は，受検者が運営責任者から，測定結果が特定健診や健康診断には当たらないことや，検体の採取等は受検者が行うため受検者が一定のリスクを負うものであること等，測定に関する留意事項の説明を受けて，その内容をきちんと理解し，同意したことを確認するために必要なものです。

　　承諾書の様式は任意としていますが，例えば，測定の申込書に「測定に関する説明事項（チェックボックスを付記）」や「受検者が説明内容に同意するか否か」を明記できる欄を設けてください。

　　※承諾書の様式例については，別紙を参照してください。

> 問5　検体測定室において，未成年者に対する測定サービスを提供することはできますか。

答　親権者等の同意がある場合を除き，未成年者に対するサービスの提供を控えてください。

> 問6　検体測定室での検体の測定は，なぜ特定健診や健康診断の代わりにならないのですか。（ガイドライン第2の1の①関係）

答　検体測定室での測定は，国民の健康意識の醸成や医療機関受診の動機付けを高める観点から，受検者が検体を採取し，測定結果について受検者が判断することで，健康管理の一助となるようなサービスです。
　一方，特定健診や健康診断は，医療機関や健診機関において医師の管理の下，検体の採取，検査等が行われ，その検査結果を用いて，受検者の健康状態を評価する等の医学的判断（診断等）や，必要な保健指導等が行われるものであるため，検体測定室での測定が特定健診や健康診断の代わりになるものではありません。
　なお，事業者は受検者に対して，測定は，特定健康診査や健康診断等ではないことを説明する必要があります。

> 問7　既往歴等が明らかでない受検者について，事業者はどのように対応すればよいですか。（ガイドライン第2の1の③関係）

答　受検者に確認しても既往歴等がはっきりしない場合や，事業者がサービスの提供を行うべきか判断に迷う場合は，受検者の健康に対する重大な影響を防止する観点から，サービスの提供を行わないでください。
　また，出血性疾患の既往歴や抗血栓薬の服用が受検者にあった場合も，同様の理由から，サービスの提供を行わないでください。
　なお，既往歴や服用薬の確認については，受検者が既往歴等をチェックした後に，運営責任者がその確認を行う形で行い，医療機関で行う問診のような形式では行わないでください。

> 問8　出血性疾患の既往歴については，ガイドラインに記載されている疾患だけを確認すればよいのですか。

答　ガイドラインには主な出血性疾患を記載していますが，それ以外の出血性疾患（血小板機能異常症，血小板減少症，フォンウィルブランド病，血液凝固異常症など）についても確認してください。

> 問9　受検者が自分で採血できない場合，事業者は血液の採取を手伝うことは可能ですか。（ガイドライン第2の1の④関係）

答　受検者以外の者が，受検者の手指に触れ，血液の採取を手伝うことは，できません。実施した場合は医師法等関係法令に抵触する可能性があります。

なお，自分で血液の採取ができない場合や，検査に必要な量の血液が採取できない場合は，サービスの提供を受けられないことを事前に説明してください。

2　測定項目（ガイドライン第2の2関係）

> 問10　検体測定室で行える測定項目は何ですか。

答　検体測定室で行う測定項目は，臨床検査技師等に関する法律に規定される生化学的検査のうち，次の8項目です。
　　AST（GOT）／ALT（GPT）／γ-GT（γ-GTP）／中性脂肪（TG）／HDLコレステロール／LDLコレステロール／血糖／HbA1c。

3　測定結果の報告（ガイドライン第2の3関係）

> 問11　測定結果の報告に当たって，留意すべきことは何ですか。

答　受検者に渡す測定結果には，「検体測定室」で行われたものであることが分かるように記載してください。また，測定項目の基準値（基準範囲）は，運営責任者が設定するものですが，基準値の表示にあたっては，出典を明らかにしてください。
　　なお，「メタボリックシンドローム判定」，「保健指導階層化判定」，「日本臨床検査標準協議会共用基準範囲」等については，微量採血のための穿刺器具により採取された血液の測定結果に用いるための基準値ではないため，必ずしも検体測定室で用いる基準値として適当ではないことに留意するとともに，測定結果が基準内であることをもって，検査結果の報告書に「異常なし」と記載する等受検者の健康状態を評価するようなことはしないでください。

4　広告の規制（ガイドライン第2の5関係）

> 問12　なぜ，健診等と表示してはいけないのですか。

答　健診等の「診」は，「診断」や「診察」を指すものであり，これを表示した場合，受検者に医療行為を行う場所であると誤解を与えるおそれがあるためです。
　　なお，ガイドラインに記載しているもの以外であっても，「検査診断」や「検診」等という表現も受検者に誤解を与えるおそれがあるため，このような表示は差し控えてください。

5　衛生管理（ガイドライン第2の6関係）

> 問13　感染防止委員会の設置とありますが，人員数が少ない場合は，組織的な委員会の設置は困難ですが，どのように対応すべきでしょうか。

答　組織的な委員会の設置が困難である場合であっても，運営責任者は，自ら率先して感染防止に取り組むとともに，複数名が従事する場合には，感染防止について情報共有等を行

う体制を整えてください。

6 運営責任者（ガイドライン第2の12関係）

問14 医師が検体測定室の運営責任者である場合は，医師が採血を行ってもよいですか。

答　採血等の医業を行う場合は，診療所の開設が必要ですので，検体測定室では，医師であっても採血はできません。（医療法第7条第1項及び第8条）

7 精度管理（ガイドライン第2の13関係）

問15 内部精度管理はどのようなことを行う必要がありますか。

答　測定機器のメーカーが示す精度管理の実施に加え，測定者が既知濃度の検体を用いて測定結果の精度・正確性を定期的に確認し，記録することが必要です。

問16 外部精度管理はどのように行えばよいですか。

答　日本臨床衛生検査技師会等が実施している外部精度管理調査に参加することにより，精度管理用試料を用いた施設間でのデータ比較を行うなど，正確性の確認が必要です。

8 検体測定室の環境（ガイドライン第2の16関係）

問17　「受検者の自己採取等に支障がないよう個室等により他の場所と明確に区別する」と記載しているが，区別はどのようにすればよいですか。

答　個室によるスペースの確保が困難な場合には，穿刺時の飛沫等による感染の防止を図る観点から，清潔が保持できるような広さと高さを考慮した衝立で区別されている必要があります。

9 研修（ガイドライン第2の17関係）

問18　外部研修はどのような団体で実施されていますか。

答　日本臨床衛生検査技師会等が検体の取扱・精度管理・感染管理・基準値の考え方などを中心とした研修を計画しています。

10 急変対応（ガイドライン第2の19関係）

問19　事業者が受検者の急変等に備えて，準備しておくべき物品等はどのようなものですか。

答　応急用として一時的に安静を保つための簡易なベッド（毛布，枕）や飲料水などの物品を常備すること，受検者の急変時に医療機関への通報を行う体制を整備すること等が必要

です。また，緊急時に備えてAEDを配備することも考慮してください。

> 問20　医療機関との連携を図る体制とは，具体的にどのような内容ですか。

答　受検者の体調が急変した場合には，救急隊の要請や近隣の医療機関を紹介することが必要であるため，従事者が，受検者の体調の急変時に行うべき対応等を記した手順書を作成し，従事者がいつでも手順書を閲覧できるように事業所内に掲示してください。

11　測定用機械器具等（ガイドライン第2の20関係）

> 問21　「自己検査用グルコース測定器」を用いて血糖値を測定する場合，医療機器添付文書の重要な基本的注意として「穿刺前に，必ず流水でよく手を洗うこと」とされていますが，受検者が測定前に水道設備を利用できるような環境を整えることが必要ですか。

答　医療機器を使用する際には，医療機器添付文書に従った環境等を整える必要があるので，検体測定室において「自己検査用グルコース測定器」を使用する場合は，水道設備を設ける必要があります。

12　台帳（ガイドライン第2の23関係）

> 問22　台帳の保存は，電子媒体でも可能ですか。

答　電子媒体での保存も可能です。保存に当たっては，真正性（故意または過失による虚偽入力，書換え，消去及び混同を防止することや，作成の責任の所在を明確にすること。），見読性（情報の内容を必要に応じて肉眼で見読可能な状態に容易にできることや，情報の内容を必要に応じて直ちに書面に表示できること。）及び保存性（保存期間内，復元可能な状態で保存すること。）の3条件を確保するようにしてください。

13　その他（ガイドライン第2の24関係）

> 問23　事業者がガイドラインに違反した場合，罰則を科されますか。

答　ガイドラインは，事業者が適切に検体測定事業を実施するための規範として定められたものであるため，これに違反したからといって直ちに罰則を科されるものではありません。ただし，事業の実施に当たり，医師法，薬事法，個人情報保護法，廃棄物処理法など関係法令に抵触する行為が行われた場合には，罰則が適用される可能性がありますので，十分御留意ください。

　なお，ガイドラインの遵守状況については，厚生労働省から事業者に対して調査，報告等をお願いする場合がありますので，御承知おきください。

[別紙]

申込書兼承諾書

○○検体測定室
所在地
運営責任者　○○　○○　殿

【希望する測定項目】
- ☐ LDL コレステロール
- ☐ HDL コレステロール
- ☐ 中性脂肪
- ☐ GOT
- ☐ GPT
- ☐ γ-GT
- ☐ 血糖
- ☐ HbA1c

【受検者への説明事項】
- ☐ 検体測定室の測定は，特定健康診査や健康診断等ではありません。
- ☐ 検体の採取及び採取前後の消毒・処置については，受検者が行います。
- ☐ 受検者の服用薬や既往歴によっては，止血困難となり，測定を行うサービスを受けられない場合があります。また，採血は受検者の責任において行うものであるため，出血・感染等のリスクは，基本的に受検者が負うものであります。
　　抗血栓薬の服用：　　無　・　有
　　既往歴　　　　：　　無　・　有
　　（　血友病　　壊血病　　血小板無力症　　血小板減少性紫斑病　　単純性紫斑病　　血小板機能異常症
　　　　血小板減少症　　フォンウィルブランド病　　血液凝固異常症　　その他の出血性疾患　　）
- ☐ 自己採取，定められた採取量の確保及び自己処置ができない受検者はサービスを受けられません。
- ☐ 採取方法（穿刺方法），採取量（採血量），測定項目及び測定に約　　　分間要します。
- ☐ 体調，直前の食事時間等が測定結果に影響を及ぼすことがあります。
- ☐ 測定結果については，受検者が判断します。
- ☐ 検体測定室での測定は診療の用に供するものではないため，受検者が医療機関で受診する場合は，改めて当該医療機関の医師の指示による検査を受ける必要があります。
- ☐ 穿刺による疼痛や迷走神経反射が生じることがあります。
- ☐ 受検者が自己採取した検体については，受検者が希望した項目の測定のみに使用し，それ以外の目的には使用しません。
- ☐ 受検者からの問い合わせ先は確認しています。（検体測定室の電話番号等　　　　　　　　　　　　　）

　私は，○○検体測定室での測定にあたり，上記について説明を受け，これを十分に理解したことについて，
（　同意します　・　同意しません　）　※同意しない場合は測定を受けられません。
（同意した場合）その上で，測定することを承諾いたします。

平成　　年　　月　　日
氏名（自署）　　　　　　　　　　　　　　　　　年齢　　　　歳　　性別　男　・　女
住所
連絡先

運営責任者の確認印

資料4 検体測定室等において自己採血を行う際の感染防止等衛生管理の徹底等に関する通知

> 平成26年10月21日　医政地発1021第6号
> 各都道府県，各保健所設置市，各特別区衛生主管（部）局長あて
> 厚生労働省医政局地域医療計画課長通知

検体測定室等において自己採血を行う際の感染防止等衛生管理の徹底等の事務取扱について

　標記について，別紙のとおり「検体測定室において自己採血を行う際の感染防止等衛生管理の徹底等について」（平成26年10月21日医政地発1021第4号）及び「利用者自らが採取した血液について民間事業者が血糖値や中性脂肪などの生化学的検査を行う事業において自己採血を行う際の感染防止等衛生管理の徹底等について」（平成26年10月21日医政地発1021第5号）を通知したため，御了知いただきたい。

　また，検体測定室に関する事務については，引き続き厚生労働省で行うこととしているが，感染症等問題事案が発生した場合には，当職に情報提供していただくようお願いするとともに，感染症への対応等の観点から各都道府県との連携及び情報共有の推進が不可欠であるため，各都道府県等の連絡窓口（所属，氏名及びメールアドレス）を当課の専用メールアドレス（k.sokutei@mhlw.go.jp）まで，御連絡をお願いする。

　　　　　　　　　　　　　（照会先）
　　　　　　　　　　　　　医政局地域医療計画課医療関連サービス室（寺本，小野）
　　　　　　　　　　　　　電話03-5253-1111（内線2538，2539）

［別紙］

> 平成26年10月21日　医政地発1021第4号
> 各検体測定室運営責任者あて　厚生労働省医政局地域医療計画課長通知

検体測定室において自己採血を行う際の感染防止等衛生管理の徹底等について

　利用者自らが採取した血液について民間事業者が血糖値や中性脂肪などの生化学的検査を行う事業については，「検体測定室に関するガイドラインについて」（平成26年4月9日医政発第0409第4号厚生労働省医政局長通知。以下，「検体測定室に関するガイドライン通知」という。）に基づき，取り扱われているところであるが，今般，一部の検体測定室において検体測定室に関するガイドライン通知中，一部の項目を遵守していない事例が見受けられたことを踏まえ，下記のとおり，検体測定室における衛生管理の徹底を特に求めるとともに，検体測定室に関す

るガイドライン通知の遵守状況に関する自己点検等の実施をお願いする。

記

1　検体測定室における感染防止等衛生管理の徹底

　穿刺針の単回使用を徹底するため，穿刺器具全体がディスポーザブルとなっており，構造上二度使用することができない器具の使用を徹底すること。

　一部の検体測定室で血糖値の測定に際し，ディスポ用の穿刺針を装着する穿刺器具を使用している事例が見受けられたが，複数人による穿刺器具の共用を回避し，感染を防止する観点から，厳格な取扱いを徹底していただきたい。

　また，薬局等において，検体測定室が，商品の陳列棚と一体化した場所に配置されている事例が見受けられたが，飛沫感染を防止する観点から，明確に区分された個室等を確保すること。

　個室化が難しい場合には陳列棚等とは別の場所に固定された衝立を設置し，清潔が保持できるよう検査を行うための十分な場所を確保していただきたい。

2　検体測定室に関するガイドライン通知の遵守状況に関する自己点検等の実施

　検体測定室における衛生管理の徹底を図るとともに，検体測定室に関するガイドライン通知の遵守状況について把握するため，別添のとおり，検体測定室による自己点検等を進めることとする。

　ついては，平成26年11月30日までに，別添に基づき自己点検等を実施の上，当課の専用メールアドレス（k.sokutei@mhlw.go.jp）宛に報告をお願いする。

（照会先）
医政局地域医療計画課医療関連サービス室（寺本，小野）
電話 03-5253-1111（内線 2538，2539）

［別添　検体測定室に関するガイドライン通知の遵守状況に関する自己点検等の実施について］略
（本書資料5を参照。）

［別紙］

（平成26年10月21日　医政地発1021第5号
公益社団法人日本薬剤師会会長，一般社団法人日本保険薬局協会会長，日本チェーンドラッグストア協会会長あて　厚生労働省医政局地域医療計画課課長通知）

利用者自らが採取した血液について民間事業者が血糖値や中性脂肪などの生化学的検査を行う事業において自己採血を行う際の感染防止等衛生管理の徹底等について

　標記につきまして，別紙のとおり各検体測定室運営責任者宛て通知したため，御了知願い

ます。

　また，利用者自らが採取した血液について民間事業者が血糖値や中性脂肪などの生化学的検査を行う事業（以下，「検体測定事業」という。）に類似する事業として，薬局等において提供される検査サービスの中には，検査の工程を衛生検査所において実施するものがあります。この場合，薬局等の施設内において検体の測定を行わないため，検体測定事業には該当しないが，血液に起因する感染等を防止するために，適切な衛生管理等を実施する上での留意点を定めた，「検体測定室に関するガイドラインについて」（平成26年4月9日医政発第0409第4号厚生労働省医政局長通知。以下，「検体測定室に関するガイドライン通知」という。）に準じて取り扱われることが重要であります。

　検体測定室に関するガイドライン通知の趣旨等を御理解いただき，薬局等における衛生管理の徹底等が図られるよう，貴（協）会会員への周知等に御協力をお願いします。

　　　　　　　（照会先）
　　　　　　　医政局地域医療計画課医療関連サービス室（寺本，小野）
　　　　　　　電話03-5253-1111（内線2538，2539）

資料5 検体測定室に関するガイドライン通知の遵守状況に関する自己点検等の実施について

$$\begin{pmatrix}平成26年10月22日\\厚生労働省医政局地域医療計画課医療関連サービス室\end{pmatrix}$$

検体測定室に関するガイドライン通知の遵守状況に関する自己点検等の実施について

Ⅰ 検体測定室に関するガイドライン通知の自己点検について

　検体測定室に関するガイドライン通知の遵守事項について，自己点検を実施し，別紙1（厚生労働省HPのトピックス2014年10月22日掲載「検体測定室の自己点検について」）により回答してください。

　（「ホーム」＞「政策について」＞「医療」をクリックして進みダウンロードをしてご使用ください）

　厚生労働省HP　http://www.mhlw.go.jp/stf/seisakunitsuite/bunya/kenkou_iyrou/iryou/

　検体測定室の自己点検については，各設問に対して「はい」の場合は「1」を，「いいえ」の場合は「2」を記入してください。

　※一部の設問については，「0」と記入いただくものがあります。

　なお，2（いいえ）と回答した場合には，別紙2に各設問ごとにその理由と改善計画を記入してください。

（測定に際しての説明）

問1　測定に当たっては，運営責任者が受検者に対して以下のすべての事項を明示して口頭で説明し，説明内容の同意を得て承諾書を徴収していますか。

　①　測定は，特定健康診査や健康診断等ではないこと（特定健康診査や健康診断の未受診者には受診勧奨をしていること）

　②　検体の採取及び採取前後の消毒・処置については，受検者が行うこと

　③　受検者の服用薬や既往歴によっては，止血困難となり，測定を行うサービスを受けられない場合があること（このため，運営責任者は受検者に抗血栓薬の服用の有無や出血性疾患（血友病，壊血病，血小板無力症，血小板減少性紫斑病，単純性紫斑病）の既往歴の有無をチェックリストで確認し，これらの事実が確認された場合はサービスの提供を行わないこと）　また，採血は受検者の責任において行うものであるため，出血・感染等のリスクは，基本的に受検者が負うものであること

　④　自己採取及び自己処置ができない受検者はサービスを受けられないこと

　⑤　採取方法（穿刺方法），採取量（採血量），測定項目及び測定に要する時間

⑥ 体調，直前の食事時間等が測定結果に影響を及ぼすことがあること
⑦ 検体の測定結果については，受検者が判断するものであること
⑧ 検体測定室での測定は診療の用に供するものではないため，受検者が医療機関で受診する場合は，改めて当該医療機関の医師の指示による検査を受ける必要があること
⑨ 穿刺による疼痛や迷走神経反射が生じることがあること
⑩ 受検者が自己採取した検体については，受検者が希望した測定項目の測定以外には使用しないこと
⑪ 受検者からの問い合わせ先（検体測定室の電話番号等）

（測定項目）

問2　測定の項目については，特定健康診査及び特定保健指導の実施に関する基準（平成19年厚生労働省令第157号）第1条第1項各号に掲げる項目の範囲内としていますか。

【項目範囲】（AST（GOT）／ALT（GPT）／γ-GT（γ-GTP）／中性脂肪（TG）／HDLコレステロール／LDLコレステロール／血糖／HbA1c）

（測定結果の報告）

問3　測定結果の報告は，測定値と測定項目の基準値のみに留めていますか。

（地域医療機関等との連携等）

問4　（1）　測定結果が基準の範囲内であるか否かに拘わらず，特定健康診査や健康診断の受診勧奨をしていますか。
　　　（2）　受検者から測定結果による診断等に関する質問等があった場合，検体測定室の従事者が回答せずに，かかりつけ医への相談等をするよう助言していますか。
　　　※受検者からの質問等がなかった場合は，別紙の該当欄に「0」を付けてください。

（広告の規制）

問5　診察，診断，治療，健診等の紛らわしい広告を行ってはいませんか。

（衛生管理）

問6　（1）　「医療機関等における院内感染対策（平成23年6月17日医政指発0617第1号厚生労働省医政局指導課長通知）」に規定する「標準予防策」（全ての患者に対して感染予防策のために行う予防策のことを指し，手洗い，手袋やマスクの着用等が含まれる。）について，医療機関に準じた取扱いとし，従業員は標準予防策，手指衛生，職業感染防止，環境整備，機器の洗浄・消毒・滅菌，感染性廃棄物の処理を適切に行うことを徹底していますか。
　　　（2）　感染防止対策委員会の設置や感染対策マニュアルの整備等を行い，運営責任者は感染防止に取り組んでいますか。また従業員がいる場合，従業員に感染防止について徹底した教育を行っていますか。

（穿刺箇所への処置に係る物品）

問7　血液採取前後の消毒や絆創膏等の自己処置のための物品を常備していますか。

(穿刺部位)

問8　穿刺器具による穿刺については，手指に行っていますか。

(穿刺器具)

問9　（1）　穿刺器具全体がディスポーザブルタイプ（単回使用のもの）のものを使用していますか。

※ディスポ用の穿刺針を装着する穿刺器具は，検体測定室では使用できません。

　　（2）　受検者に対し，穿刺器具は器具全体がディスポーザブルタイプであることを明示していますか。

(穿刺器具等の血液付着物の廃棄について)

問10　（1）　穿刺器具の処理については，危険防止の観点から堅牢で耐貫通性のある容器に入れて排出していますか。

　　（2）　血液付着物の廃棄については，「廃棄物処理法に基づく感染性廃棄物処理マニュアル」（平成24年5月環境省作成）に基づき医療関係機関等から感染性廃棄物を排出する際に運搬容器に付けることとされているバイオハザードマークの付いた容器を原則利用していますか。

(検体の取扱い)

問11　受検者が自己採取した検体について，受検者が希望した測定項目の測定以外には使用していませんか。

(運営責任者)

問12　（1）　検体測定室ごとに，運営責任者が常勤していますか。

　　（2）　測定に際しての説明及び測定結果の受検者への報告については，運営責任者が行っていますか。

　　（3）　運営責任者は，受検者に対し，資格及び氏名を明示していますか。

　　（4）　運営責任者は測定業務に従事する者等に検体測定室に関するガイドラインを遵守させていますか。

※運営責任者以外の測定業務に従事する者がいない場合は，別紙の該当欄に「0」を付してください。

(精度管理)

問13　（1）　測定機器の製造業者が示す保守・点検を実施していますか。

　　（2）　複数人の検体を一度に測定していませんか。

(測定業務に従事する者)

問14　測定業務に従事する者は，医師，薬剤師，看護師又は臨床検査技師としていますか。

※運営責任者以外の測定業務に従事する者がいない場合は，別紙の該当欄に「0」を付してください。

(運営責任者の業務を補助する者)

問15　（1）　運営責任者の下で実務研修の後に業務を従事させていますか。

　　　　※運営責任者の業務を補助する者がいない場合は，別紙の該当欄に「0」を付してください。
　　（2）　運営責任者の業務を補助する者は，受検者に対し，補助者であること及び氏名を明示していますか。
　　　　※運営責任者の業務を補助する者がいない場合は，別紙の該当欄に「0」を付してください。

（検体測定室の環境）

問16　（1）　飲食店等容器包装に密封されていない食品を取り扱う場所や公衆浴場を営業する施設の一角で行う場合には，検体測定室として専用場所を別室で設置していますか。
　　　　※上記の場所に設置していない場合は，別紙の該当欄に「0」を付してください。
　　（2）　上記以外の場所や施設を検体測定室としている場合，個室又は衝立等で他の場所と明確に区別するとともに，検査を行うために十分な場所を確保していますか。
　　　　※上記に該当しない場合は，別紙の該当欄に「0」を付してください。
　　（3）　十分な照明の確保，防塵，防虫，換気・防臭，騒音防止等の措置を講じていますか。
　　（4）　測定用機械器具等に影響がないよう，直射日光や雨水の遮蔽等について対処していますか。

（研修）

問17　運営責任者は業務に従事する者に，内部研修等を受講させていますか。
　　　※運営責任者以外の測定業務に従事する者がいない場合は，別紙の該当欄に「0」を付してください。

（個人情報保護）

問18　（1）　受検者の個人情報については，「個人情報の保護に関する法律」（平成15年法律第57号）及び「医療・介護関係事業者における個人情報の適切な取扱いのためのガイドライン」（平成16年12月厚生労働省作成）により，適正に取り扱っていますか。
　　（2）　測定結果については，受検者の同意を得ずに，保管・利用していませんか。

（急変への対応等）

問19　（1）　受検者の急変に対応できるよう，物品（飲料水，簡易なベッド等）を常備していますか。
　　（2）　救急隊への通報体制について手順書を作成し，検体測定室内に掲示すること及び近隣の医療機関の把握等により医療機関との連携を図る体制を整備していますか。
　　（3）　施設の開設等に当たり地域医療機関等に対し事前に協力依頼を行っていますか。

（測定用機械器具等）

問20　医薬品，医療機器等の品質，有効性及び安全性の確保等に関する法律に基づき承認された測定器具及び測定試薬を使用していますか。また，関係法令を遵守し，適切に保管・管理をしていますか。

（標準作業書）

問21　（1）　測定機器保守管理標準作業書に次の事項を掲載していますか。
　　　　①　常時行うべき保守点検の方法

② 定期的な保守点検に関する計画
③ 測定中に故障が起こった場合の対応（検体の取扱いを含む。）に関する事項
④ 作成及び改定年月日
（2） 測定標準作業書に次の事項を掲載していますか。
① 測定の実施方法
② 測定用機械器具の操作方法
③ 測定に当たっての注意事項
④ 作成及び改定年月日

（作業日誌）

問22　標準作業書に従い，次の作業日誌を記録していますか。
① 測定機器保守管理作業日誌
② 測定作業日誌

（台帳）

問23　（1）　測定受付台帳について，受検者の氏名，連絡先等を記録していますか。
（2）　使用測定台帳について，測定器械器具の名称，製造者，型番，設置日，修理及び廃棄を記録していますか。
（3）　試薬台帳について，試薬の購入及び数量管理の記録がありますか。
（4）　精度管理台帳について，内部・外部精度管理調査の結果を20年間分の保管できる体制を確保していますか。

（その他）

問24　（1）　医療機関から検体の測定を受託していませんか。
（2）　検体の測定は受検者から直接受託していますか。
（3）　事業者（従業員）は，受検者が行う血液の採取を手伝っていませんか。（消毒，穿刺，血液の揉みだし，容器への採取）
（4）　検体測定室と分かる表示をしていますか。
（5）　測定結果をふまえた物品の購入の勧奨は行っていませんか。
（6）　検体測定室内において，検査結果を踏まえOTC医薬品やサプリメントを勧める旨の掲示を行っていませんか。
（7）　各測定項目の延べ利用者数を教えてください。（平成26年10月末日まで）
※行っていない検査項目の利用者数は，空白で提出願います。

Ⅱ 検体測定室等の写真について

自己点検の結果を確認するために必要な次の写真を別紙3に貼付してください。

写真① 穿刺器具の使用現物
② 検体測定室を他の場所と明確に区分するもの（衝立，パーテーション等）
③ 感染性廃棄物を排出する際の運搬容器
④ 検体測定室の全景
⑤ 同施設内で検体測定室以外の事業も行われている場合，その事業も分かるような全景（例えば，薬局で検体測定室を実施している場合は，薬局内の全景）
⑥ 自己点検において，「2（いいえ）」となった事項について，現状の写真を貼付してください。

[別紙1]

検体測定室の名称			届出番号	
住所				
電話番号		メールアドレス		
検体測定室の運用開始日	平成　　年　　月	運用開始から10月末までの歴日数		日

※検体測定室の運用開始日は，実際に測定の事業を開始した日を記載してください。

○　1～24（6）につきましては，プルダウンから該当区分を選択してください。

1	2	3	4(1)	4(2)	5	6(1)	6(2)	7	8	9(1)	9(2)	10(1)	10(2)	11	12(1)	12(2)	12(3)	12(4)	13(1)	13(2)	14	15(1)	15(2)	16(1)	16(2)	16(3)	16(4)	17	18(1)	18(2)	19(1)	19(2)	19(3)

20	21(1)	21(2)	22	23(1)	23(2)	23(3)	23(4)	24(1)	24(2)	24(3)	24(4)	24(5)	24(6)	24(7)	HDL	LDL	TG	AST	ALT	γ-GT	血糖値	HbA1c	合計	※実員数
														■										

※実員数は各検査項目の延べ利用者数ではなく，実際に検査を行った人数
（一人が2項目検査を行っても一人としてカウント）

1　はい
2　いいえ
0　該当しない

[別紙2]

問番号	

自己点検で「2」（いいえ）となった事項について，その理由を記入してください：

改善計画（改善方法や改善時期等）を記入してください。：

その他の特記すべき事項があれば，記入してください。：

※別紙3写真⑥で現状の写真を貼付してください。

[別紙3]　略

資料6　検体測定室の自己点検結果と今後のガイドラインの運用について

(平成27年2月18日　医政地発0218第2号)
(各検体測定室 運営責任者あて　厚生労働省医政局地域医療計画課長通知)

検体測定室の自己点検結果と今後のガイドラインの運用について

　検体測定室については，「検体測定室に関するガイドラインについて」（平成26年4月9日医政発第0409第4号厚生労働省医政局長通知。以下「ガイドライン」という。）に基づき，運用されているところであるが，一部の検体測定室においてガイドラインを遵守していない事例が確認されたことから，「検体測定室において自己採血を行う際の感染防止等衛生管理の徹底等について」（平成26年10月21日医政地発4第4号厚生労働省医政局地域医療計画課長通知）を発出し，検体測定室における衛生管理の徹底を特に求めるとともに，ガイドラインの遵守状況に関する自己点検を依頼したところである。

　この度，別添1のとおり取りまとめた検体測定室の自己点検の結果を公表するとともに，当該結果を踏まえ，今後，一層の衛生管理の徹底等を促進するため，ガイドラインの運用に関して，下記のとおり取り扱うこととする。

記

1　自己点検結果の概要
　　自己点検を依頼した検体測定室数　　　　　　　　　　　691件
　・自己点検を実施したもの　　　　　　　　　　　　　　454件（65.7%）
　　　うち，ガイドラインを遵守していない事項があったもの　68件［15.0%］
　　　※穿刺器具についてディスポーザブルであるものの，針とその周辺部分を交換するものを使用していたり，衝立の設置が不十分なものがあった。
　・開設を準備中のもの　　　　　　　　　　　　　　　　125件（18.1%）
　・休廃止の手続を実施したもの　　　　　　　　　　　　111件（16.1%）
　・未提出　　　　　　　　　　　　　　　　　　　　　　　1件（15.0%）

2　自己点検により明らかになった課題
（1）　ガイドラインを遵守していない事項のある検体測定室が68件（15%）あった。
（2）　開設を準備中の検体測定室が16.1件（約18%）あった。

3　今後のガイドラインの運用
　　検体測定室の運営に当たっては，上記2の課題を踏まえ，今後，一層の衛生管理の徹底等を

促進するため，ガイドラインの運用に関して，次のとおり取り扱うこととする。
（1） ガイドライン遵守の促進（2の（1）の課題への対応）

　　自己点検では，ガイドラインを遵守していない事例が確認されたが，特に器具全体がディスポーザブルな穿刺器具の使用や固定された衝立等による設置場所の明確な区分等は，血液に起因する感染を防止するために重要であることから，引き続き実施に努めること。

　　また，地域の医療機関に協力依頼を行っていない検体測定室が確認されたが，受検者の急変時の対応や健康診断等の受診勧奨を確実に実施する上で，地域の医療機関等の理解と協力が重要であるため，事前の協力依頼や連携体制の構築を徹底すること。

　　このほかにも，自己点検の実施は，衛生管理の徹底等に一定の効果が認められたことから，引き続き，検体測定室の自己点検を進めることとする。

　　今後，新たに開設する検体測定室を含めて自己点検を実施していない施設については，運営開始後1か月の実績を基に，速やかに自己点検（別添2）を実施の上，運営開始後40日以内に当課の専用メールアドレス（k-sokutei@mhlw.go.jp）あてに報告すること。

　　なお，自己点検の結果，改善が必要な場合や，当該結果を提出しない場合には，引き続き，指導等を行うこととする。

（2） 開設の届出等の取扱い（2の（2）の課題の対応）

　　開設の届出をしても長期にわたり運営を開始しない事例があったことから，検体測定室を開設しようとする者は，運営開始の準備が整った後に開設を届け出ること。

　　また，運営開始後3か月を超えて業務を行わない場合は，休止ではなく廃止として取り扱うこととする。ただし，現時点で検体測定室の開設を届け出ており，開設を準備中の検体測定室については，この通知の発出後3か月を超えて運営を開始しない場合には，廃止として取り扱うこととする。

　　このため，これらに該当する場合には，検体測定室の廃止を届け出ること。

　　なお，これまで各種の届出等に当たっては，主にファックス等が利用されているところであるが，届出後の円滑な連絡体制を確保する観点から，今後は，原則，電子メールにより届出等を行うこと。

［別添1］

　　　　　　　　　　検体測定室の自己点検の結果について

自己点検チェックシートの発送件数　　　　　　　　　　691件

1．検体測定室を運営中のもの　　　　　　　　　　　　454件（65.7％）
　　　ガイドラインが遵守されていたもの　　　　　　386件　〔15.0％〕
　　　遵守していない事項があったもの　　　　　　　 68件　〔15.0％〕
　　　（主なもの）

・ディスポであるが，針とその周辺部分を　　　　　　　　　6件
　交換する穿刺器具を使用している。
・衝立がない，衝立が固定されていない等　　　　　　　　36件
・検体測定室の中に商品棚がある　　　　　　　　　　　　15件
・医療機関へ協力依頼を行っていない　　　　　　　　　　7件

※ガイドラインを遵守していない検体測定室については，個別に指導し，すべて改善済み。

2．検体測定室の運営を準備中のもの　　　　　　　　125件（18.1％）

3．休廃止の手続きを実施したもの　　　　　　　　　111件（16.1％）

4．未提出　　　　　　　　　　　　　　　　　　　　　1件（ 0.1％）

［別添2］略

資料7 薬局・薬剤師のための検体測定室の適正な運用の手引き（暫定版）

（平成27年4月
日本薬剤師会（地域医療・保健委員会））

薬局・薬剤師のための検体測定室の適正な運用の手引き（暫定版）

※ 本文中＜Ｐ＞と記載がある部分については，引き続き検討中の事項です（pendingの意）。
※ 本手引き（暫定版）の内容については，今後，さらなる検討を進めていく中で，改訂・変更を行う可能性がありますので，ご承知おきくださいますようお願いいたします。

平成27年4月
日本薬剤師会
（地域医療・保健委員会）

目次

Ⅰ　総論
 1　はじめに
 2　検体測定事業と事業者の役割
 3　本書の目的
 4　検体測定事業を実施する際の留意点
　（1）検体測定事業の範囲
　（2）薬局・薬剤師の役割と検体測定事業の位置づけ
　（3）薬局・薬剤師に求められる衛生管理等
　（4）ガイドラインの遵守について
　（5）実施上の留意点

Ⅱ　開設（事前準備）
 1　設備・備品
　（1）基本的考え方
　（2）検体測定室の環境・構造・設備
　（3）物品
 2　人員
　（1）開設者

（2）運営責任者
　　（3）精度管理責任者
　　（4）測定業務に従事する者
 3 検体測定室の名称・広告規制等
 4 届出に必要な書類, 届出方法
　　（1）開設
　　（2）変更
　　（3）休廃止, 再開
 5 運営に必要な書類の作成, 保管・管理
　　（1）標準作業書
　　（2）作業日誌
　　（3）台帳
　　（4）測定時資料
　　（5）緊急通報手順書
　　（6）感染対策マニュアル等
　　（7）研修の記録
　　（8）表示類

Ⅲ　各論

 1 衛生管理
　　（1）感染対策
　　（2）感染性廃棄物の処理
　　（3）感染対策に関する体制整備
 2 機器の保守・管理, 精度管理
　　（1）日常の点検等
　　（2）精度管理
 3 個人情報保護
 4 研修
　　（1）従事者への研修
　　（2）運営責任者の業務を補助するものへの実務研修
 5 急変への対応

Ⅳ　業務の流れと実施のポイント

 1 検体測定室の準備
 2 受検者の来局
 3 受検者への説明
 4 自己採血, 手技指導
 5 測定

6　測定結果の受検者への報告，受診勧奨
　　7　測定に関する記録

巻末：参考資料＜P＞

I　総論

1　はじめに

　平成26年4月9日，厚生労働省医政局長より「検体測定室に関するガイドライン」（以下，「ガイドライン」という）が示された。

　平成26年4月1日以降，利用者自らが採取した検体について民間事業者が血糖値や中性脂肪などの生化学的検査を行う事業（以下，「検体測定事業」という。）は，診療の用に供する検体検査を伴わないことから，衛生検査所の登録が不要とされた（臨床検査技師等に関する法律に基づく告示改正）。

　一方，医師の診断を伴わない検体測定事業の結果のみをもって，利用者が健康であると誤解するといった事態も生じかねないため，利用者への健康診断の定期受診の勧奨を求めるとともに，血液に起因する感染症を防止する観点等から，適切な衛生管理や精度管理の在り方等の検体測定事業の実施に係る手続きや留意点等を示すものとしてガイドラインが作成された。

　検体測定事業を行う事業者は，ガイドライン及び「検体測定室に関するガイドラインに係る疑義解釈集（Q＆A）」（平成26年6月）（以下，「Q＆A」という。）の内容及びその趣旨を十分理解の上，医師法，薬機法（医薬品，医療機器等の品質，有効性及び安全性の確保等に関する法律），個人情報保護法，廃棄物処理法など関係法令に抵触する行為が行われないようガイドラインを遵守することが求められている。

2　検体測定事業と事業者の役割

　検体測定事業とは，国民の健康意識の醸成や医療機関受診の動機付けを高める観点から，受検者が自ら検体を採取し，測定結果について受検者が判断することで健康管理の一助となるよう支援することを目的とする事業であり，検体測定事業を実施する事業者には，公衆衛生の確保や医療機関等との連携が求められる。

　事業者は，①検体測定事業が，受検者が自ら，自身の状態を知ることを目的に検体を採取し，測定し，その結果について判断するものであること，②事業者の役割は，①のための設備と安全に実施できる体制等の環境の確保及び適切な情報の提供であること，の2点を十分に理解して，業務に当たらなければならない。

3　本書の目的

　本書は，検体測定を行う事業者が薬局である場合を想定し，ガイドラインに沿って解説を付したものである。また同時に，検体測定事業を行う者の役割や行う場合の留意事項等について，日本薬剤師会としての考え方を示すものである。検体測定事業を行う場合には，まずガイ

ドライン及びQ＆Aの内容を十分にご確認いただき，さらに，本手引きにより，検体測定事業を行う薬局・薬剤師の役割等について理解を深められたい。

4 　検体測定事業を実施する際の留意点
（1）検体測定事業の範囲
　　検体の採取は，受検者自らが穿刺器具により手指で行い，測定項目については，特定健康診査及び特定保健指導の実施に関する基準（平成19年厚生労働省令第157号）第1条第1項各号に掲げる項目の範囲内（具体的にはAST（GOT）／ALT（GPT）／γ-GT（γ-GTP）／中性脂肪（TG）／HDLコレステロール／LDLコレステロール／血糖／HbA1c）である。

■検体測定室に関するガイドライン

> 第1の1　検体測定室の定義
> 　検体測定室は，以下の全てを満たした，診療の用に供しない検体検査を行う施設をいう。
> 　① 当該施設内で検体の採取及び測定を行う
> 　② 検体の採取及び採取前後の消毒・処置については受検者が行う
>
> 第2の2　測定項目
> 　測定の項目については，特定健康診査及び特定保健指導の実施に関する基準（平成19年厚生労働省令第157号）第1条第1項各号に掲げる項目の範囲内とする。
>
> 第2の8　穿刺部位
> 　穿刺器具による穿刺については，手指に行うものとする。

■検体測定室に関するガイドラインに係る疑義解釈集（Q＆A）

> 問10）検体測定室で行える測定項目は何ですか。
> 答　）検体測定室で行う測定項目は，臨床検査技師等に関する法律に規定される生化学的検査のうち，次の8項目です。
> 　　　AST（GOT）／ALT（GPT）／γ-GT（γ-GTP）／中性脂肪（TG）／HDLコレステロール／LDLコレステロール／血糖／HbA1c。

（2）薬局・薬剤師の役割と検体測定事業の位置づけ
　　我が国の医療提供体制は，国民皆保険の下に国民が必要な医療を受けることができるよう整備が進められ，国民の健康を確保するための重要な基盤となっている。また，生涯にわたって生活の質を維持・向上するために，様々な疾患の予防や早期発見，重症化や合併症の発症の予防を目的とした健康診査や検診が行われており，多くの国民が定期的に健康診査を受け，医師の診断に基づき医療機関を受診し，必要に応じた医療が提供されている。
　　こうした医療提供体制において薬局・薬剤師は，国民が自身の健康管理を行うための支援や，

医療を必要とする者に対しては医師と協働して薬物治療を提供する役割を担っている。

　一方，前述のとおり検体測定事業は，国民の健康意識の醸成や医療機関受診の動機付けを高める観点から，受検者が自ら検体を採取し，測定結果について受検者が判断することで健康管理の一助となるよう支援することを目的とする事業であるが，かかりつけ医や地域の医師会をはじめとした他の地域医療・保健関係者との連携の中で機能するものであることを十分に認識する必要がある。

　検体測定事業は，受検者が自ら，自身の状態を知ることを目的に行うものであるが，医師の診断を伴わない検体測定の結果のみをもって，利用者が健康であると誤解するといった事態が生じかねないことから，特に，かかりつけ医への相談・受診勧奨や健康診断の定期受診の勧奨など，医療機関との連携は極めて重要である。

■検体測定室に関するガイドライン

> 第2の4　地域医療機関等との連携等
> 　受検者に対しては，測定結果が当該検体測定室の用いる基準の範囲内であるか否かに拘わらず，特定健康診査や健康診断の受診勧奨をするものとし，また，受検者から測定結果による診断等に関する質問等があった場合は，検体測定室の従事者が回答せずに，かかりつけ医への相談等をするよう助言するものとする。この場合，特定の医療機関のみを受検者に紹介しないよう留意するものとする。

■検体測定室に関するガイドラインに係る疑義解釈集（Q＆A）

> 問6）検体測定室での検体の測定は，なぜ特定健診や健康診断の代わりにならないのですか。（ガイドライン第2の1の①関係）
> 答）検体測定室での測定は，国民の健康意識の醸成や医療機関受診の動機付けを高める観点から，受検者が検体を採取し，測定結果について受検者が判断することで，健康管理の一助となるようなサービスです。一方，特定健診や健康診断は，医療機関や健診機関において医師の管理の下，検体の採取，検査等が行われ，その検査結果を用いて，受検者の健康状態を評価する等の医学的判断（診断等）や，必要な保健指導等が行われるものであるため，検体測定室での測定が特定健診や健康診断の代わりになるものではありません。
> なお，事業者は受検者に対して，測定は，特定健康診査や健康診断等ではないことを説明する必要があります。

　少子高齢化の進展を背景に「地域包括ケアシステム」の構築が進められており，地域単位での医療や保健の提供体制の充実強化が必要とされている。こうした中で薬局が果たすべき役割を考えたとき，地域住民がそのライフステージを通して，健康な時から医療・介護が必要となったときまで，その生活をサポートするパートナーとなる「かかりつけ薬局・薬剤師」として，地域住民が自ら行う健康の維持増進を支援する役割を発揮していくことが求められてい

る。その際，薬局は医療提供施設として，また薬剤師は医療職としての倫理をもって，地域における医療関係者の多職種連携と協働の中で，地域住民に対するサービスを提供する責務がある。

(3) 薬局・薬剤師に求められる衛生管理等

我が国においては，かつて，集団予防接種における注射針等の連続使用によるＢ型肝炎ウイルスへの感染被害の発生や，採血用穿刺器具を複数の患者に使用したことによる感染症の発生が疑われる事例が発生した。こうしたことから，薬局・薬剤師は，血液を取り扱うことのリスクを十分に認識し，器具等の衛生管理や単回使用器具の再使用の防止，廃棄に至るまでの間の安全管理等について，従業員への教育・研修や，利用者への測定に際しての説明・注意喚起を行い，血液に起因する感染症を防止する責任がある。

薬局・薬剤師は，血液に起因する感染症防止に関する責任について十分認識し，ガイドラインの趣旨を理解するとともに，薬局等における衛生管理の徹底を図っていかなければならない。

(4) ガイドラインの遵守について

検体測定事業を行う事業者は，ガイドライン及びＱ＆Ａの内容及びその趣旨を十分に理解の上，遵守することが求められているが，一部の検体測定室においてガイドラインを遵守していない事例が見受けられたことから，厚生労働省は平成26年10月，感染防止等衛生管理の徹底とガイドライン遵守状況に関する自己点検の実施を求めた。今後も引き続き検体測定の自己点検を進め，点検結果に基づく改善指導を行うとしている。

検体測定事業を行なう場合には，ガイドラインを遵守して行うことは当然であり，ガイドラインを遵守できない場合は事業を行うべきではない。

■医政地発0218 第2号（H27.2.18）

> 今後，新たに開設する検体測定室を含めて自己点検を実施していない施設については，運営開始後1か月の実績を基に，速やかに自己点検を実施の上，運営開始後40日以内に当課の専用メールアドレス（k-sokutei@mhlw.go.jp）あてに報告すること。

なお，薬局等において血液の自己採取を行うが，当該施設内では検体の測定を行わず，衛生検査所において行うような事業についても，厚生労働省はガイドラインに準じて取り扱うよう求めている。

衛生管理の観点はもとより，測定結果の取り扱いや結果を踏まえた対応，医療機関との連携などの面においても，ガイドラインを遵守して行うことは当然であり，検体測定事業に該当しないとされる類似事業についても，ガイドラインを遵守できない場合は事業を行うべきではない。

■医政地発1021 第5号（H26.10.21）

> 検体測定事業に類似する事業として，薬局等において提供される検査サービスの中には，検査の工程を衛生検査所において実施するものがあります。この場合，薬局等の施設内において検体の測定を行わないため，検体測定事業には該当しないが，血液に起因する感染等を防止するために，適切な衛生管理等を実施する上での留意点を定めた，「検体測定室に関するガイドライン」に準じて取り扱われることが重要であります。

　また，検体測定事業者が受検者に対して採血，処置及び診断を行った場合や，広告，廃棄物処理，個人情報保護について適切に行われていない場合は，関係法令に抵触し，罰則の対象となる可能性があることについても十分に認識する必要がある。

(5) 実施上の留意点

　これまで述べてきたようなことから，検体測定の実施に際しては，感染対策等の衛生管理や多職種連携による地域住民の健康支援の観点から，かかりつけ医や地域の医師会をはじめ，関係機関と十分に連携し，地域の保健，医療体制を踏まえて実施する必要がある。

　以下に改めて留意点を整理する。

> ① 衛生管理（廃棄物の処理を含む）について充分に配慮した設備、手順等を用意すること。
> ② 衛生管理、機器の使用や測定手順に関する十分な従事者研修を行うこと。
> ③ 結果の正確性を確保するため、機器の取り扱いや測定業務に関する標準手順を定め、実施すること。
> ④ 測定に関する説明ならびに結果の通知にあたっては、受検者のプライバシーに配慮して実施すること。またそのための設備を有すること。
> ⑤ 受検者の情報及び測定結果について、法ならびに守秘義務に則り取り扱うこと。
> ⑥ 結果は受検者に通知するのみとし、医学的判断を行なわないこと。
> ⑦ かかりつけ医や地域の医師会と連携し、特に受診勧奨の基準や、かかりつけ医がいない場合の受診勧奨の方法について地域の医師会と合意を得ること。特定の医療機関のみを紹介することがないようにすること。
> ⑧ 地域住民に対し、自らが自身の健康管理の主体となり、健康状態を把握することの重要性を啓発すること。地域住民が適切な医療サービス、保健サービスにアクセスできるための支援を行うこと。
> ⑨ 測定値の結果をもとに、物品販売や必要性のないサービス提供を行わないこと。
> ⑩ 測定結果を受検者本人以外（事業者）が保管したり主治医などを含む第三者に通知する場合には、個別に説明と同意を取る必要があること。
> ⑪ 検体測定時に受検者自身に不測の事態が出た時には、適切な対応を行うこと。

（参考）検体測定事業に関する経緯

○ 平成25年6月に閣議決定された日本再興戦略において，国民の健康寿命の延伸のために，予防・健康管理の推進に関する新たな仕組みとして，「薬局を地域に密着した健康情報の拠点として，一般用医薬品等の適正な使用に関する助言や健康に関する相談，情報提供等を行う等，セルフメディケーションの推進のために薬局・薬剤師の活用を促進する」ことが示され，効果的な予防サービスや健康管理の充実により，健やかに生活し，老いることができる社会の実現を目指すこととされた。

○ 平成26年1月には，日本再興戦略を確実に実行していくための「産業競争力強化法」が施行され，その第9条において「新事業活動を実施しようとする者は，主務大臣に対して，事業活動に関する規制法の解釈及び事業活動に対する当該規制法の適用の有無について確認することができる」と規定された。この仕組みにより，医療・介護分野と関係の深い「健康寿命延伸産業」について基本的な法令解釈や留意事項を示した「健康寿命延伸産業分野における新事業活動のガイドライン」（以下，「グレーゾーンガイドライン」という。）が，同年3月31日に厚生労働省と経済産業省の連名で公表された。

○ グレーゾーンガイドラインにおいて，病院または診療所でない民間事業者が簡易な検査（測定）を行うことに関して，医師法第17条及び臨床検査技師等に関する法律第20条の3との関係について，違法とされる行為の例，適法とされる行為の例が示された。ここで，「診療の用に供さず，あくまで検査結果の通知のみを行う検査であることを利用者に対して説明し，利用者自らの健康管理の一助として検査結果を活用するためのものである場合において，利用者が自ら採取した血液につき，生化学的検査を行う施設については，衛生検査所の登録は不要である」と明確に示され，平成26年4月1日に臨床検査技師等に関する法律に基づく告示が改正された。

○ これを受け，厚生労働省は平成26年4月，利用者自らが採取した検体について民間事業者が血糖値や中性脂肪などの生化学的検査を行う事業を「検体測定事業」として定義し，適切な衛生管理や精度管理の在り方等の検体測定事業の実施に係る手続きや留意点等を示した「検体測定室に関するガイドライン」を策定した。

（中略）

■検討体制

本会では，地域医療・保健委員会の下に，検体測定事業に関する検討班を設置し，「薬局・薬剤師のための検体測定室の適正な運用の手引き」の作成を行った。

地域医療・保健委員会 検体測定事業に関する検討班

高橋　寛	日本薬剤師会　地域医療・保健委員会　委員長
長津　雅則	日本薬剤師会　地域医療・保健委員会　副委員長
徳吉　雄三	日本薬剤師会　地域医療・保健委員会　委員
美馬　一彦	徳島県薬剤師会　常務理事
岡崎　光洋	北海道大学大学院保健科学研究院健康イノベーションセンター客員研究員
地域医療・保健委員会　担当副会長	森　昌平
主担当理事	有澤　賢二

地域医療・保健委員会

担当副会長	森　昌平
主担当理事	有澤　賢二（常務理事）
副担当理事	安部　好弘，藤原　英憲，川上　純一（常務理事）
	宮野　廣美，渡邉　和久，道明　雅代（理事）
委　員　長	高橋　寛
副委員長	長津　雅則
委　　員	阿部　忍，高橋　学，大澤　光司，大木　一正，岩下　誠，
	髙田　弘子，大西　延明，西川　真司，徳吉　雄三，戸田　康紀，
	元木　泰史，萩田　均司，西島　徹

（日本薬剤師会：薬局・薬剤師のための検体測定室の適正な運用の手引き（暫定版）より一部抜粋
http://www.nichiyaku.or.jp/action/wp-content/uploads/2015/05/201504kentai_jpa.pdf）

資料8 医療機関における院内感染対策について

（平成26年12月19日　医政地発1219第1号
各都道府県，各政令市，各特別区衛生主管部（局）長あて
厚生労働省医政局地域医療計画課長通知）

医療機関における院内感染対策について

　院内感染対策については，「医療機関等における院内感染対策について」（平成23年6月17日医政指発0617第1号厚生労働省医政局指導課長通知。以下「0617第1号課長通知」という。），「良質な医療を提供する体制の確立を図るための医療法等の一部を改正する法律の一部の施行について」（平成19年3月30日医政発第0330010号厚生労働省医政局長通知），「薬剤耐性菌による院内感染対策の徹底及び発生後の対応について」（平成19年10月30日医政総発第1030001号・医政指発第1030002号）等を参考に貴管下医療機関に対する指導方お願いしているところである。

　医療機関内での感染症アウトブレイクへの対応については，平時からの感染予防，早期発見の体制整備及びアウトブレイクが生じた場合又はアウトブレイクを疑う場合の早期対応が重要となる。今般，第11回院内感染対策中央会議（平成26年8月28日開催）において，薬剤耐性遺伝子がプラスミドを介して複数の菌種間で伝播し，これらの共通する薬剤耐性遺伝子を持った細菌による院内感染のアウトブレイクが医療機関内で起こる事例が報告された。また，このような事例を把握するために医療機関が注意するべき点や，高度な検査を支援するための体制について議論された。これらの議論を踏まえ，医療機関における院内感染対策の留意事項を別記のとおり取りまとめた。この中では，アウトブレイクの定義を定めるとともに，各医療機関が個別のデータを基にアウトブレイクを把握し，対策を取ることを望ましいとしている。また，保健所，地方衛生研究所，国立感染症研究所及び中核医療機関の求められる役割についても定めている。貴職におかれては，別記の内容について御了知の上，貴管下医療機関に対する周知及び院内感染対策の徹底について指導方よろしくお願いする。

　また，地方自治体等の管下医療機関による院内感染対策支援ネットワークの在り方等に関しては，「院内感染対策中央会議提言について」（平成23年2月8日厚生労働省医政局指導課事務連絡）を参考にされたい。

　なお，本通知は，地方自治法（昭和22年法律第67号）第245条の4第1項に規定する技術的助言であることを申し添える。

　追って，0617第1号課長通知は廃止する。

[別記]

医療機関における院内感染対策に関する留意事項

はじめに

　院内感染とは，①医療機関において患者が原疾患とは別に新たにり患した感染症，②医療従事者等が医療機関内において感染した感染症のことであり，昨今，関連学会においては，病院感染（hospital-acquired infection）や医療関連感染（healthcare-associated infection）という表現も広く使用されている。

　院内感染は，人から人へ直接，又は医療従事者，医療機器，環境等を媒介して発生する。特に，免疫力の低下した患者，未熟児，高齢者等の易感染患者は，通常の病原微生物のみならず，感染力の弱い微生物によっても院内感染を起こす可能性がある。

　このため，院内感染対策については，個々の医療従事者ごとの判断に委ねるのではなく，医療機関全体として対策に取り組むことが必要である。

　また，地域の医療機関でネットワークを構築し，院内感染発生時にも各医療機関が適切に対応できるよう相互に支援する体制の構築も求められる。

1．院内感染対策の体制について

1－1．感染制御の組織化

（1）　病院長等の医療機関の管理者が積極的に感染制御にかかわるとともに，診療部門，看護部門，薬剤部門，臨床検査部門，洗浄・滅菌消毒部門，給食部門，事務部門等の各部門を代表する職員により構成される「院内感染対策委員会」を設け，院内感染に関する技術的事項等を検討するとともに，雇用形態にかかわらず全ての職員に対する組織的な対応方針の指示，教育等を行うこと。

（2）　医療機関内の各部署から院内感染に関する情報が院内感染対策委員会に報告され，院内感染対策委員会から状況に応じた対応策が現場に迅速に還元される体制を整備すること。

（3）　院内全体で活用できる総合的な院内感染対策マニュアルを整備し，また，必要に応じて部門ごとにそれぞれ特有の対策を盛り込んだマニュアルを整備すること。これらのマニュアルについては，最新の科学的根拠や院内体制の実態に基づき，適時見直しを行うこと。

（4）　検体からの薬剤耐性菌の検出情報，薬剤感受性情報など，院内感染対策に重要な情報が臨床検査部門から診療部門へ迅速に伝達されるよう，院内部門間の感染症情報の共有体制を確立すること。

（5）　1－2に定める感染制御チームを設置する場合には，医療機関の管理者は，感染制御チームが円滑に活動できるよう，感染制御チームの院内での位置付け及び役割を明確化し，医療機関内の全ての関係者の理解及び協力が得られる環境を整えること。

1－2．感染制御チーム Infection Control Team（ICT）

（1）　病床規模の大きい医療機関（目安として病床が300床以上）においては，医師，看護師，薬剤師及び検査技師からなる感染制御チームを設置し，定期的に病棟ラウンド（感染制御チームによって医療機関内全体をくまなく，又は必要な部署を巡回し，必要に応じてそれ

ぞれの部署に対して指導・介入等を行うことをいう。）を行うこと。病棟ラウンドについては，可能な限り1週間に1度以上の頻度で感染制御チームのうち少なくとも2名以上の参加の上で行うことが望ましいこと。

　病棟ラウンドに当たっては，臨床検査室からの報告等を活用して感染症患者の発生状況等を点検するとともに，各種の予防策の実施状況やその効果等を定期的に評価し，各病棟における感染制御担当者の活用等により臨床現場への適切な支援を行うこと。

　複数の職種によるチームでの病棟ラウンドが困難な中小規模の医療機関（目安として病床が300床未満）については，必要に応じて地域の専門家等に相談できる体制を整備すること。

（2）　感染制御チームは，医療機関内の抗菌薬の使用状況を把握し，必要に応じて指導・介入を行うこと。

2．基本となる院内感染対策について

2−1．標準予防策及び感染経路別予防策

（1）　感染防止の基本として，例えば手袋・マスク・ガウン等の個人防護具を，感染性物質に接する可能性に応じて適切に配備し，医療従事者にその使用法を正しく周知した上で，標準予防策（全ての患者に対して感染予防策のために行う予防策のことを指し，手洗い，手袋・マスクの着用等が含まれる。）を実施するとともに，必要に応じて院内部門，対象患者，対象病原微生物等の特性に対応した感染経路別予防策（空気予防策，飛沫予防策及び接触予防策）を実施すること。また，易感染患者を防御する環境整備に努めること。

（2）　近年の知見によると，集中治療室などの清潔領域への入室に際して，履物交換と個人防護具着用を一律に常時実施することとしても，感染防止効果が認められないことから，院内感染防止を目的としては必ずしも実施する必要はないこと。

2−2．手指衛生

（1）　手洗い及び手指消毒のための設備・備品等を整備するとともに，患者処置の前後には必ず手指衛生を行うこと。

（2）　速乾性擦式消毒薬（アルコール製剤等）による手指衛生を実施していても，アルコールに抵抗性のある微生物も存在することから，必要に応じて石けん及び水道水による手洗いを実施すること。

（3）　手術時手洗い（手指衛生）の方法としては，①石けん及び水道水による素洗いの後，水分を十分に拭き取ってから，持続殺菌効果のある速乾性擦式消毒薬（アルコール製剤等）により擦式消毒を行う方法又は②手術時手洗い用の外用消毒薬（クロルヘキシジン・スクラブ製剤，ポビドンヨード・スクラブ製剤等）及び水道水により手洗いを行う方法を基本とすること。

　②の方法においても，最後にアルコール製剤等による擦式消毒を併用することが望ましいこと。

2−3．職業感染防止

（1）　注射針を使用する際，針刺しによる医療従事者等への感染を防止するため，使用済みの

注射針に再びキャップするいわゆる「リキャップ」を原則として禁止し，注射針専用の廃棄容器等を適切に配置するとともに，診療の状況など必要に応じて針刺しの防止に配慮した安全器材の活用を検討するなど，医療従事者等を対象とした適切な感染予防対策を講じること。

2-4. 環境整備及び環境微生物調査

（1）　空調設備，給湯設備など，院内感染対策に有用な設備を適切に整備するとともに，院内の清掃等を行い，院内の環境管理を適切に行うこと。

（2）　環境整備の基本は清掃であるが，その際，一律に広範囲の環境消毒を行わないこと。血液又は体液による汚染がある場合は，汚染局所の清拭除去及び消毒を基本とすること。

（3）　ドアノブ，ベッド柵など，医療従事者，患者等が頻繁に接触する箇所については，定期的に清拭し，必要に応じてアルコール消毒等を行うこと。

（4）　多剤耐性菌感染患者が使用した病室等において消毒薬による環境消毒が必要となる場合には，生体に対する毒性等がないように配慮すること。消毒薬の噴霧，散布又は薫（くん）蒸，紫外線照射等については，効果及び作業者の安全に関する科学的根拠並びに想定される院内感染のリスクに応じて，慎重に判断すること。

（5）　近年の知見によると，粘着マット及び薬液浸漬マットについては，感染防止効果が認められないことから，原則として，院内感染防止の目的としては使用しないこと。

（6）　近年の知見によると，定期的な環境微生物検査については，必ずしも施設の清潔度の指標とは相関しないことから，一律に実施するのではなく，例えば院内感染経路を疫学的に把握する際に行うなど，必要な場合に限定して実施すること。

2-5. 医療機器の洗浄，消毒又は滅菌

（1）　医療機器を安全に管理し，適切な洗浄，消毒又は滅菌を行うとともに，消毒薬や滅菌用ガスが生体に有害な影響を与えないよう十分に配慮すること。

（2）　医療機器を介した感染事例が報告されていることから，以下に定める手順を遵守できるよう，各医療機関の体制を整備すること。使用済みの医療機器は，消毒又は滅菌に先立ち，洗浄を十分行うことが必要であるが，その方法としては，現場での一次洗浄は極力行わずに，可能な限り中央部門で一括して十分な洗浄を行うこと。中央部門で行う際は，密閉搬送し，汚染拡散を防止すること。また，洗浄及び消毒又は滅菌の手順に関しては，少なくとも関連学会の策定するガイドライン，感染症の予防及び感染症の患者に対する医療に関する法律施行規則（平成10年省令第99号）第14条の規定に基づく方法による消毒の実施のために作成された『消毒と滅菌のガイドライン』等を可能な限り遵守すること。

2-6. 手術及び感染防止

（1）　手術室については，空調設備により周辺の各室に対して陽圧を維持し，清浄な空気を供給するとともに，清掃が容易にできる構造とすること。

（2）　手術室内を清浄化することを目的とした，消毒薬を使用した広範囲の床消毒については，日常的に行う必要はないこと。

2-7. 新生児集中治療部門での対応

（1）　保育器の日常的な消毒は必ずしも必要ではないが，消毒薬を使用した場合には，その残

留毒性に十分注意を払うこと。患児の収容中は，決して保育器内の消毒を行わないこと。
（2）　新生児集中治療管理室においては，特に未熟児などの易感染状態の患児を取り扱うことが多いことから，カテーテル等の器材を介した院内感染防止に留意し，気道吸引や創傷処置においても適切な無菌操作に努めること。

2-8．感染性廃棄物の処理
（1）　感染性廃棄物の処理については，『廃棄物処理法に基づく感染性廃棄物処理マニュアル』（平成21年5月11日環廃産発第090511001号環境省大臣官房廃棄物・リサイクル対策部長通知による）に掲げられた基準を遵守し，適切な方法で取り扱うこと。

2-9．医療機関間の連携について
（1）　3-1に定めるアウトブレイク及び3-3に定める介入基準に該当する緊急時に地域の医療機関同士が連携し，各医療機関に対して支援がなされるよう，医療機関相互のネットワークを構築し，日常的な相互の協力関係を築くこと。
（2）　地域のネットワークの拠点医療機関として，大学病院，国立病院機構傘下の医療機関，公立病院などの地域における中核医療機関，又は学会指定医療機関が中心的な役割を担うことが望ましいこと。

2-10．地方自治体の役割
（1）　地方自治体はそれぞれの地域の実状に合わせて，保健所及び地方衛生研究所を含めた地域における院内感染対策のためのネットワークを整備し，積極的に支援すること。
（2）　地方衛生研究所等において適切に院内感染起因微生物を検査できるよう，体制を充実強化すること。

3．アウトブレイクの考え方と対応について
3-1．アウトブレイクの定義
（1）　院内感染のアウトブレイク（原因微生物が多剤耐性菌によるものを想定。以下同じ。）とは，一定期間内に，同一病棟や同一医療機関といった一定の場所で発生した院内感染の集積が通常よりも高い状態のことであること。各医療機関は，疫学的にアウトブレイクを把握できるよう，日常的に菌種ごと及び下記に述べるカルバペネム耐性などの特定の薬剤耐性を示す細菌科ごとのサーベイランスを実施することが望ましいこと。また，各医療機関は，厚生労働省院内感染対策サーベイランス（JANIS）等の全国的なサーベイランスデータと比較し，自施設での多剤耐性菌の分離や多剤耐性菌による感染症の発生が特に他施設に比べて頻繁となっていないかを，日常的に把握するように努めることが望ましいこと。

3-2．アウトブレイク時の対応
（1）　同一医療機関内又は同一病棟内で同一菌種の細菌又は共通する薬剤耐性遺伝子を含有するプラスミドを有すると考えられる細菌による感染症の集積が見られ，疫学的にアウトブレイクと判断した場合には，当該医療機関は院内感染対策委員会又は感染制御チームによる会議を開催し，速やかに必要な疫学的調査を開始するとともに，厳重な感染対策を実施すること。この疫学的調査の開始及び感染対策の実施は，アウトブレイクの把握から1週間を超えないことが望ましいこと。

（2） プラスミドとは，染色体DNAとは別に菌体内に存在する環状DNAのことである。プラスミドは，しばしば薬剤耐性遺伝子を持っており，接合伝達により他の菌種を含む別の細菌に取り込まれて薬剤に感性だった細菌を耐性化させることがある。

3－3．介入基準の考え方及び対応

（1） アウトブレイクについては，各医療機関が3－1の定義に沿って独自に判断し，遅滞なく必要な対応を行うことが望ましいが，以下の基準を満たす場合には，アウトブレイクの判断にかかわらず，アウトブレイク時の対応に準じて院内感染対策を実施すること。この基準としては，1例目の発見から4週間以内に，同一病棟において新規に同一菌種による感染症の発病症例が計3例以上特定された場合又は同一医療機関内で同一菌株と思われる感染症の発病症例（抗菌薬感受性パターンが類似した症例等）が計3例以上特定された場合を基本とすること。ただし，カルバペネム耐性腸内細菌科細菌（CRE），バンコマイシン耐性黄色ブドウ球菌（VRSA），多剤耐性緑膿菌（MDRP），バンコマイシン耐性腸球菌（VRE）及び多剤耐性アシネトバクター属の5種類の多剤耐性菌については，保菌も含めて1例目の発見をもって，アウトブレイクに準じて厳重な感染対策を実施すること。なお，CREの定義については，感染症の予防及び感染症の患者に対する医療に関する法律（平成10年法律第114号。以下「感染症法」という。）の定めに準拠するものとすること。

（2） アウトブレイクに対する感染対策を実施した後，新たな感染症の発病症例（上記の5種類の多剤耐性菌は保菌者を含む。）を認めた場合には，院内感染対策に不備がある可能性があると判断し，速やかに通常時から協力関係にある地域のネットワークに参加する医療機関の専門家に感染拡大の防止に向けた支援を依頼すること。

（3） 医療機関内での院内感染対策を実施した後，同一医療機関内で同一菌種の細菌又は共通する薬剤耐性遺伝子を含有するプラスミドを有すると考えられる細菌による感染症の発病症例（上記の5種類の多剤耐性菌は保菌者を含む。）が多数に上る場合（目安として1事例につき10名以上となった場合）又は当該院内感染事案との因果関係が否定できない死亡者が確認された場合には，管轄する保健所に速やかに報告すること。また，このような場合に至らない時点においても，医療機関の判断の下，必要に応じて保健所に報告又は相談することが望ましいこと。

（4） なお，腸内細菌科細菌では同一医療機関内でカルバペネム耐性遺伝子がプラスミドを介して複数の菌種に伝播することがある。しかし，薬剤耐性遺伝子検査を行うことが可能な医療機関は限られることから，各医療機関は，カルバペネム系薬剤又は広域β-ラクタム系薬剤に耐性の腸内細菌科細菌が複数分離されている場合には，菌種が異なっていてもCREの可能性を考慮することが望ましいこと。また，本通知に定める保健所への報告とは別に，バンコマイシン耐性黄色ブドウ球菌感染症，バンコマイシン耐性腸球菌感染症，薬剤耐性アシネトバクター感染症及びカルバペネム耐性腸内細菌科細菌感染症については，感染症法の定めるところにより，届出を行わなければならないこと。

3－4．報告を受けた保健所等の対応

（1） 医療機関から院内感染事案に関する報告又は相談を受けた保健所は，当該医療機関の対応が，事案発生当初の計画どおりに実施されて効果を上げているか，また，地域のネット

ワークに参加する医療機関の専門家による支援が順調に進められているか，一定期間，定期的に確認し，必要に応じて指導及び助言を行うこと。その際，医療機関の専門家の判断も参考にすることが望ましいこと。

（2）　保健所は，医療機関からの報告又は相談を受けた後，都道府県，政令市等と緊密に連携をとること。とりわけ，院内感染の把握に当たり，薬剤耐性遺伝子に関する検査や複数の菌株の遺伝的同一性を確認するための検査が必要と考えられるものの，各医療機関が独自に行うことが技術的に困難である場合には，地方衛生研究所がこれらの検査において中心的な役割を担うことが望ましいこと。ただし，地方衛生研究所は，それぞれの地域の実状に合わせて，国立感染症研究所などの研究機関に相談することも含め，保健所の助言を得つつ調整することが望ましいこと。また，これらの検査においては，大学病院などの中核医療機関の役割は，保健所，地方衛生研究所，国立感染症研究所などの行政機関・研究所の役割に対して補完的なものであるが，それぞれの地域の実状に合わせて柔軟に判断されることが望ましいこと。

FIP Statement of Policy
Point of Care Testing in Pharmacies

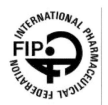

International Pharmaceutical Federation
Fédération internationale pharmaceutique

PO Box 84200, 2508 AE The Hague, The Netherlands

FIP STATEMENT OF POLICY
POINT OF CARE TESTING IN PHARMACIES

Introduction

A key area in which pharmacists can make a major contribution to healthcare is by helping people to avoid ill health, maintain good health and, where applicable, manage their use of medicines. One aspect in this context is the provision, in the absence of any symptoms of disease, of health screening services. These may also be provided as part of a service monitoring the outcomes of treatment, for example with cholesterol lowering medicines. Studies have demonstrated the potential economic benefits of the provision of these services in pharmacies. The maintenance of good health will significantly reduce the need for expenditure on healthcare. Monitoring of treatment when illness occurs, will ensure maximum therapeutic benefit is achieved as economically as possible. In both cases, there will be a significant contribution towards containment of healthcare costs. Substantial benefits will, therefore, accrue if pharmacy-based testing services are incorporated in publicly and insurance funded healthcare schemes, as well as being available for purchase by individuals.

Modern equipment for point of care testing in pharmacies, including testing of body fluids, is compact in size and provided it is appropriately located, carefully maintained and operated by competent members of staff, a safe and accurate service can be provided in a community pharmacy.

Knowledge of when testing is appropriate, how results should be interpreted and what action should be taken in the light of the results, is essential for all pharmacists offering health screening services. The result of a test, in isolation, is often not a sufficiently accurate indication of risk to health and must be considered alongside other factors, if the best possible advice is to be given. For example, although hyperlipidaemia, detected by an appropriate series of tests, is certainly a risk factor associated with coronary heart disease (CHD), it has to be considered alongside other modifiable CHD risk factors such as smoking, diet, excessive alcohol consumption, lack of exercise, obesity, and hypertension as well as inadequate control of diabetes in diabetic patients.

Thus the purchase and proper maintenance of equipment represents only part of the resources that have to be devoted to providing a testing service. The allocation of time to carry out the tests, for appropriate patient support and for keeping knowledge up-to-date on interpretation of results and the action that should follow, as well as the preparation of accurate documentation, are all important resource factors.

A further vitally important factor in the provision of a service of high quality, is the need to work in close co-operation with other providers of healthcare to the individuals concerned, particularly the patient's physician and relevant local clinics. There should be agreement on criteria for patient referral for further investigation and on the appropriate referral pathway.

This FIP Statement is intended to support Member Organisations wishing to promote the provision of point of care testing services in pharmacies.

These Member Organisations should, if necessary, promote the revision of legislation to facilitate community pharmacist involvement in tests for health screening and medication management purposes, as essential and valuable components of comprehensive patient care. They should also encourage governments, health authorities, healthcare insurers and others who fund healthcare, to recognise the quality of life and financial benefits that will accrue from incorporating pharmacy-based screening and medication management services in the health care services they fund.

FIP Member Organisations wishing to promote point of care testing in pharmacies should

- facilitate research designed to demonstrate the benefits to healthcare services of appropriate point of care testing in pharmacies.
- encourage their members to offer high quality health screening and medication management services in community pharmacies
- issue detailed practice guidance to their members, in accordance with their code of ethics, on point of care testing in pharmacies covering

    - the need to maintain a level of staff sufficient to provide these services without detriment to the provision of other professional services in the pharmacy.
    - the training of staff to ensure continuing competency in the use of equipment, standard operating procedures to be followed, risk minimisation, interpretation of results and the limitations of various tests.
    - the need for the institution and diligent operation of a quality assurance programme covering equipment and procedures, to ensure the accuracy of results.
    - the need to retain the results of tests, including full patient details, in an appropriate manner in the pharmacy, complying with all relevant data protection legislation and the profession's code of professional standards in relation to confidentiality.[1,2]
    - the need to provide suitable facilities for every aspect of the conduct of the tests, for the segregation, storage and disposal of clinical waste and for dealing with spillage and accidental needle-stick injuries.
    - the need to ensure that information about the outcome of tests, and appropriate counselling of individuals can be carried out in a location that provides privacy.
    - the need to work in collaboration with physicians and other professionals providing healthcare to those utilising the testing services provided in the pharmacy, not least to seek to agree relevant referral criteria.

- the need to obtain the informed consent[2] of an individual before carrying out a point of care test which requires the taking of a sample of body fluid and authorisation from individuals, before transmitting the result of a test to any other party, including an individual's physician or other healthcare provider; and in the absence of such authorisation to advise the individual to seek medical advice if the pharmacist considers that to be necessary.
- the need to ensure that the professional indemnity insurance held, covers all aspects of the provision of the screening and testing service provided.
- the need to participate in collaborative practice research with other healthcare providers to confirm the appropriate interpretation and use of results of tests carried out in the pharmacy and update the appropriate practice guidelines accordingly.
- the need, when undertaking tests linked to treatment of patients with chronic diseases, to inform them when follow-up tests are required.

Pharmacy students should be given basic education and training on the use of equipment, the interpretation of results and the procedures to be followed in carrying out tests for health screening and medication management purposes and these topics should be included in continuing education for pharmacists.

References:

[1] FIP Statement of Professional Standards on Codes of Ethics for Pharmacists (2004, New Orleans)

[2] FIP Statement of Policy on Confidentiality of Information gained in the Course of Pharmacy Practice (2004, New Orleans

(Approved by FIP Council in New Orleans in September 2004)

資料10 問い合わせ一覧

●関係団体・機関一覧（五十音順）

（独）：独立行政法人，（一社）：一般社団法人，（公社）：公益社団法人
☎：代表番号，問い合わせ先番号，🏠：ホームページなど

関係団体・機関	所在地／代表電話番号
（独）医薬品医療機器総合機構	東京都千代田区霞が関3-3-2　新霞が関ビル ☎ 03-3506-9506 🏠 https://www.pmda.go.jp/
厚生労働省 医政局 地域医療計画課 医療関連サービス室	東京都千代田区霞が関1-2-2 ☎ 03-5253-1111 🏠 http://www.mhlw.go.jp/
（一社）スマートヘルスケア協会	東京都台東区上野3-7-3　SDビル2階 ☎ 050-3509-7859 🏠 http://www.shca.or.jp/
（公社）日本医師会	東京都文京区本駒込2-28-16　日本医師会館 ☎ 03-3946-2121 🏠 http://www.med.or.jp/
（一社）日本衛生検査所協会	東京都千代田区紀尾井町3-27　剛堂会館ビル3F ☎ 03-3262-2326 🏠 http://www.jrcla.or.jp/
（公社）日本薬剤師会	東京都新宿区四谷3-3-1　富士・国保連ビル7F ☎ 03-3353-1170 🏠 http://www.nichiyaku.or.jp/
（一社）日本臨床衛生検査技師会	東京都大田区大森北4-10-7 ☎ 03-3768-4722 🏠 http://www.jamt.or.jp/
（一社）日本臨床検査医学会	東京都千代田区神田小川町2-2　UIビル2F ☎ 03-3295-0351 🏠 http://www.jslm.org/
日本臨床検査専門医会	東京都千代田区神田平河町1番地　第3東ビル908号 ☎ 03-3864-0804 🏠 http://www.jaclap.org/
（一社）日本臨床検査薬協会	東京都中央区日本橋浜町1-8-12　東実年金会館ビル6F ☎ 03-5809-1123 🏠 http://www.jacr.or.jp/

● **測定機器販売会社一覧（五十音順）**

(株)：株式会社，☎：代表番号，問い合わせ先番号など

販売会社名	機器名	本社所在地／代表電話番号	製品問い合わせ先
アークレイ（株）	スポットケム バナリスト	東京都新宿区四谷1-20-20 大雅ビル4F ☎ 050-5527-7700 http://www.arkray.co.jp/	アークレイ お客様相談室 ☎ 0120-103-400
	ポケットケム BG		
アリーア メディカル（株）	アリーア Afinionアナライザー	東京都新宿区西新宿2-4-1 新宿NSビル7F ☎ 03-5326-7300 http://www.alere.co.jp/	お客様相談室 ☎ 0120-1874-86
協和メデックス（株）	A1c GEAR K	東京都中央区晴海1-8-10 晴海トリトンスクエアX-4F ☎ 03-6219-7600 http://www.kyowamx.co.jp/	お問い合わせ窓口 ☎ 0120-800698
	A1c iGear K		
（株）三和化学研究所	A1c GEAR S	愛知県名古屋市東区東外堀町35番地 ☎ 052-951-8130 https://www.skk-net.com/	コンタクトセンター ☎ 0120-19-8130
	A1c iGear S		
テルモ（株）	メディセーフフィット	東京都渋谷区幡ヶ谷2-44-1 ☎ 03-3374-8111 http://www.terumo.co.jp/	テルモ・コールセンター ☎ 0120-76-8150
ニプロ（株）	Quo-Labメーター	大阪府大阪市北区本庄西3-9-3 ☎ 06-6372-2331 http://www.nipro.co.jp/ja/	企画開発技術事業部 ☎ 06-6373-3168
ロシュ・ダイアグノスティックス（株）	cobas b 101	東京都港区芝2-6-1 ☎ 03-5443-7041 http://www.roche-diagnostics.jp/	カスタマーサポートセンター ☎ 0120-642-906

●穿刺器具販売会社一覧（五十音順）

(株)：株式会社，☎：代表番号，問い合わせ先番号など

販売会社名	機器名	本社所在地／代表電話番号	製品問い合わせ先
アークレイ（株）	ナチュラレットディスポ	東京都新宿区四谷1-20-20 大雅ビル4F ☎ 050-5527-7700 http://www.arkray.co.jp/	アークレイ お客様相談室 ☎ 0120-103-400
アボット ジャパン（株）	ポケットランセット	東京都港区三田3-5-27 ☎ 03-4588-4600 http://www.abbott.co.jp/	お客様相談窓口 ☎ 0120-37-8055
（株）三和化学研究所	アイピット	愛知県名古屋市東区東外堀町35番地 ☎ 052-951-8130 https://www.skk-net.com/	コンタクトセンター ☎ 0120-19-8130
テルモ（株）	メディセーフファインタッチディスポ	東京都渋谷区幡ヶ谷2-44-1 ☎ 03-3374-8111 http://www.terumo.co.jp/	テルモ・コールセンター ☎ 0120-76-8150
ニプロ（株）	ニプロSPランセット ニプロLSランセット	大阪市北区本庄西3-9-3 ☎ 06-6372-2331 http://www.nipro.co.jp/ja/	☎ 0120-834-226
日本ベクトン・ディッキンソン（株）	BD マイクロティナ セーフティ ランセット BD セントリー セーフティ ランセット	東京都港区赤坂4-15-1 赤坂ガーデンシティ ☎ 0120-8555-90 http://www.bdj.co.jp/	カスタマーサービス ☎ 0120-8555-90
（株）ライトニックス	ピンニックスライト	兵庫県西宮市甲東園2-2-6 ☎ 0798-52-3594 http://lightnix.net/	☎ 0798-52-3594
ロシュ・ダイアグノスティックス（株）	セーフティプロウノ セーフティプロプラス	東京都港区芝2-6-1 ☎ 03-5443-7041 http://www.roche-diagnostics.jp/	☎ 0120-642-860

●●● 検体測定室ハンドブック ダウンロードサイト ●●●

　本書をご購入された方を対象に，検体測定室の開設から運用まで関連する書類・帳票類（下記）を，ウェブサイト「検体測定室ハンドブック ダウンロードサイト」より無料でダウンロードしてお使いいただけます。なお，ウェブサイトでは登録を行っていただく必要がありますので，あらかじめご了承ください。

- ・第4章　4-2 検体測定室の開設に関わる準備と届出：図1～図6
- ・第4章　4-3 検体測定室の運用に必要な標準作業書：
　　　　　機器ごとの測定機器保守管理標準作業書および測定標準作業書
- ・第5章　5-3 自己採血による測定手順——機器別：
　　　　　機器ごとの自己採血による測定手順（受検者説明用）図1～図10
- ・第6章　6-1 検体測定室運用に必要な書類・帳票類：図1～図22

登録サイトURL：https://ser.jiho.co.jp/kentaihb/
登録用アクセスID：2403-4112-hb17

検体測定室ハンドブック
開設から運用まで

定価　本体2,700円（税別）

平成27年8月10日　発行

編　集　　岡﨑　光洋　　赤羽根　秀宜　　三浦　雅一

発行人　　武田　正一郎

発行所　　株式会社　じほう

　　　　　101-8421　東京都千代田区猿楽町1-5-15（猿楽町SSビル）
　　　　　電話　編集　03-3233-6361　販売　03-3233-6333
　　　　　振替　00190-0-900481
　　　　　〈大阪支局〉
　　　　　541-0044　大阪市中央区伏見町2-1-1（三井住友銀行高麗橋ビル）
　　　　　電話　06-6231-7061

©2015　　　　　　　組版　（有）テクスト　　印刷　シナノ印刷（株）
Printed in Japan

本書の複写にかかる複製，上映，譲渡，公衆送信（送信可能化を含む）の各権利は株式会社じほうが管理の委託を受けています。

JCOPY　〈(社)出版者著作権管理機構　委託出版物〉
本書の無断複製は著作権法上での例外を除き禁じられています。
複製される場合は，そのつど事前に，(社)出版者著作権管理機構（電話 03-3513-6969，FAX 03-3513-6979，e-mail：info@jcopy.or.jp）の許諾を得てください。

万一落丁，乱丁の場合は，お取替えいたします。
ISBN 978-4-8407-4736-3